遠離身體裡的虛・寒・濕・熱・瘀

醫學博士
武建設——著

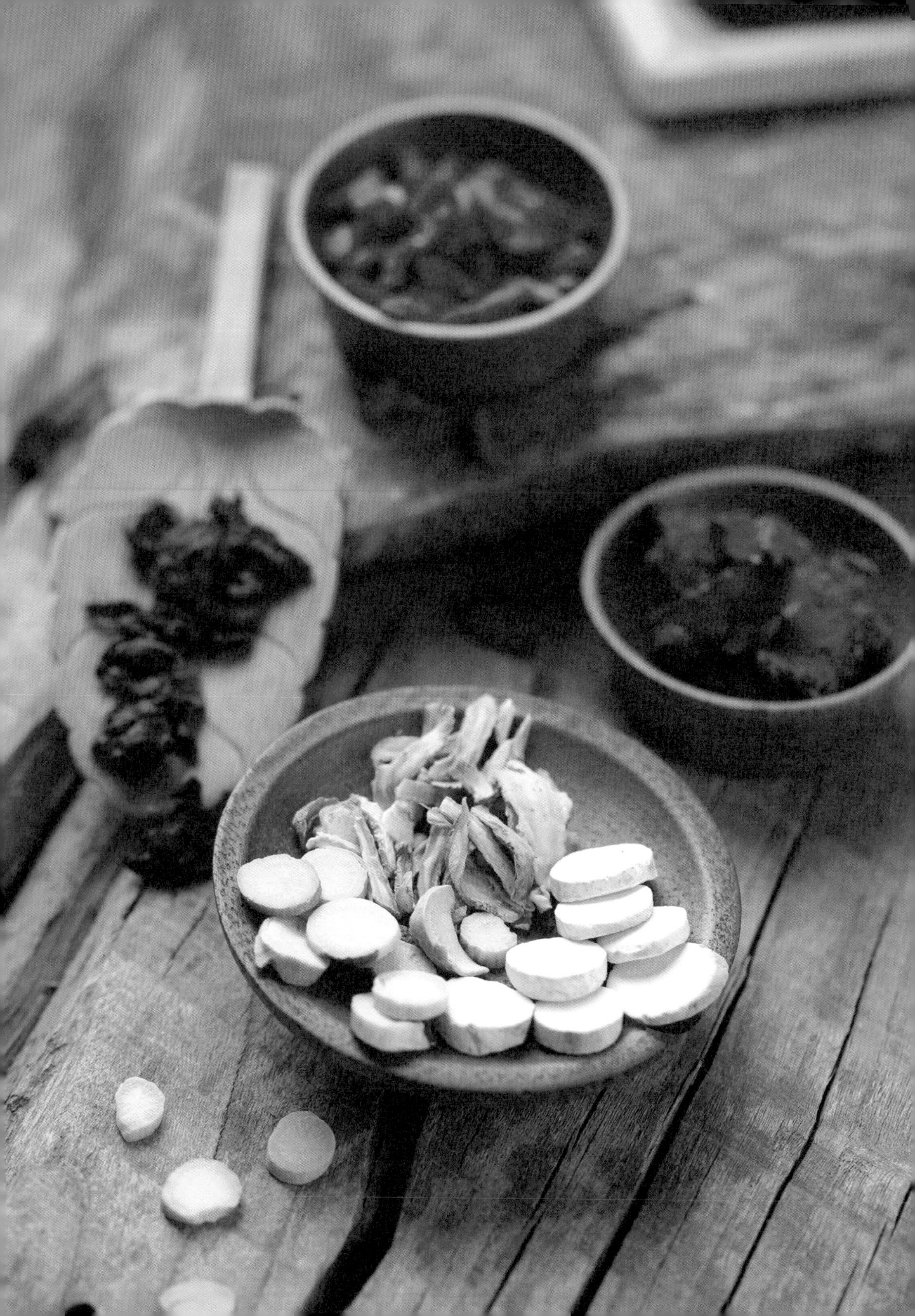

導讀

你是否經常手腳冰涼，愛出虛汗？

你是否反覆上火，總是覺得莫名煩躁？

你是否身上總是青一塊，紫一塊，又不知道什麼原因造成的？

其實，這些都和體內虛、寒、濕、熱、瘀有關。虛分為陽虛、陰虛、氣虛、血虛；寒常與虛相伴；濕常常和其他病邪相「勾結」，形成混合體質；實熱和陽氣過盛有關，易和濕相結合；瘀大多數和氣滯掛鉤，兩者相互影響。

現代人的飲食、生活越來越沒有規律，情緒波動起伏大，使身體經常處於亞健康狀態，長期下來容易引發各種疾病。所以「養生」、「調體質」成了現代人越來越關心的話題。

調養體質需要從多方面入手，中藥、食療和四大居家保健療法——按摩、刮痧、拔罐、艾灸，多管齊下，綜合改善體質，遠離由虛、寒、濕、熱、瘀產生的各種疾病，讓身體恢復健康狀態。調好體質，養好五臟，讓您擺脫亞健康狀態，遠離病痛。

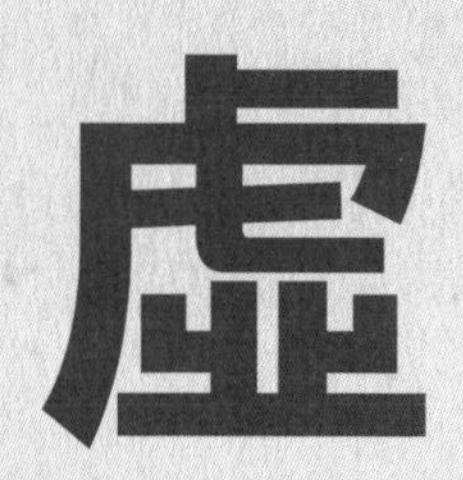

「虛」就是缺少、虛弱的意思，人體正氣虛弱、能量不足就會產生各種虛弱證候。其中，陽虛、陰虛、氣虛、血虛較為常見。

三種方法診斷陽虛

1 手診

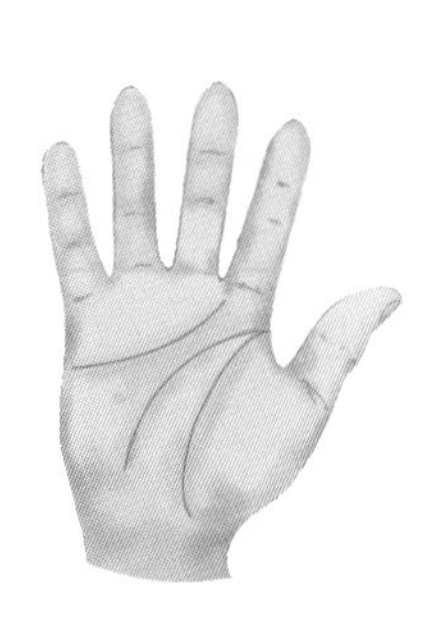

手發涼，掌形、大小魚際不飽滿、彈性差；手指形態偏細長；手掌顏色偏白或晦暗，光澤度差。

2 舌診

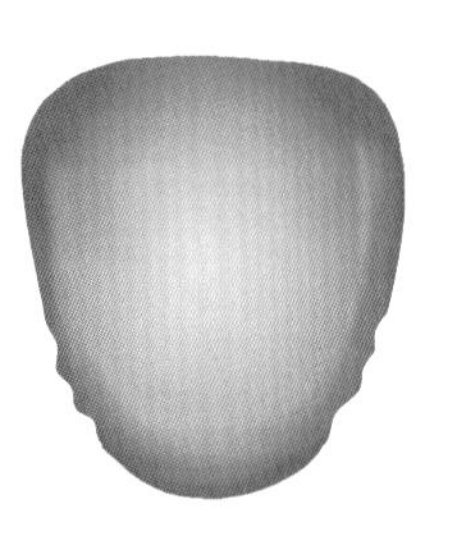

舌體胖大、水分多，舌邊有齒痕；舌體的顏色較淡或青暗，舌苔白。

3 面診

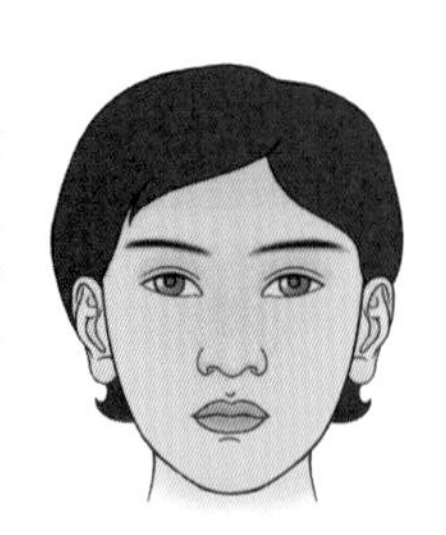

面色萎黃無華或蒼白；口唇色淡；頭髮黃軟稀疏、分叉、脫落。

三種方法診斷陰虛

1 手診

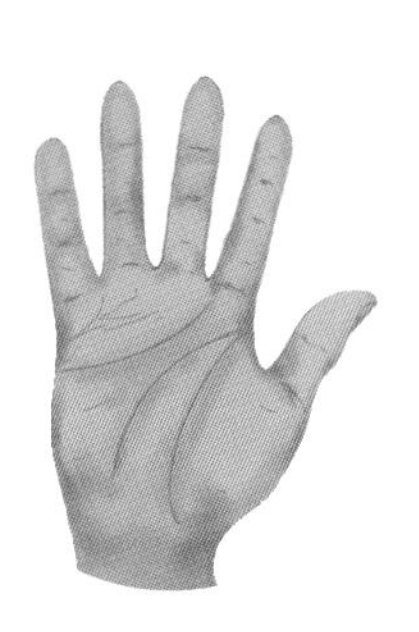

掌心發熱、發燙，顏色微紅；手掌、手指形態細長，欠飽滿；手掌及手背皮膚乾燥、易裂。

2 舌診

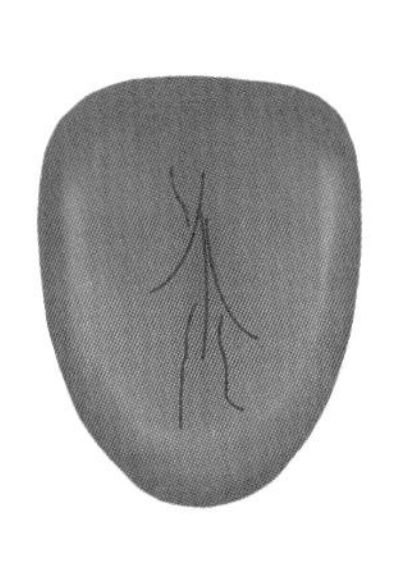

舌體多瘦小，舌中央容易有裂紋；舌紅少津、少苔或無苔；易發生舌體潰瘍。

3 面診

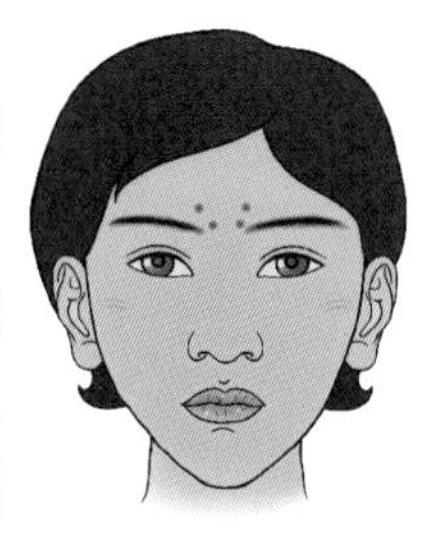

臉形偏瘦，膚質較乾，油脂分泌較少；面色微紅，兩顴處出現淡紅色或紅血絲；兩眉之間及顴部分布稀疏的痤瘡；口唇易脫皮、乾裂。

三種方法診斷氣虛

1 手診

手指、手掌肌肉不飽滿、彈性差，大魚際更明顯；拇指形態不暢直，拇指根部變細。

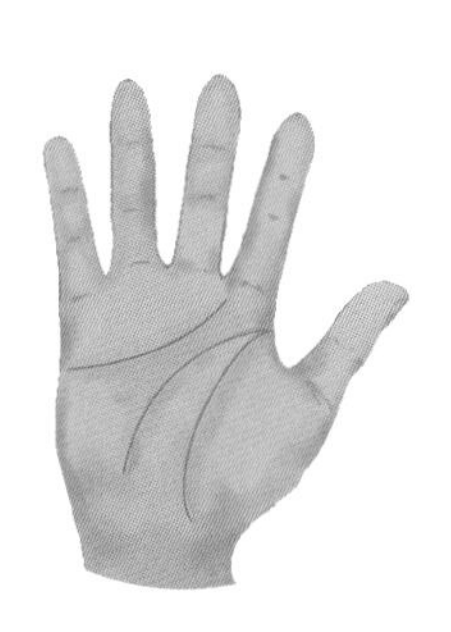

2 舌診

舌體胖大，舌邊有齒痕；舌色淺淡；舌苔薄白。

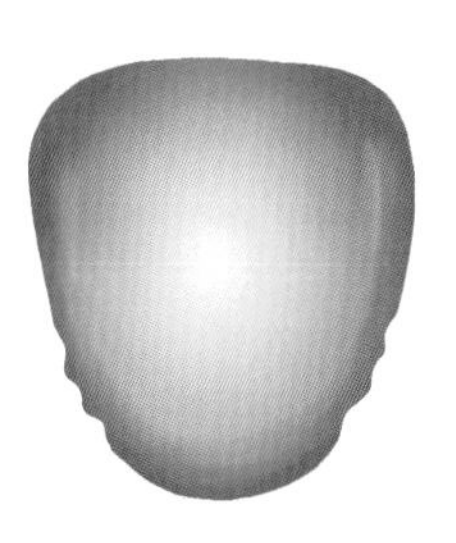

3 面診

面色蒼白而欠光澤，口唇色淡，常面露倦容，肌膚鬆弛；中年之後眉眼之間或略顯凹陷，或早生皺紋。

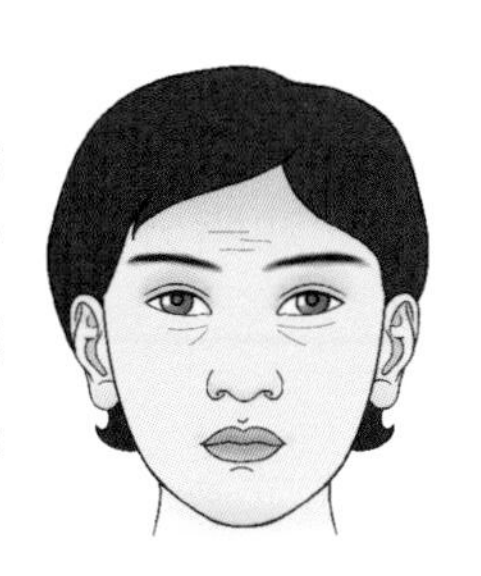

三種方法診斷血虛

1 手診

手掌顏色發黃或蒼白，不紅潤；指甲顏色蒼白，缺乏血色。

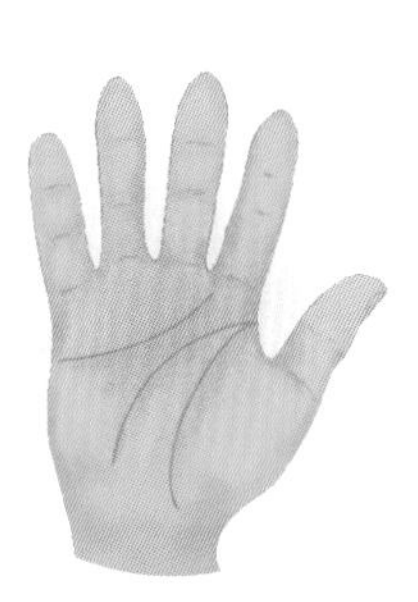

2 舌診

舌質淡白或淡嫩，苔少津，類透明狀。

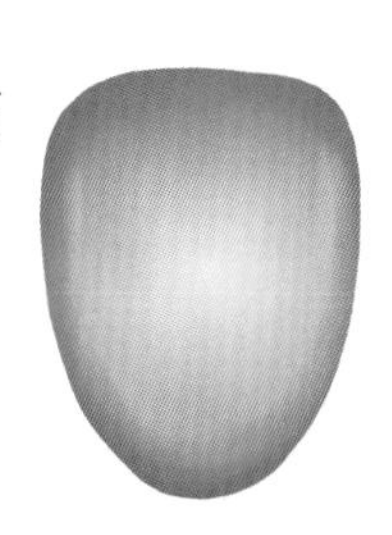

3 面診

面色蒼白、憔悴，且沒有光澤；嘴唇、牙齦或眼瞼呈淡白色；整個人顯得很虛弱，沒有精神。

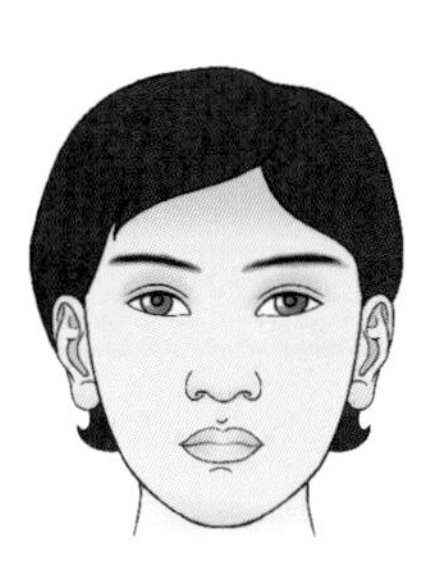

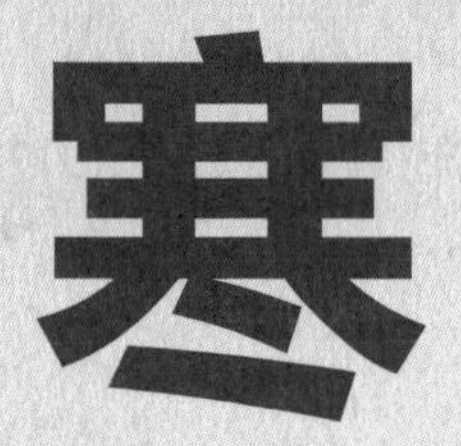

中醫認為，寒為陰邪，易傷人陽氣，人體陽氣虛弱，體內生理機能受到抑制，就會產生一派寒象，臨床表現具有寒冷、凝滯、收引、清澈等特點。體寒一般由外感寒邪侵襲，或過食生冷寒涼食物所致。

三種方法診斷體寒

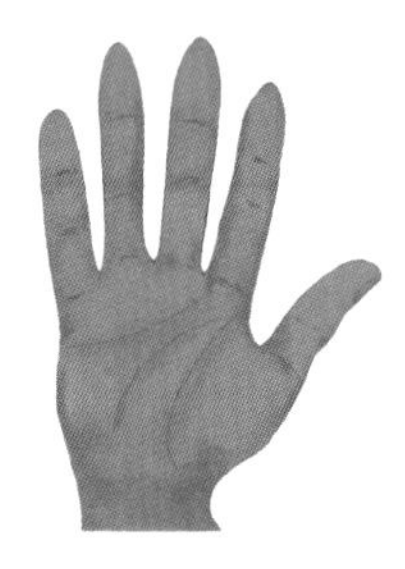

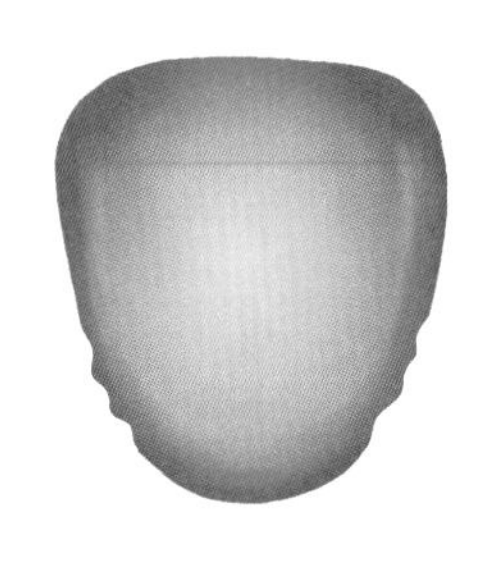

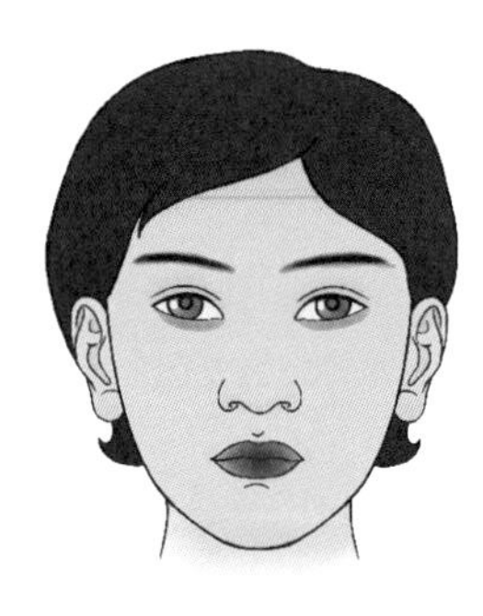

1 手診

手掌偏薄，掌心發涼，掌形、大小魚際不飽滿、彈性差；手指形態偏細長；手掌顏色偏白或晦暗，光澤度差。

2 舌診

舌體胖大、水分多，而且舌邊還有齒痕，舌體的顏色較淡或暗青色。

3 面診

面色萎黃無華或晦暗，易出現黑眼圈，口唇發暗。

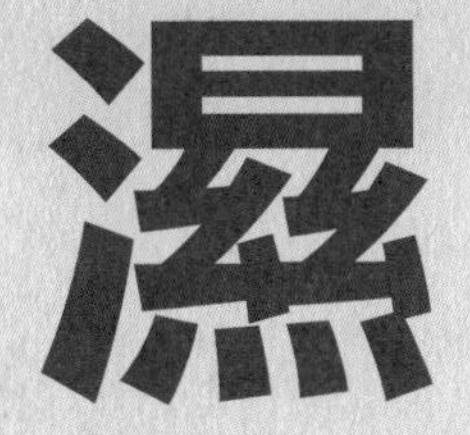

「濕」是指外界濕邪侵襲，或體內水液運化失常而形成的一種病理性物質。濕的性質偏陰，具有濕性、黏滯、重濁、趨下的特性，常見的有痰濕證、寒濕證、濕熱證。體內濕邪主要有內濕和外濕兩種。

三種方法診斷你的濕氣重不重

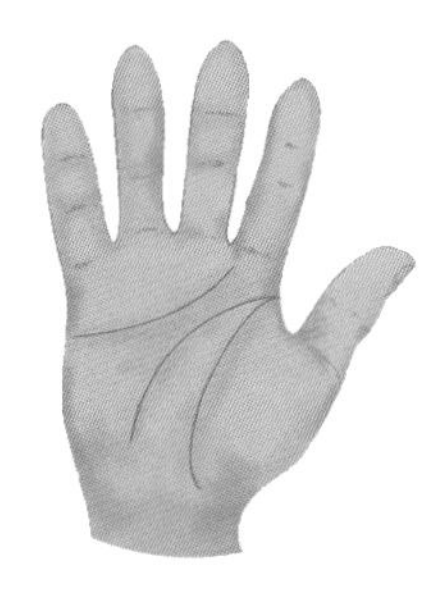

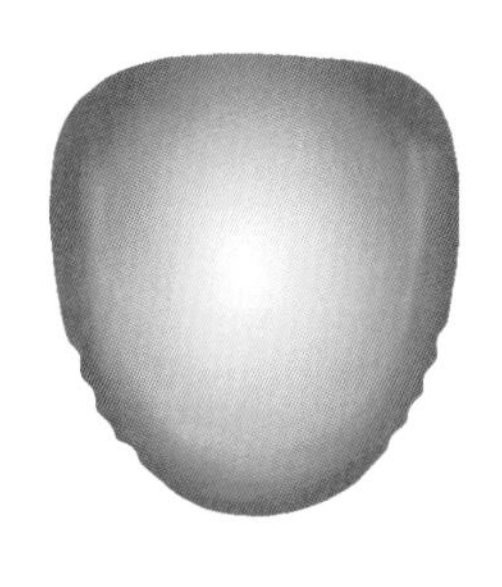

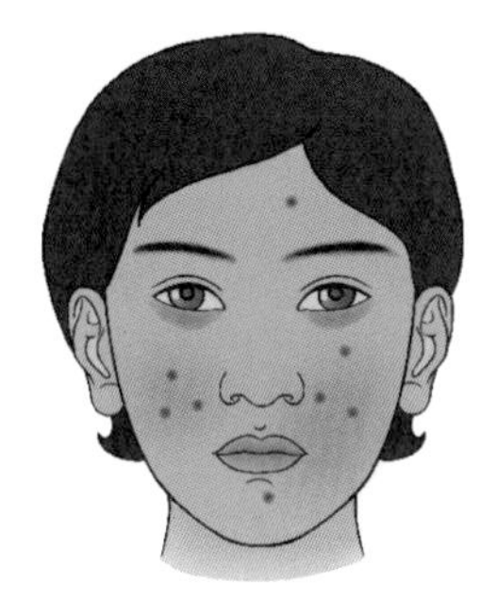

1 手診

手背、手掌皮膚油脂分泌旺盛；掌形多厚實，大魚際多飽滿；手掌顏色發暗；手形無明顯特點。

2 舌診

舌體胖大，舌苔厚膩或苔薄而潤，舌邊有明顯的齒痕。痰濕越重，舌苔就越厚，舌頭越胖。舌苔黃膩，舌質紅，說明體內環境偏熱；舌質淡，舌苔白膩，說明體內環境偏寒。

3 面診

面部顏色略黃，經常顯得胖潤，眼泡微浮，易過早出現凸顯的下眼袋；面部油脂分泌多，額頭及鼻子處更為明顯；臉上還易生痤瘡，這種痤瘡的特點是色暗，以下巴及兩腮下部居多，多為結節囊腫型痤瘡，纏綿難癒，癒後一般留有瘢痕。

熱

熱是機體功能亢進之象，多指陰虛性體質和濕熱性體質。熱性體質的人喜歡吃冰涼食物或喝冷飲，喜愛喝水但仍覺口乾舌燥。

三種方法診斷體熱

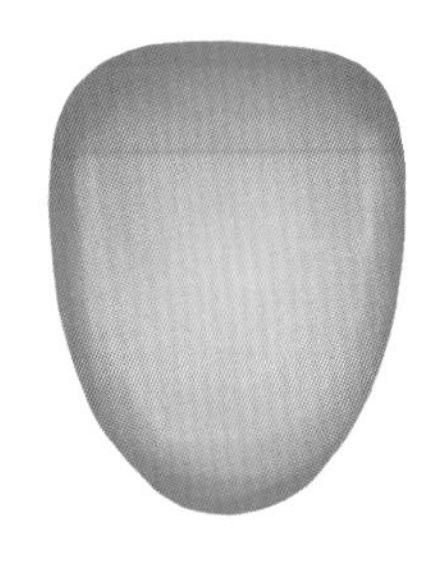

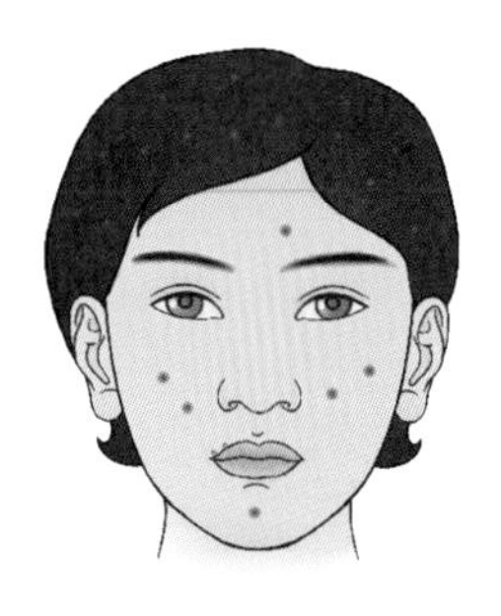

1 觀二便

大便乾結或總是黏在馬桶上，一箱水還沖不乾淨，說明體內有濕熱。這種體質的人大便很臭，雖然稀軟不成形，卻有排便困難、不順暢、排不乾淨的感覺。小便黃赤、氣味重。

2 舌診

舌質紅或舌尖芒刺，苔黃膩或苔黃而乾燥。

3 面診

頭髮油膩，頭皮屑很多；皮膚特別油膩，面有汙垢不清爽，毛孔粗大；眼睛分泌物很多。臉上易生頑固的粉刺、痤瘡，痤瘡的部位多在面頰外側或額頭、下巴部位，更有甚者會出現鼻部紅赤，或酒渣鼻。另外，還有口乾、口苦、口臭等症狀。

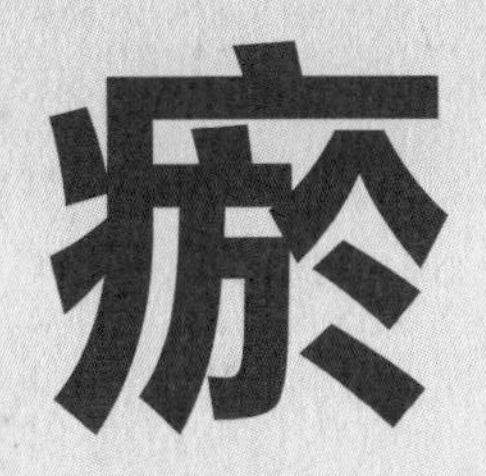

血瘀體質是指當人體臟腑失調時，出現體內血液運行不暢或內出血不能消散而成瘀血內阻的體質。多半是因為情緒不暢，或者年老體虛、久病未癒所致。

三種方法診斷血瘀

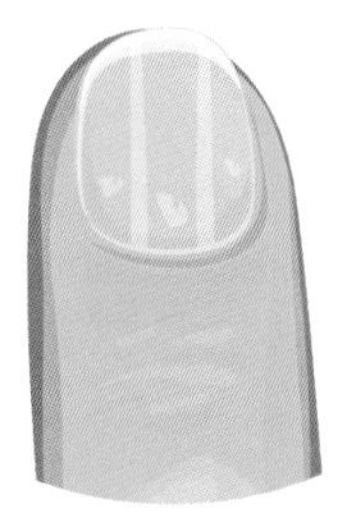

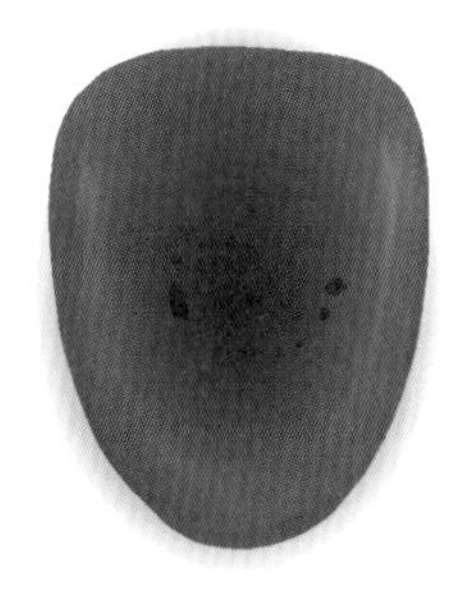

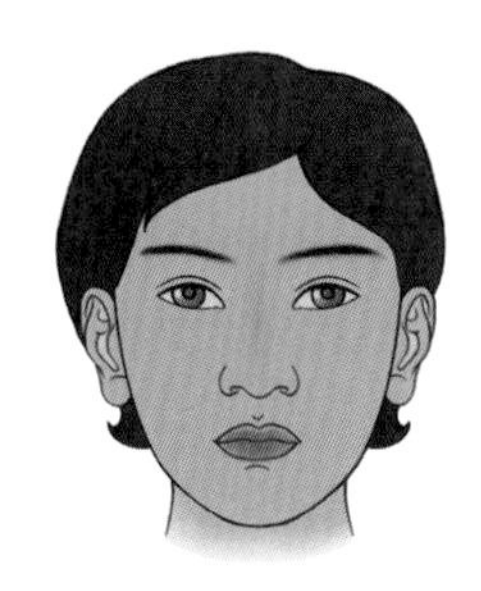

1 手診

手掌顏色發紫；手指甲增厚變硬，或指甲面高低不平，有條狀或點狀白色花紋。

2 舌診

舌體胖大；舌質暗，有瘀斑、瘀點；舌下靜脈曲張。

3 面診

面色晦暗，皮膚偏暗或色素沉澱，有瘀斑；口唇暗淡或眼眶紫，鼻樑暗黑，易脫髮，全身肌膚發乾、脫屑。

推薦序

中醫診治疾病以四診八綱、辨證論治，再處以理法方藥。根據世界衛生組織（WHO）提出健康的定義，真正健康的人群只占總人口 15%，疾病人群也占有 15%，剩餘的 70% 則處於亞健康狀態，所以提出不同體質是有需要的。人體在生命過程中受時空、遺傳、飲食與心理等因素影響，使人群中存在著個體差異，這是中醫體質理論基礎及臨床辨質，顯現不同體質的類型。

北京中醫藥大學王琦教授從《黃帝內經》「形神合一」、「天人相應」整體觀，重視人的稟賦、體質、社會環境及自然環境對人體健康與疾病的影響，提出中醫九種體質，有平和體質（精力充沛，健康樂觀）、陽虛體質（手足發涼，身體怕冷）、陰虛體質（手心發熱，陰虛火旺）、氣虛體質（氣短少力，容易疲乏）、痰濕體質（身體肥胖，大腹便便）、濕熱體質（面色油膩，長痘長瘡）、血瘀體質（面色晦暗，臉少長斑）、氣鬱體質（多愁善感，鬱鬱不樂）及特稟體質（容易過敏，噴嚏流淚）。

《黃帝內經》又說明養生健康長壽之道，即是「上古之人，其知道者，法於陰陽，和於術數，食飲有節，起居有常，不妄作勞，故能形與神俱，而盡終其天年，度百歲乃去。」世界衛生組織（WHO）在 1946 年成立之時，即給健康作最佳定義詮釋；「健康是身體的、精神的及社會的完好狀態，而不僅僅是沒有疾病和虛弱。」古今中外對健康都有著努力實現人人健康的崇高願望。今武建設醫師出版《遠離身體裡的「虛・寒・濕・熱・瘀」》一書，深入淺出說明體質內涵及調養體質養生。

體質在先天遺傳已定，至於後天的影響因素，需要養生調理。如飲食規律、情緒安穩、養心神調情志、精神爽朗、睡眠祥和恢復，再加食療、飲食均衡、居家保健、持之有恆的適當運動、按摩、刮痧、拔罐、艾灸、茶飲、中藥等改善體質，遠離虛寒濕熱瘀，讓身體擺脱亞健康狀態，不走入病痛，綜合調理，自我保健並恢復成整體健康狀態。

書中以手診、舌診及面診的圖簡單區分出虛體質，陽虛（手腳冰涼懶洋洋）、陰虛（乾燥少津有虛火）、氣虛（疲倦乏力沒精神及血虛）（面色蒼白氣色差），寒體質（畏寒怕冷）、濕體質（身体肥胖易水腫）、熱體質（煩躁上火易便秘）及血瘀體質（氣血瘀阻愛長斑）及常見混合體質。然後依章節分別介紹典型醫案分析，快速判斷、説明不良習慣所引起的症狀，以及如何去避免。接著再建議常用食療、穴位療法、經典藥方及注意生活起居規律。最後説明各體質的易患疾病，早日預防、做好保健養生，以增進公共衛生的健康意識。

武建設醫師出身中醫世家，為江蘇武進孟河醫派傳人，畢業於河南中醫藥大學本科，前往浙江中醫藥大學獲碩士學位，又繼續到澳門科技大學及南京中醫藥大學取得博士學位。追隨多位中醫藥大師為再傳弟子，自己有近 20 年中醫藥研究與臨床工作經驗，並獲得醫學博士。熱心中醫藥著作，深受讀者好評。也曾在網路上發表影片，自稱武郎中，口齒清晰，有條有理，並説中醫現代生活化，為初學者提供淺顯易懂的知識，認識中醫體質與健康的關係，好好養生。特予推薦

台灣 中國醫藥大學 中醫學院

張永賢 教授

目錄

參、氣虛的人，疲倦乏力沒精神

肆、血虛的人，面色蒼白氣色差

伍、體寒的人，總是畏寒怕冷

陸、濕氣重的人，身體肥胖易水腫

柒、體熱的人，煩躁上火易便秘

捌、血瘀的人，氣血瘀阻愛長斑

玖、常見混合體質，綜合調理有良方

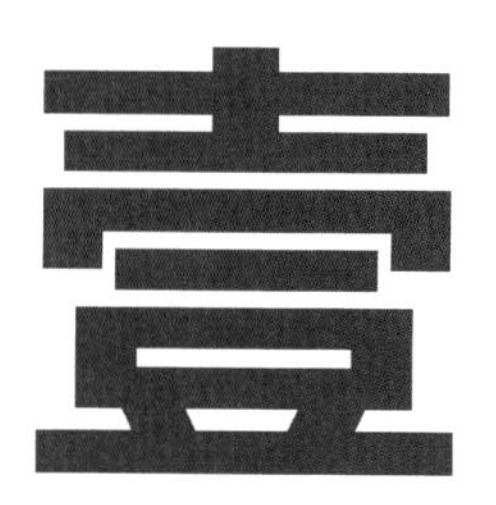

陽虛的人，手腳冰涼懶洋洋

有些人，尤其是女孩，常年手腳冰涼、暖不熱，特別怕風怕冷，甚至夏天也不敢吹電風扇或冷氣，不敢喝冷飲，愛穿長袖長褲，這就是由於體內陽氣不足導致的陽虛體質。

陽虛體質是指當人體臟腑功能失調時易出現體內陽氣不足、陽虛生理寒的表現。多因先天稟賦不足，加之寒邪外侵或食用太多寒涼之品、憂思過極、房事不節、久病之後而發病。調理時應以益氣、溫陽、散寒為治療原則，還應針對臟腑辨證，分別溫補心、肝、脾、肺、腎之陽氣。

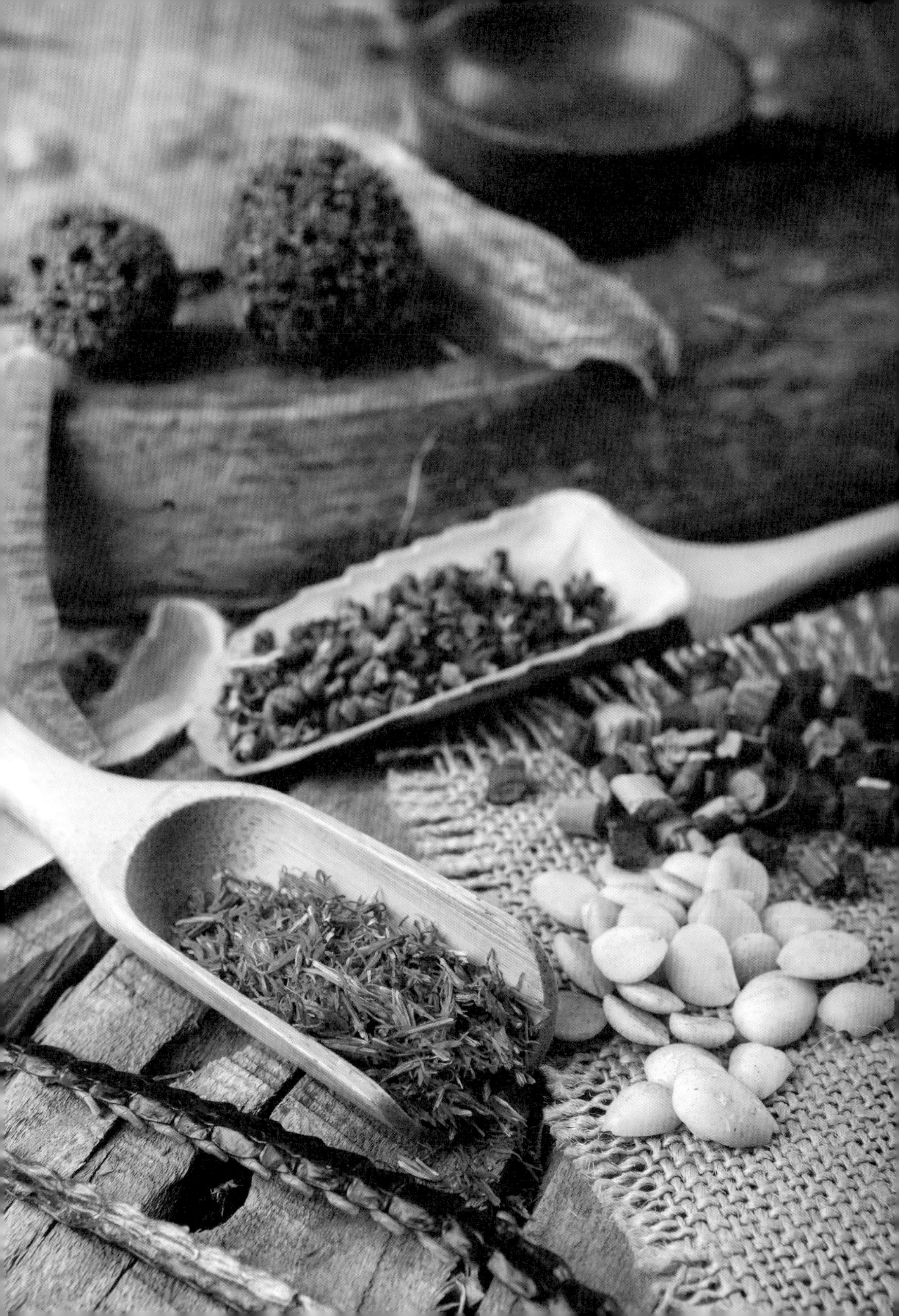

我是陽虛嗎

陽氣有溫暖身體、臟腑的作用，陽虛會讓身體機能減退，容易出現虛寒的症狀。陽虛體質者是由於體內陽氣不足，不能充分發揮其溫暖、推動的作用，而使身體出現虛寒現象，是臟腑功能低下的一種表現。

典型醫案分析

女，27 歲，一直以來都有怕冷、怕涼的症狀，常年手腳冰涼，喜歡溫、熱的飲食，吃冷的就會腹痛、便溏；喜靜少動，面色蒼白，舌淡胖而有齒痕。這是典型的陽虛症狀，對應到五臟，可判斷為脾陽虛。脾為後天之本，因為人體能量是不斷被消耗的，需要不斷補充，先天不足者也要透過脾從食物中補充。脾陽虛衰，無力將食物生成的水穀精微運化至全身，陰寒就會從內而生，人就會手腳冰涼、常年怕冷。

快速判斷我是哪種陽虛

體內陽氣不足，機能減退或衰弱，就會影響到臟器。器官心、肝、脾、肺、腎如果出現陽虛，會有不同的症狀表現。

5種
陽虛類型

治療方法當以溫陽散寒，溫脾腎之陽為主。

心陽虛

心悸心慌，心胸憋悶、疼痛，形寒肢冷，失眠多夢，心神不寧，舌淡胖或紫暗，苔白滑，脈弱或結代。

肝陽虛

頭暈目眩、兩脅不舒，女子乳房脹痛、少腹冷痛、月經不調或崩漏，男子陽痿、懈怠疲勞、憂鬱膽怯、情緒抑鬱、口唇發青、脈沉遲無力。

老中醫為你開藥方

溫中健脾，佐以散寒

脾陽虛者應以溫中健脾，佐以散寒為治療原則，促進脾胃的功能。可選一些健脾散寒的藥材，代表方劑有理中湯。

理中湯

人蔘、白朮、乾薑、甘草各 15 克。用 1.6L 水，煮取 600cc，去渣，溫服 200cc，日 3 服。

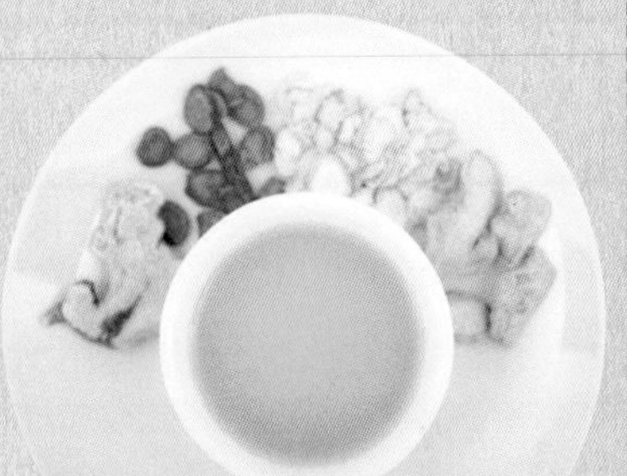

飲用此方劑時，忌食生冷食物。

脾陽虛

食少、大便溏薄、腸鳴、腹中冷痛，因外感寒、濕之邪或進寒涼飲食加劇，舌淡胖或有齒痕，苔白滑。

肺陽虛

咳嗽氣短、呼吸無力、聲低懶言，咳吐涎沫、質清稀量多、痰如白沫。易感風寒，或稍作勞累即作哮喘，或作喘促，或作感冒。平時精神疲憊無力，短氣不足以息，苔白滑潤，脈遲緩或虛弱。

腎陽虛

腰背酸痛、形寒肢冷、下利清穀或五更洩瀉，多尿、遺精、陽痿，舌淡苔白，脈沉遲，細弱無力。

哪些壞習慣容易造成陽虛

陽虛體質通常是先天因素，或是因為長期的生活習慣不當造成陽氣持續損耗，如長期服藥、貪涼、縱慾、熬夜等。

衣著不保暖，加重陽虛身體寒

有些女孩愛漂亮，夏天還不到，就早早地穿上了短裙、低腰褲、露臍裝，甚至在冬天也會穿露腳踝的褲子，這種行為長期下來就會導致陽氣受損，容易得關節炎、痛經等疾病。

有些男孩為了帥，也會穿得很少，長期下來可能會得陽痿等疾病。「要風度不要溫度」是對身體無益的，所以一定要注意日常保暖，以免損傷身體陽氣，形成陽虛體質。

熬夜會消耗人體陽氣

有些人認為，晚上不睡覺，白天補過來就可以了，其實不是這樣的。細心觀察後會發現，常熬夜的人總是面容憔悴、精神疲憊，這就是因為熬夜損傷了陽氣。我們正常的生命活動，例如吃飯、學習、讀書、看電視、思考等都需要靠陽氣支援，晚上陰盛陽衰，本應該是陽氣潛藏，得到休息和恢復的時間，熬夜者卻人為地進行阻礙，強制性地調動全身的陽氣以供身體器官運作，這樣陽氣消耗得快也很容易陽氣不足，導致抵抗力下降，進而感染疾病。

所以，該睡覺的時候就睡覺，遵循人體自然運作規律，才能保持健康狀態。

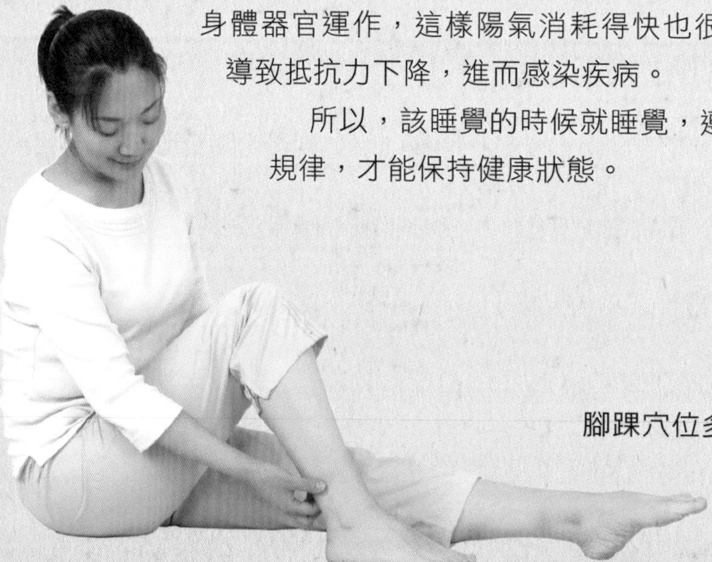

腳踝穴位多，要注意保暖。

貪食寒涼，易傷脾胃

夏天天氣炎熱，人們喜歡喝冷飲、吃冰鎮西瓜，這樣雖然可以直接降低溫度，讓人感覺涼爽，但這種涼不是身體的自然調節，這樣強行降溫的行為恰恰傷害了身體。

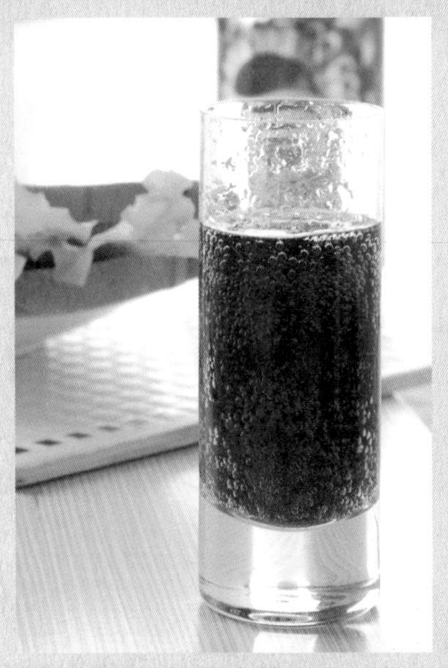

夏天應該少喝冷飲。

冰屬性陰寒，陰盛則傷陽。夏季本是陽氣昇發的季節，在正常情況下，人體發熱，陽氣也會順應萬物趨勢呈昇發狀態。但若連續飲用冷飲，這些冷飲發出的寒氣就會把體內的陽氣給壓制住，這就是大部分人喝冷飲時，會感覺自己被「堵」住了的原因。陽氣不足，血液循環缺少動力，血管收縮功能下降，就容易引發腹痛腹瀉，嚴重則出現心肌梗塞等疾病。

縱慾過度，你的身體會越來越虛

縱慾過度、性生活不節制，會導致腎精虧虛，陽氣不足，所以陽虛體質的人要注意控制慾望。

行房時，人全身血管充血擴張，汗腺、毛孔均處於開放排汗狀態，比平常更容易出汗，也更消耗陽氣。若在溫度調太低的冷氣房時行房，皮膚的血管會因受到冷風的刺激而驟然收縮，使大量血液流回心臟，加重心臟的負擔。另外，冷氣還會造成汗腺突然關閉，不利於排汗，容易感冒。

陽虛食療方，溫腎壯陽

輕度陽虛者可以透過調整日常飲食來調理體質。食物有寒熱之分，例如龍眼肉、荔枝就是熱性食物，而西瓜、香蕉就是寒性食物。陽虛的人陽氣不足，體內寒涼，可以多吃一些祛寒、補腎的熱性食物，少吃寒性食物。

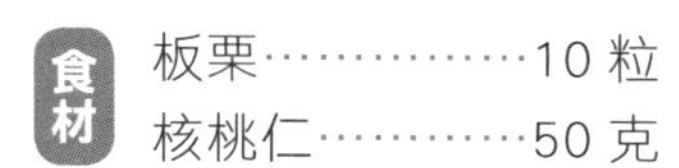

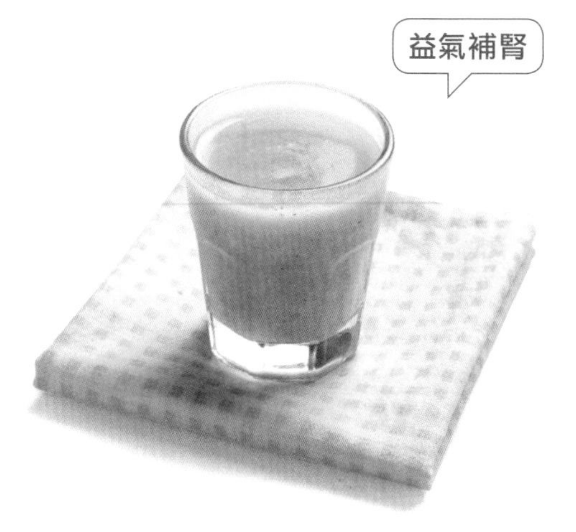

核桃的脂肪含量較高，不可一次性食用過多。

核桃板栗飲

食材

板栗……………10 粒
核桃仁…………50 克

做法

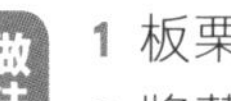

1 板栗剝殼，肉搗碎，上鍋蒸熟。
2 將蒸熟的板栗肉和核桃仁一起打成泥狀，加適量溫開水調勻即可。

功效

核桃可補腎溫陽，固精強腰，健腦益智；板栗性溫，可抗衰老，補腎陽。

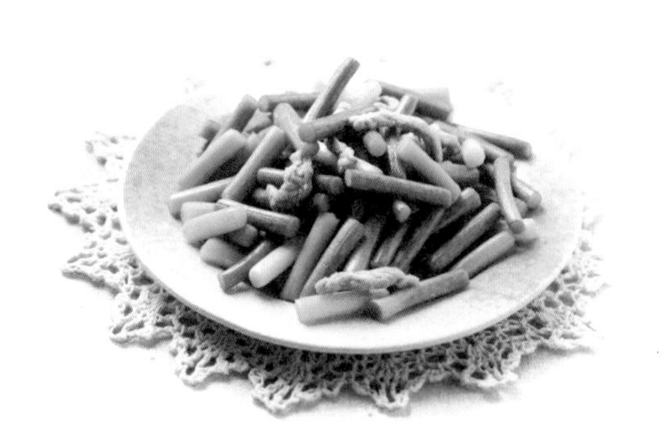

羊肉適合陽虛體質的人在冬天食用。

蒜薹炒羊肉絲

食材

蒜薹……………300 克
羊肉……………100 克
生薑絲、油、料酒、鹽、白糖各適量

做法

1 羊肉洗淨，切絲；蒜薹洗淨切段備用。
2 油鍋燒熱，爆香生薑絲，放入羊肉絲乾炒，加入料酒、白糖、鹽翻炒至八分熟後盛出。
3 鍋中加油放入蒜薹乾炒片刻，倒入羊肉絲炒拌均勻即成。

功效

羊肉性溫，既能禦風寒，又能滋補身體，對氣血兩虧、病後或產後身體虧虛等虛證者皆有補益效果。

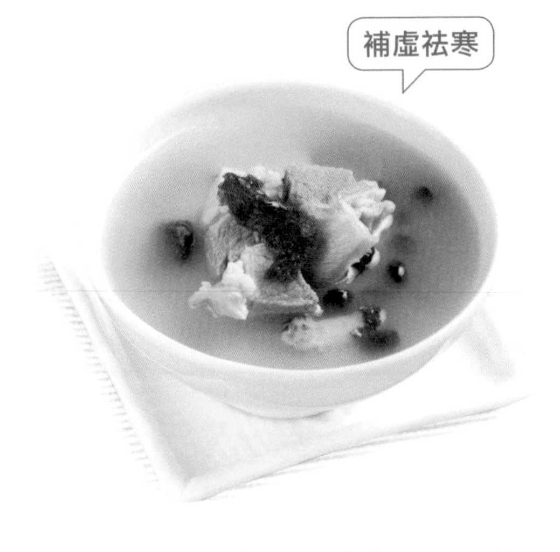

煲湯的時間長一些，羊肉軟爛味道會更好。

龍眼肉當歸燉羊肉

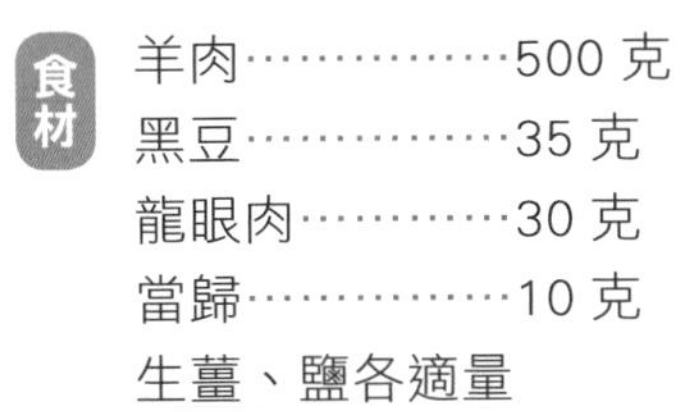

食材

羊肉……………500 克
黑豆……………35 克
龍眼肉…………30 克
當歸……………10 克
生薑、鹽各適量

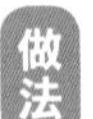

做法

1. 羊肉洗淨，切大塊，用開水汆 3 分鐘，除去血水，撈出洗淨。
2. 黑豆提前洗淨，浸泡 2 小時；龍眼肉和當歸洗淨；生薑洗淨切片。
3. 將生薑與羊肉、龍眼肉、黑豆、當歸一起放入砂鍋中，加適量清水，大火煮沸後轉小火煲 2 小時，加鹽調味即可。

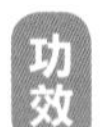

功效

龍眼、羊肉均有滋補強身，補血安神的功效；黑豆可補腎益氣；當歸可補血活血；生薑可祛寒。

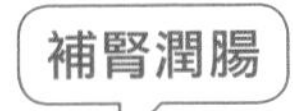

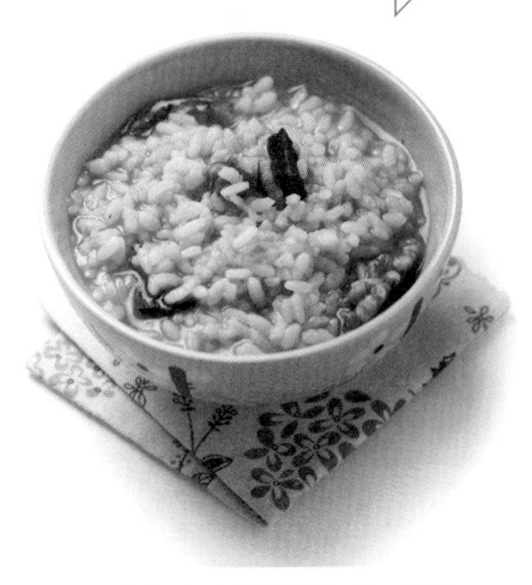

糖尿病患者食用時可不加白糖。

鎖陽核桃仁粥

食材

鎖陽……………15 克
核桃仁…………15 克
白米……………100 克
白糖適量

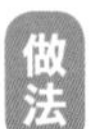

做法

1. 鎖陽、核桃仁分別洗淨；白米淘洗乾淨。
2. 將鎖陽、核桃仁和白米一同放入鍋內，加入適量清水，大火煮沸後轉小火煮 30 分鐘，再加入白糖調味即可。

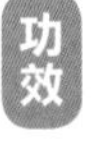

功效

鎖陽具有補腎益精的功效，和白米、核桃同煮，不僅補腎氣，還能健脾補腦，養血安神。

穴位療法，培補陽氣

人體陽氣充足，才能溫暖身體，與外界的寒氣對抗，人才不會覺得冷。陽虛者需要補陽，而補陽比較好的居家療法，就是用艾條對穴位進行艾灸，可選擇一些具有溫補腎陽的穴位操作。補陽還可以用刮痧方法，但施力要輕、速度慢、刮拭時間短的補法刮拭。

刺激陽池穴，讓手腳不再冰涼

陽池穴是三焦經的原穴，三焦經通三焦及全部的臟腑，因此刺激三焦經氣，可以暢通臟腑之氣。刺激陽池穴，會對五臟六腑起作用。刺激陽池穴還能改善血液循環，進而將陽氣通達四肢，迅速緩解手腳冰涼的症狀。

陽池穴在人體的手腕背面，由第 4 掌骨向上推至腕關節橫紋，可觸及凹陷處即是。

刺激
陽氣
陽池
按摩力度要緩，時間要長，兩手交替分別按壓左右手上的陽池穴。

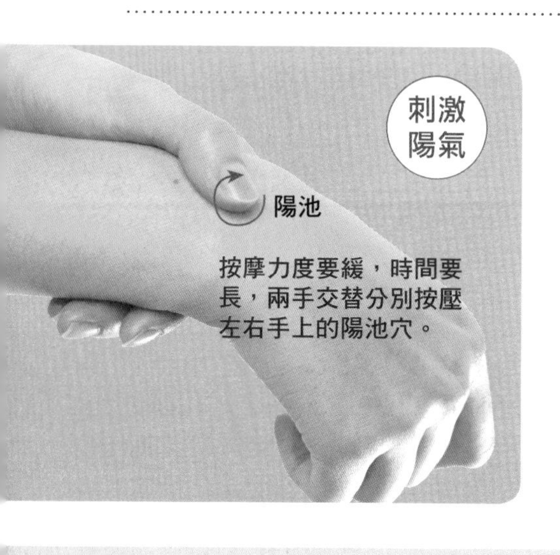

按摩陽池穴

按摩時間……………3~5 分鐘

按摩方法……………按揉法

操作手法

用拇指指腹順時針按揉陽池穴 3~5 分鐘，以產生酸、麻、脹感覺為佳。按摩此穴位有刺激陽氣、溝通表裡的功效。也可以用艾條溫和灸，效果更佳。

艾灸腎俞穴、命門穴，溫暖全身

怕冷之人應常灸腎俞穴、命門穴，能溫暖全身，調補腎陽。冬天利用溫灸方法來補陽效果較好，因為冬天主收藏，人的陽氣聚內不發散。

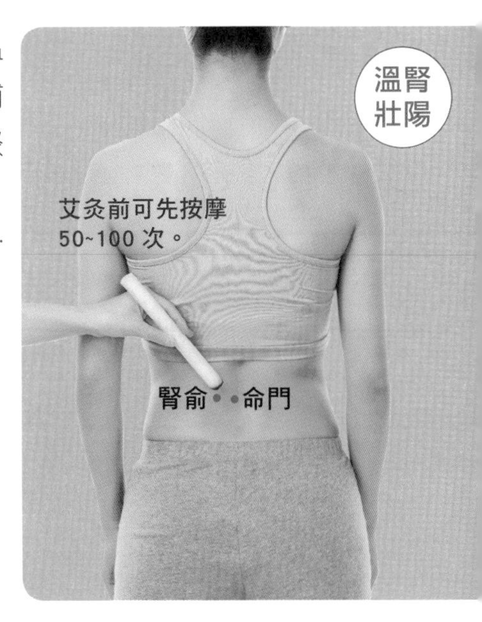

艾灸腎俞穴、命門穴

按摩時間……………10~15 分鐘

按摩方法……………溫和灸

操作手法

用艾條溫和灸腎俞穴、命門穴各 10~15 分鐘，以皮膚產生溫熱感為宜。腎俞穴有溫腎助陽、生精益髓的作用。命門穴可補腎壯陽。

建議：督脈艾灸補陽效果更佳，需要有第二人協助。

刮痧背部，積蓄陽氣

補陽時，刮痧部位一般選擇背部為多，因為背部有膀胱經等陽經循行部位，但注意不要刮痧太過，否則會使毛孔張開過大，陽氣容易宣洩，造成洩陽。

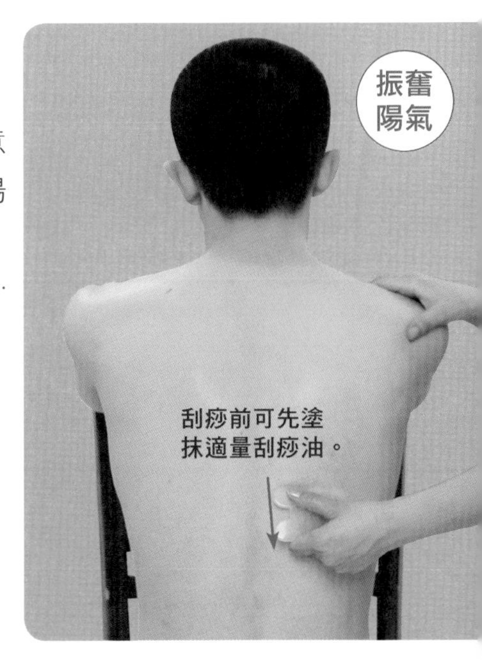

刮痧背部

按摩時間……………3~5 分鐘

按摩方法……………面刮法

操作手法

用面刮補法刮拭 3~5 分鐘，以皮膚感到微微發熱為宜。如果在刮痧時碰到有經脈氣血瘀滯的地方，應分次刮拭，慢慢刮散。

經典藥方，補腎溫陽

陽虛體質症狀表現多樣，治療應以益氣、溫陽、散寒為原則。因腎為一身陽氣之根，脾為氣血化生之源，所以尤應益脾腎之氣、溫脾腎之陽。結合不同臟腑的陽虛，用不同的中藥對症進行調理。

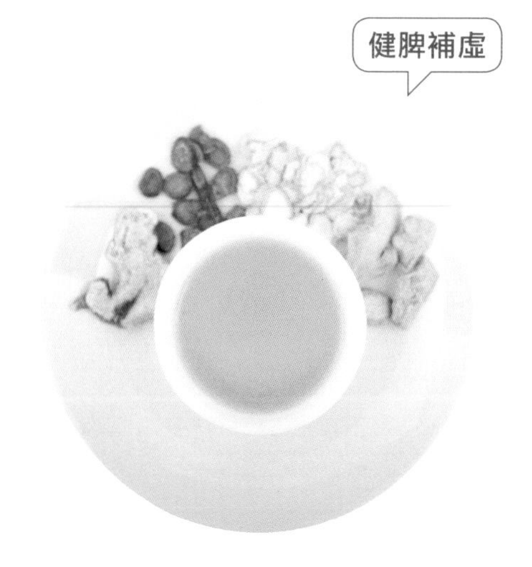

理中湯宜在飯前服用。

理中湯，可健脾補虛

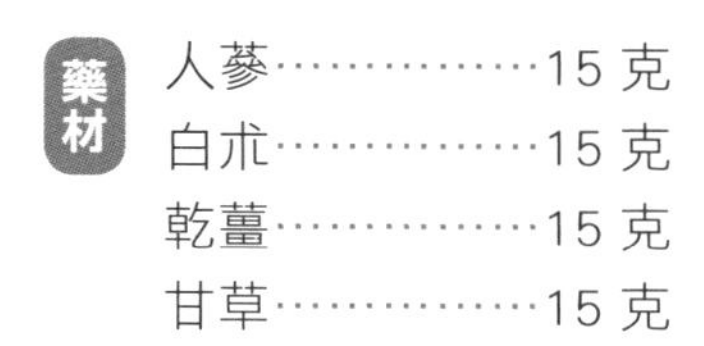

藥材

人蔘……………15 克
白朮……………15 克
乾薑……………15 克
甘草……………15 克

做法

用水 1 L，煮取 600cc，去渣，溫服 200cc，每日 3 服。

功效

可用於治療脾陽虛引起的脾胃虛寒證、自利不渴、嘔吐腹痛、陽虛失血、胸痞虛證、胸痛徹背、倦怠少氣、四肢不溫等等。

溫腎壯腰

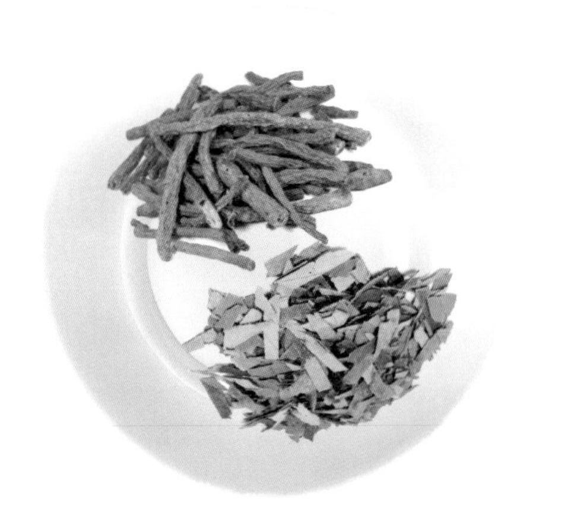

二仙湯，溫腎陽補腎精

藥材

仙茅……………9 克
淫羊藿…………9 克
巴戟天…………9 克
當歸……………9 克
黃柏……………4.5 克
知母……………4.5 克

做法

加水適量，煎煮 30 分鐘，取 150 毫升，溫服。

功效

腰酸腿軟，手足冰涼，筋骨不利，陽痿遺精，骨質疏鬆，風濕痹痛等。

金匱腎氣丸，調理腎陽虛

溫補腎陽

藥材 地黃、山藥、山茱萸（酒炙）、茯苓、牡丹皮、澤瀉、桂枝、附子（制）、牛膝（去頭）、車前子（鹽炙）各適量，輔料為蜂蜜。

做法 為黑褐色的水蜜丸；味酸、微甘、苦。口服，1 次 20~25 粒，1 日 2 次。

功效 可用於治療腎陽虛引起的腎虛水腫、腰膝酸軟、小便不利、畏寒肢冷。

補心陽

桂枝甘草湯，心陽虛者可找它

藥材
桂枝（去皮）………12 克
甘草（炙）…………6 克

做法 用水 500cc，煮取 200cc，去渣，按頓服用。

功效 發汗過多引起的心陽虛證，心慌、心跳時，患者喜用手按摩胸口。

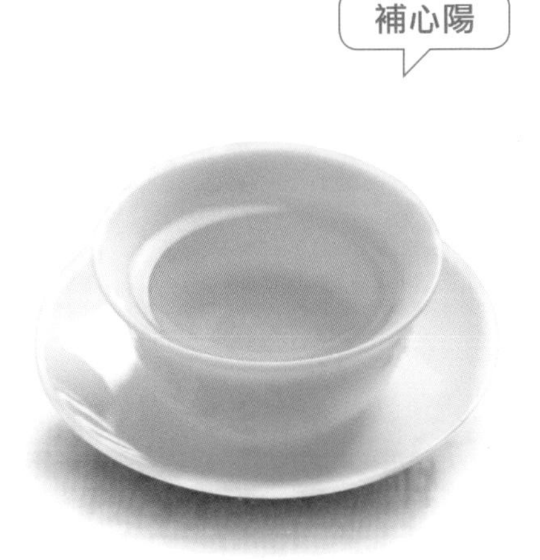

陽虛惡寒者，可加乾薑、附子同煮以溫陽散寒。

注意生活起居，全身暖洋洋

陽虛體質者的養生以養陽為主，除了在飲食上進行調理外，在生活起居方面也要多加注意，平時要注意保暖、多運動、少熬夜。

早起拍手可昇陽

中醫認為，早晨太陽初升，天地間的陽氣開始升騰，此時拍手可以振奮陽氣，促進陽氣的昇發，疏通全身的氣機。

拍手方法有實心拍手法、空心拍手法和局部拍手法。實心拍手法就是掌對掌，手指對手指，均勻用力拍擊，力度宜逐漸加重，時間 20~30 分鐘，以能刺激到手掌穴位和反射區為宜。空心拍手法就是手掌相對，掌部弓起，手指和手掌邊緣相對拍手，時間以 30~40 分鐘為宜。局部拍手法就是手指對拍、掌心對拍、掌背互拍、虎口對拍，時間不限。

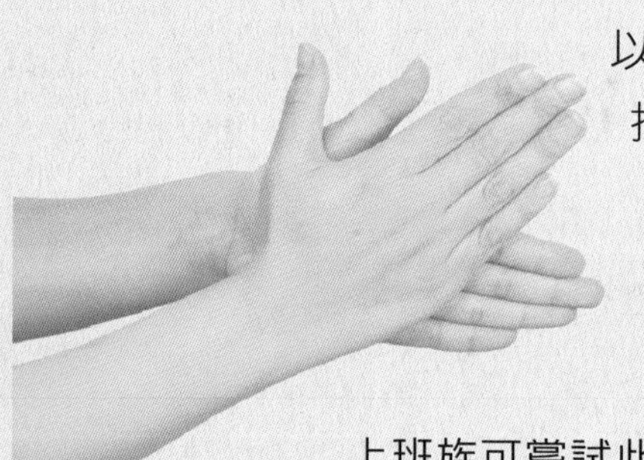

上班族可嘗試此運動。

讓背部多曬太陽，補一身陽氣

虛寒之人，說到底就是陽虛。而曬背部有很多好處，尤其是能借太陽的能量補一身陽氣。中醫理論認為，人的背部屬陽，膀胱經為太陽經，循行於背部。所以曬背部不僅可以刺激背部陽氣，達到疏通經絡、通暢氣血、調和臟腑、祛寒止痛的目的，還可以透過經絡循行，打通全身陽氣。曬太陽時注意多曬曬頭頂的百會穴，以養陽補腦，還可以補鈣。

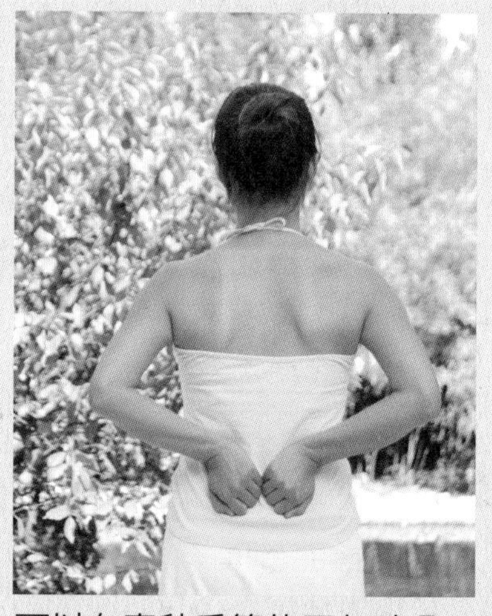

可以在春秋季節的正午時分，適當裸露背部，享受太陽的溫暖。

不要熬夜，晚上 10 點左右睡覺

現代人睡覺越來越晚，凌晨 1~2 點還沒入睡的大有人在。熬夜實際上是在調動陽氣，使人體得不到休息，從而加重陽虛。中醫認為：「陽氣盛則寤（醒來），陰氣盛則寐（睡覺）。」夜晚進入最佳睡眠狀態應該在子時，即 23:00~1:00。子時是膽經值班的時間，膽是中正官，是陽氣的生發地。人體的陽氣都是由膽經發送到各系統中的，以供各系統正常運轉。

子時膽經當令，睡覺是對人體最好的保護，所以晚上 10 點左右上床睡覺最好，可以保證晚上 11 點進入熟睡狀態。

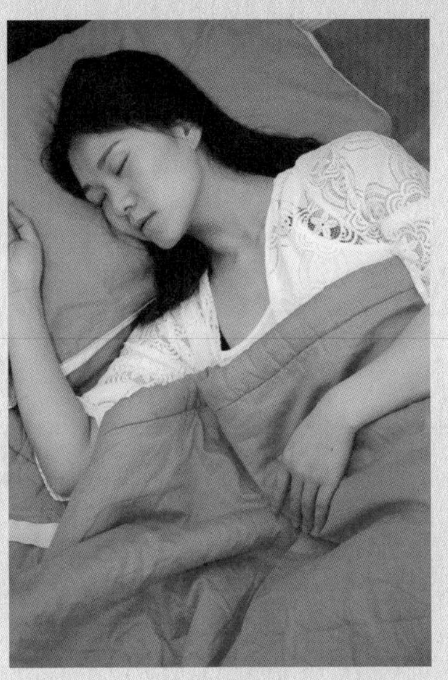

安排好工作，保證每天晚上 11 點進入熟睡狀態。

嚴冬避寒保暖，夏天不能貪涼

夏天氣血旺盛，遍布體表，再加上天氣炎熱，人很容易貪圖一時之快，貪喝冷飲、吹冷氣。但陽虛的人本來就陽氣虛弱，夏天陽氣遍布於外，內部比較空虛，如果再吃寒涼之物，就會耗傷陽氣、加重陽虛。夏天毛孔開放，寒邪容易進入體內，陽氣不足者無法有效防禦寒邪，若再貪涼就容易生病。所以夏天要少喝冷飲，少吹空調，不能貪涼。

冬季天氣寒冷，人需要調動體內的陽氣來抵抗外界的寒冷，所以陽虛者要注意多穿衣服，避寒保暖，還可以吃一些補陽祛寒的食物，如羊肉、生薑、龍眼肉等。冬季嚴寒也容易損傷腎陽，所以也應該注意補腎。

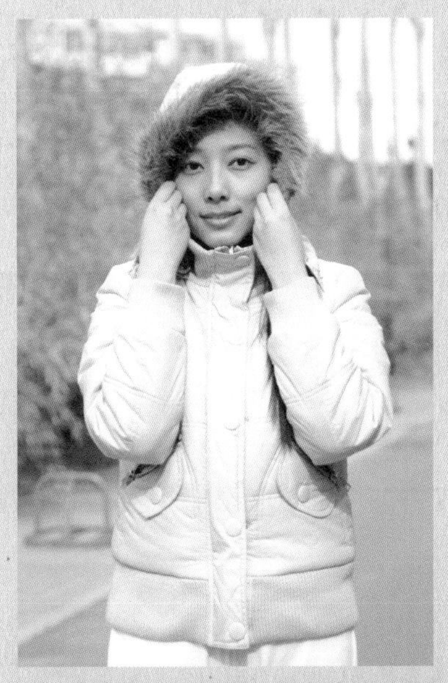

換季時天氣多變，注意保暖。

陽虛型腹瀉

陽虛型腹瀉是因為身體的陽氣不足，沒有足夠的能量消化食物。於是，食物進入胃腸後就直接排出去了，也就是人們常說的「吃什麼拉什麼」。這種腹瀉沒有劇烈的腹痛，服用抗生素止瀉的效果也不理想。腎陽虛的人腹瀉時，早晨 5~7 點一起床就得上廁所，輕則 2~3 次，重則 5 次以上，中醫叫作「五更瀉」。

典型醫案分析

男，45 歲，長時間便溏，感覺身體發冷，隨著病情的加重，面色青黑，便溏次數增加，小腹時常冰涼，伴有小便清長、身體消瘦等症狀。

這是脾腎陽虛型腹瀉，患者由於長期飲食失調、不忌口而導致此種情況的發生，遇到天氣變冷，小腹冰涼的情況還會加重。所以，調養身體時一定要忌食生冷、辛辣、油膩的食物。脾主運化，胃主受納，還要注重加強脾胃功能的調理，補充陽氣。

陽虛型腹瀉的穴位療法

陽虛型腹瀉可以透過刺激穴位來治療，選擇具有暖陽、止瀉的穴位進行刺激，可以起到調理作用。艾灸或按摩都是不錯的選擇。

3 種穴位療法

皆以溫補為主，需要每天堅持，再結合食補等治癒腹瀉。

溫灸神闕穴止腹瀉

陽虛的人出現腹瀉時，可以艾灸神闕穴。點燃艾條，對準神闕穴，保持適當的距離，以免燙傷皮膚。如果用完 1 根艾條後，腹瀉沒有明顯改善，還可以再用 1 根。

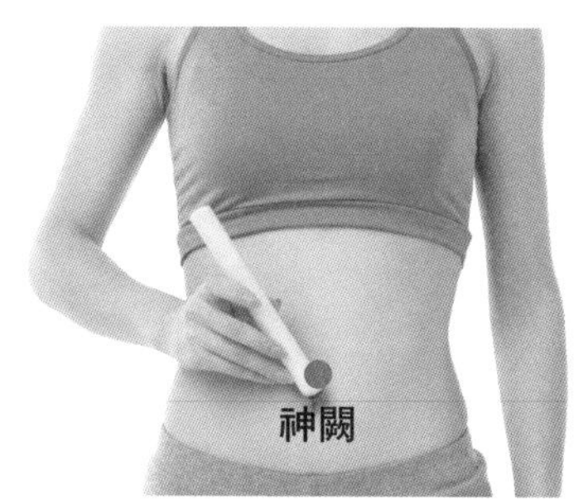

艾灸前可先按摩 50~100 次。

老中醫為你開藥方

健脾溫陽

脾腎陽虛型腹瀉者應以健脾溫陽為治療原則。可選擇健脾溫陽、澀腸止瀉的藥物調理，代表中成藥的有補脾益腸丸。

補脾益腸丸

由黃耆、黨參、白芍、當歸、白朮、肉桂、延胡索、甘草等 15 味藥材製成的蜜丸。1 次服用 6~9 克，1 日 3 次。

感冒發熱者慎用；過敏體質者慎用。

注①：「指吋」定位法，即依照被取穴者本人手指的長度和寬度為標準來取穴。中指同身吋：以被取穴者中指中節屈曲時內側兩端紋頭之間距離為 1 吋。拇指同身吋：以被取穴者大拇指指間關節的橫向寬度為 1 吋。橫指同身吋：又稱一夫法，將被取穴者的食指、中指、無名指、小指併攏，以中指中節橫紋處為標準，四指的寬度為 3 吋。

按摩氣海穴暖小腸

氣海穴可以調理全身之氣，有培補元氣、益腎固精之功。如果小腸功能不好，總是腹瀉，可以經常點按或者艾灸氣海穴，對於體質虛寒的人來說，效果也很不錯。

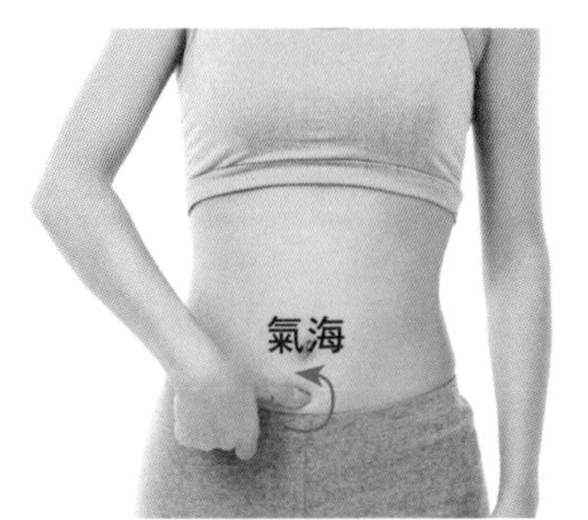

氣海穴在下腹部，前正中線上，臍中下 1.5 吋（注①）處。

艾灸足三里穴

足三里穴屬足陽明胃經，有健脾燥濕、昇發胃氣的作用。陽虛腹瀉的人胃腸功能一般較弱，經常艾灸或按摩足三里穴能調理脾胃功能，改善腹瀉症狀。

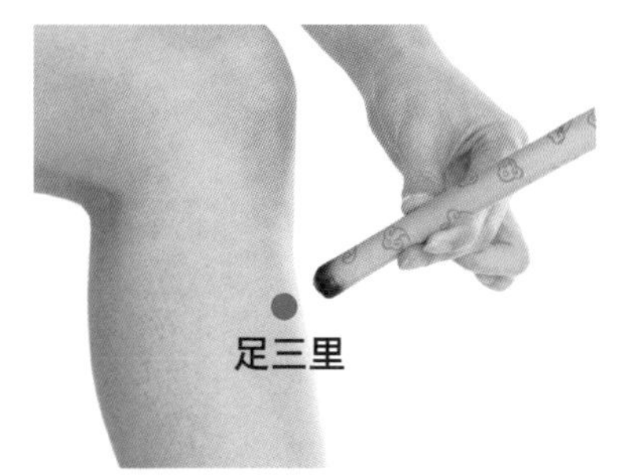

在小腿外側，犢鼻穴下 3 吋，犢鼻穴與解溪穴連線上。

男女生殖系統疾病

陽虛的人體寒，血液流動緩慢，很容易凝聚，中醫叫「症瘕積聚」，是腹部常見的包塊。女性陽虛容易出現氣血不足，寒濕凝滯，從而容易導致一些婦科疾病，如痛經、月經不調、子宮疾病等。當男性腎陽不足時，會出現生殖系統疾病，有的人甚至在年輕時就有陽痿、早洩的現象。

典型醫案分析

女，27 歲，體檢時發現子宮有多發性小肌瘤，痛經較嚴重，坐臥不寧，還有一次意外流產。平時怕寒畏冷，手足不溫，喜熱飲食，性格內向，舌質胖嫩。

這種子宮肌瘤和痛經，可能是由於之前嗜好寒涼食物、過勞或易怒而損傷身體，或者由於快速減肥、飲食不規律導致。改善此類型的痛經時需益氣補陽，增強身體免疫力。對陽虛者來說，食補是比較好的方法，可選擇羊肉、牛肉、韭菜、生薑、核桃、板栗、龍眼肉、荔枝等食物。

男女生殖系統疾病的穴位療法

由於陽虛導致的生殖系統疾病，皆可以透過補充陽氣來緩解，經常刺激相關穴位，能夠改善陽虛症狀。

3種 穴位療法

要長期堅持，並且要改掉不良習慣，才能加快恢復。

雙手擦腰預防生殖系統疾病

每晚睡前，先將雙手搓熱，然後用大魚際摩擦腎俞穴至腰部發熱，能很好地補腎陽，預防生殖系統疾病。按摩腎俞穴對腰痛、腎臟病、高血壓、低血壓、耳鳴、精力減退等都有保健治療效果。長時間堅持按摩、拍打刺激腎俞穴，可以增加腎臟的血流量，改善腎功能，溫補腎陽。

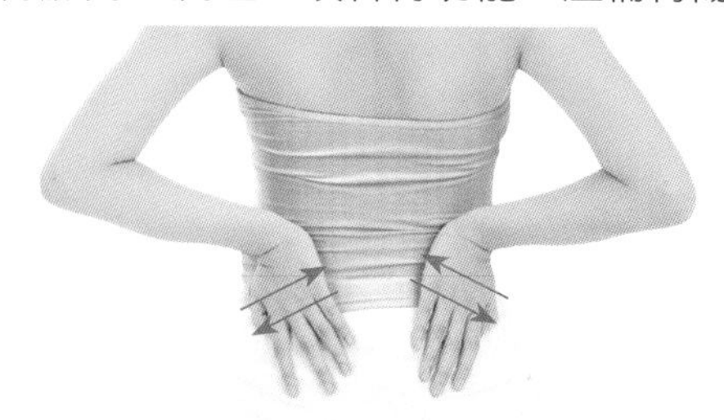

擦完後注意保暖，以免受涼。

家用養生

溫補氣血

陽虛痛經者應以溫補氣血為治療原則。可選用補陽氣的中藥加入日常飲食中，代表食療方有羊腿當歸老薑湯。

羊腿當歸老姜湯

羊腿 500 克，當歸 10 克，料酒、薑片、鹽各適量。羊腿洗淨切塊汆水，和剩餘材料放入鍋中煲 3 小時即可。

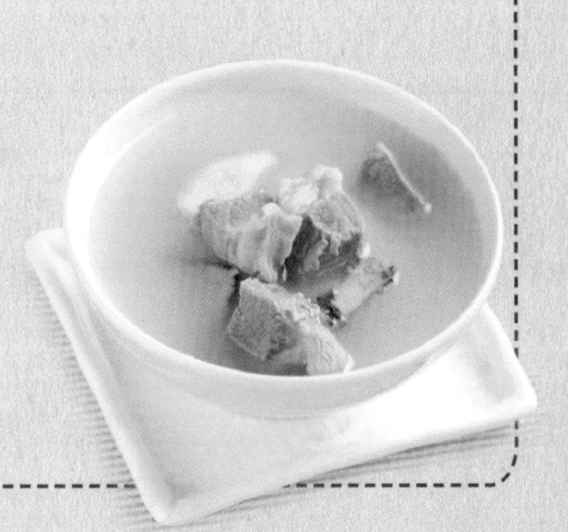

此湯有補體虛、益腎氣的作用。

散寒氣，艾灸關元穴

找到關元穴後，每天用艾條溫和灸 10~15 分鐘，能夠培補元氣、溫經散寒，緩解女性痛經、月經不調等症，透過調節內分泌平衡，從而達到治療生殖系統疾病的目的。

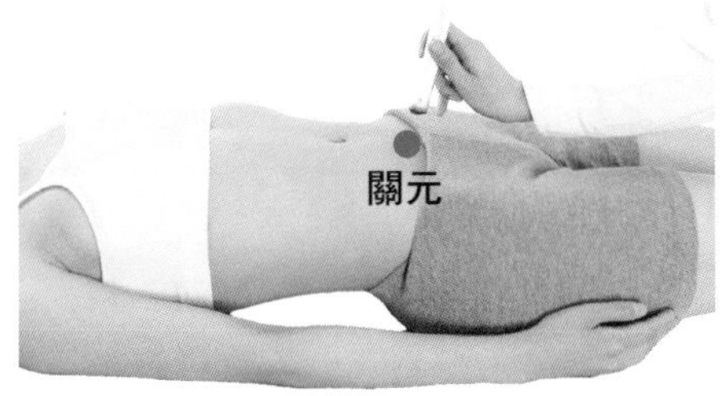

關元穴在下腹部前正中線上，臍中下 3 吋處。

注：圖片僅為示意，艾灸時不隔衣。

刮拭陽池穴，趕走手腳冰涼

陽池穴意為陽氣生發之池，刮拭此穴位可以恢復三焦經的功能，將熱量傳遍全身。女性在經期、孕期和產後護理時若出現手腳冰涼，也可以用拇指指腹按揉陽池穴。

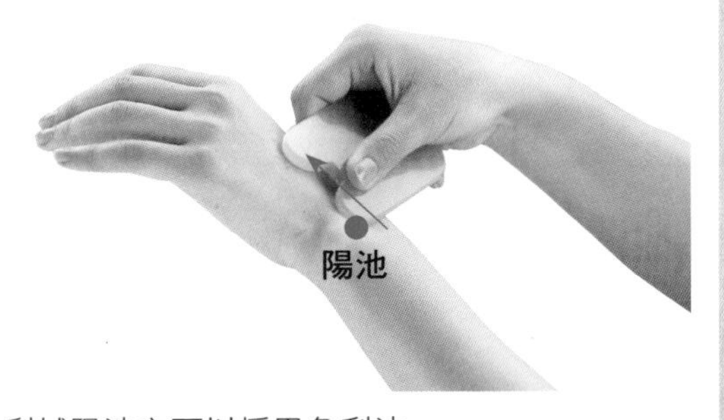

刮拭陽池穴可以採用角刮法。

心腦血管疾病

有些高血壓患者面色發紅、說話聲音洪亮、脾氣大、容易發怒；有些患者血壓也高，但有氣無力，臉色晦暗、發青、發灰。為什麼會這樣呢？就是因為他們的體質不同，體內環境偏熱或陰虛陽亢的人是前一種表現，而陽虛患者則是後一種表現。

典型醫案分析

男，71 歲，有冠心病史，心悸、心絞痛經常發作，起夜 3~4 次，腰腿痛時有發作，每日大便 1~2 次，不成形，而且還伴有鼻流清涕，痰少色白，口乾，苔白膩等症狀。

這是心腎陽虛導致的心絞痛，此患者受寒後還易導致腹瀉。陽氣虧損，瘀血阻滯是內因，所以調理時要以活血化瘀、補腎助陽為原則。可以選擇藥物調理，也可以進食一些溫補藥膳，平日飲食要忌口，生活中要注意保暖。

心腦血管疾病的穴位療法

由陽虛引起的高脂血症、高血壓以及心臟病等疾病，最好的治療方法就是讓血活起來，讓其流動暢快。可以多次、長時間地溫灸強壯穴。

3種穴位艾灸療法

均可以調暢氣血，為身體補充陽氣。

每週灸 1 次足三里穴

足三里穴是足陽明胃經的合穴，多氣多血，能增加胃腸蠕動，強壯脾胃。每週用艾條溫和灸 1 次，每次約 10 分鐘。

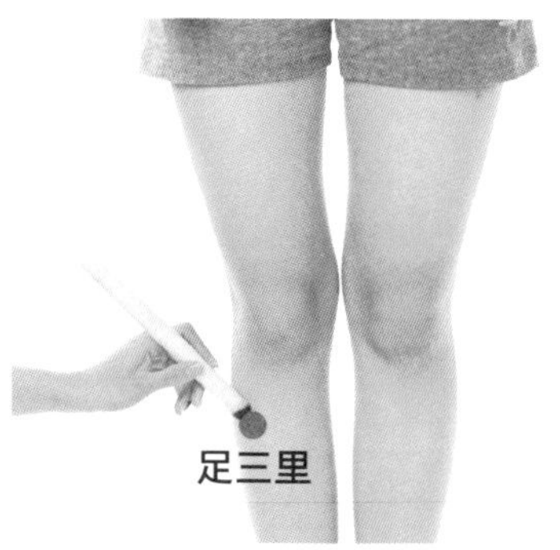

艾灸足三里穴可強健脾胃，緩解心腦血管疾病。

老中醫為你開藥方

溫陽通脈，兼活血

心腎陽虛引發的心絞痛、冠心病應以溫陽通脈，兼活血為治療原則。代表中成藥有保心片。

保心片

由三七、丹參、川芎、山楂、製何首烏、何首烏製成的藥片。

保心片有滋補肝腎、活血化瘀的作用。

艾灸百會穴降血壓

百會穴與大腦密切聯繫，是調節大腦功能的要穴。將艾條對準百會穴，溫和灸 10~15 分鐘。開始時每週溫灸 2 次，當血壓指標正常後，每半個月灸 1 次就可以了。

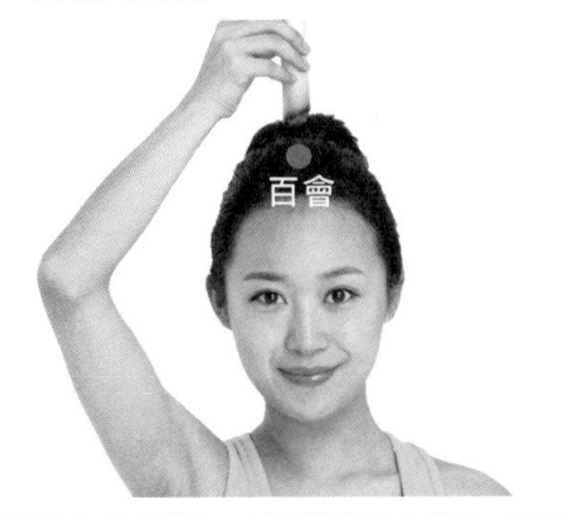

百會穴在頭部，前髮際正中直上 5 吋。

每天溫灸湧泉穴

湧泉穴相當於足底的腎上腺反射區，每天用艾條溫和灸 10~15 分鐘，不僅可以補益腎精，還可以輔助治療高血壓。

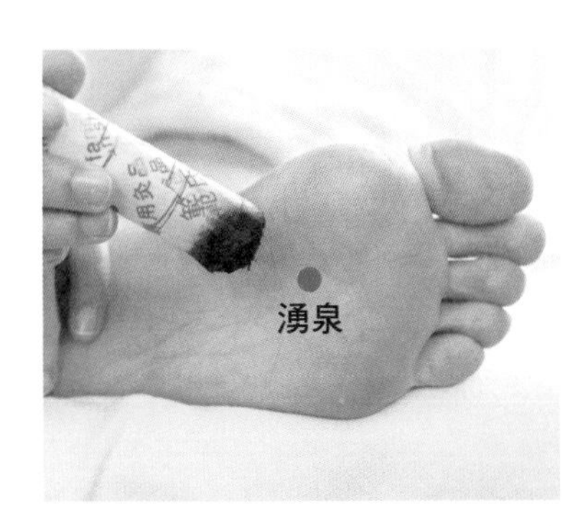

湧泉穴在足底，屈足蜷趾時足心凹陷處。

關節疼痛

陽虛的人很容易患頸椎病、腰關節痛、膝關節炎等關節疾病，而且患病年齡要比其他人提前，最初多以酸痛為主。因為關節附近多是肌腱、韌帶等血管分布較少的組織，陽虛的人本來就血液供給相對不足，再加上四肢經常暴露在外，更容易散失熱量，使關節疼痛不止。

典型醫案分析

女，50歲，近一兩年膝關節常疼痛、彈響、僵硬，上下樓梯時疼痛會加重，勞累、受涼後膝關節僵硬會加重，還伴有腰酸、怕冷、畏寒的症狀。

這是腎陽虛型膝關節炎，多見於中老年患者，與過度勞累、腎陽不足有關。中醫理論認為「肝主筋，腎主骨」、「膝為筋之府」，所以膝關節炎和肝腎有關。除了要補腎外，患有膝關節炎者還需減少讓膝關節負重屈曲的活動，注意防寒濕，多保暖。

關節疼痛的穴位療法

頸肩、腰腿、膝關節疼痛的人，刮痧治療效果較好，可是主要刮拭疼痛部位循行的陽經。找到經脈循行線上疼痛明顯的部位，進行重點刮拭。

3種穴位療法

對症緩解不同部位的疼痛，適合居家施用。

疼痛兼風濕時，要配合拔罐

濕氣盛者，關節疼痛多伴有體重困倦，用坐罐法拔腎俞穴、脾俞穴；風邪盛者關節疼痛常遊走不定，宜用閃罐法祛風散寒，多拔肩井穴、大椎穴；寒邪盛者關節疼痛明顯，極怕冷喜暖，宜用拔火罐治療，驅散寒邪，多拔大杼穴、腎俞穴。

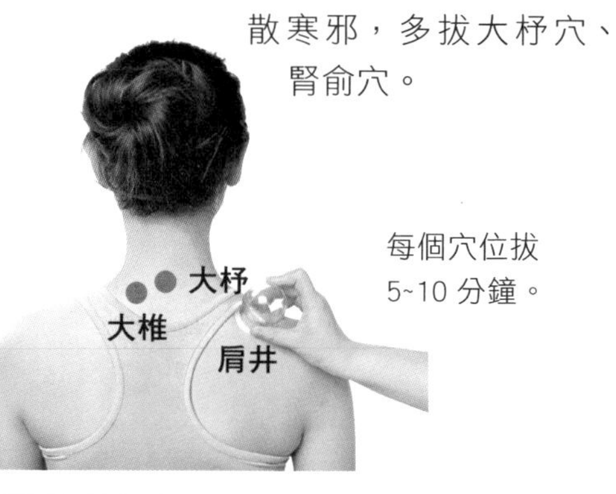

每個穴位拔5~10分鐘。

老中醫為你開藥方

溫補腎陽

腎陽虛型膝關節炎患者應以溫補腎陽為治療原則，可選用附子、肉桂、淫羊藿等中藥。代表方劑有右歸飲。

右歸飲

熟地、山藥（炒）、枸杞子、杜仲（薑製）各 6 克，甘草（炙）、肉桂、製附子、山茱萸各 3 克。水煎服。

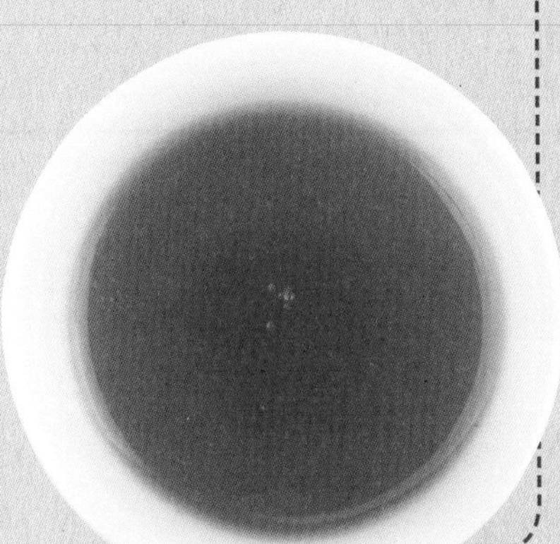

主治腎陽不足引起的氣怯神疲，腰膝發痛，惡寒肢冷，以及產婦虛火不歸元而發熱者。

頸部疼痛刮肩頸部

先從上向下刮拭督脈風府穴到大椎穴，再用單角刮法從風池穴刮至肩井穴，最後用面刮法從上向下刮拭天柱穴至風門穴。

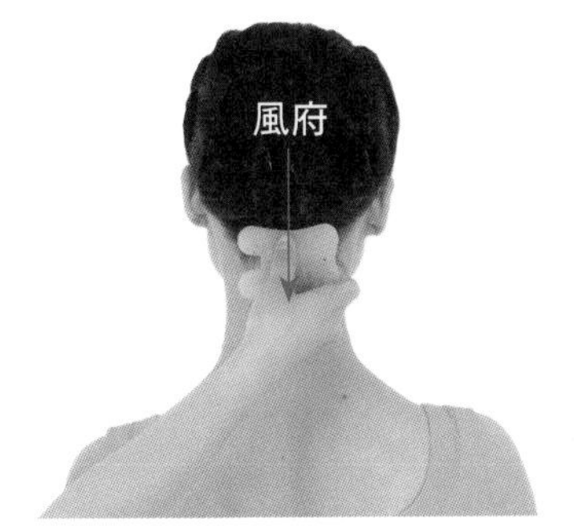

刮痧風府穴至大椎穴可用面刮法刮拭 3~5 分鐘。

刮拭下肢緩解膝關節痛

從上向下刮拭膝部梁丘穴、膝陽關穴和陽陵泉穴，這幾個穴位可以活血通絡，常用於輔助治療膝關節痛。

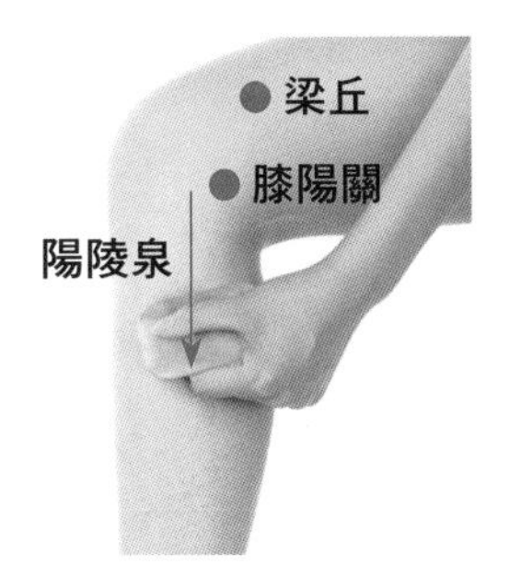

每個穴位刮拭 3~5 分鐘左右。

注：由於圖片角度的原因，文中部分圖片中未完整標注出所提到的所有穴位。

貳

陰虛的人，乾燥少津有虛火

有些人容易手心、腳心發熱，口乾咽燥，眼睛乾澀，皮膚乾燥，這就是我們所說的由於體內「陰液」少，也就是「水不足」導致的陰虛體質。

陰虛體質多因燥熱之邪外侵、過食溫燥之品、憂思過度、房事不節、久病等而導致，調理時應以滋補陰液，佐以清熱為治療原則，還應針對相關臟腑來辨證論治，分別選用滋養五臟之陰液、清五臟之虛熱的方藥，再根據陰陽互根理論，加少量補陽之品。

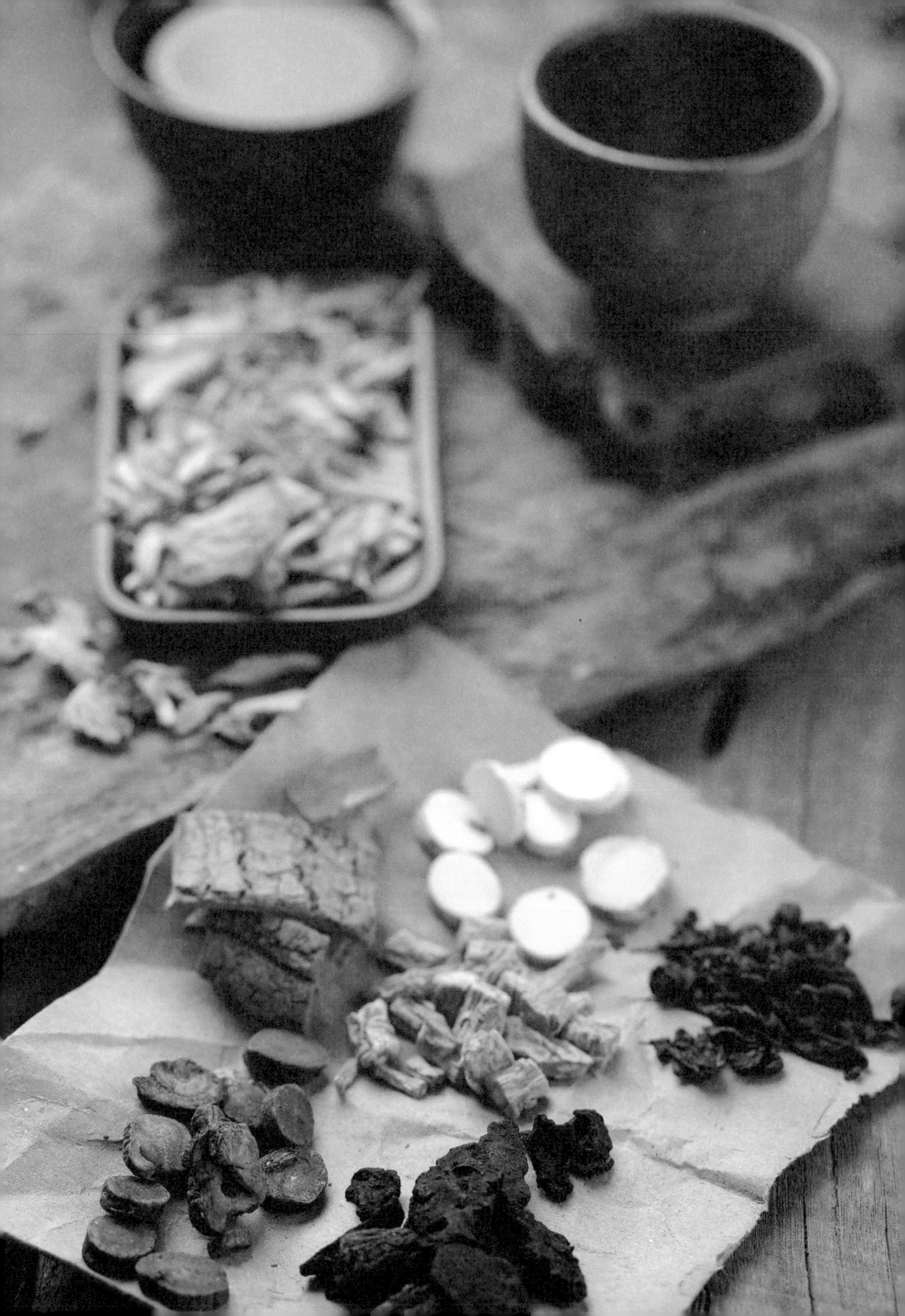

我是陰虛嗎

陰虛體質者是由於體內津液、精血等陰液虧少，人體陰液不足，滋潤、制約陽熱的功能減退，導致陰不制陽，從而出現燥、熱等陰虛內熱的表現。人體內的體液不足，身體就會失去相應的滋潤滋養，所以陰虛體質者會出現陰虛內熱、陰虛陽亢等乾燥不潤的表現。

典型醫案分析

女，42歲，持續幾天頭暈耳鳴、兩眼乾澀，同時伴有面部烘熱、脅肋灼痛、五心煩熱、潮熱盜汗、口乾咽燥、舌紅少津、脈弦細數等症狀。

這是典型的陰虛症狀，對應到五臟，可判斷為肝陰虛。肝開竅於目，肝陰虧虛，不能上布以滋潤頭部和眼睛，從而出現頭暈耳鳴、兩眼乾澀的症狀；而五心煩熱、口乾咽燥是由陰液虧虛不足，虛熱蒸騰於內，損傷氣血營陰，進一步耗損津液所致；肝經循行經過胸脅，肝陰虧虛，虛火灼傷絡脈而致脅肋灼痛。

快速判斷我是哪種陰虛

陰虛體質者可見於多個臟器系統組織病變。臟腑互相關聯，當累及到心、肝、脾、胃、肺、腎臟腑時，會有不同的症狀表現。

5種

陰虛類型

症狀表現多樣，要根據病因病機辨證施治。

心陰虛

失眠、多夢、心悸、健忘、虛煩、盜汗、手足心熱、口乾咽燥、舌尖紅、少苔、脈細數，或有兩頰發紅、心煩怔忡、頭暈目眩等虛火上炎之症。

腎陰虛

頭暈耳鳴、腰膝酸痛、失眠多夢、潮熱盜汗、五心煩熱、咽乾顴紅、舌紅少津、脈細數，男子兼見遺精，女子兼見經少或經閉等。

老中醫為你開藥方

滋養肝陰，佐以疏肝清熱

肝陰虛者應以滋養肝陰，佐以疏肝清熱為治療原則。可選用一些滋陰清熱的藥物，代表方劑有一貫煎。

一貫煎

北沙參、麥門冬、當歸各 9 克，生地黃 18~30 克，枸杞子 9~18 克，川楝子 4.5 克。水煎服。

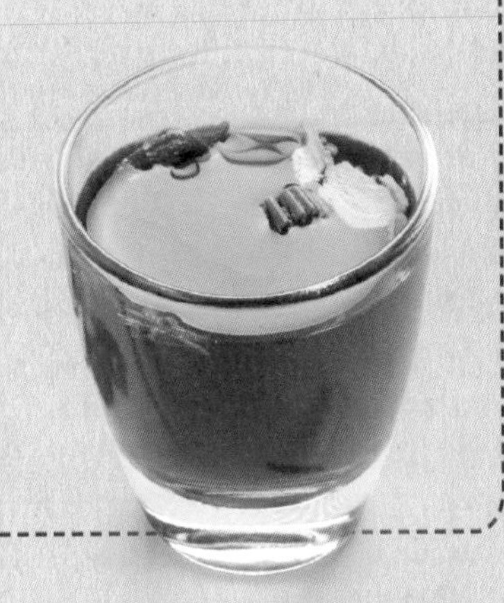

停痰積飲而舌苔白膩、脈沉弦者，不宜服用此藥。

肺陰虛

形體消瘦、全身低熱、午後潮熱、五心煩熱、盜汗、顴紅、口乾咽燥、乾咳痰少或痰黏不易咳出，甚則痰中帶血、聲音嘶啞，舌紅少苔、脈細而數。

肝陰虛

頭暈耳鳴、兩目乾澀、口苦咽乾、急躁易怒、手足蠕動、失眠或多噩夢、脅肋灼痛、便祕、尿黃、耳鳴如潮、面部烘熱或兩顴潮紅、五心煩熱、潮熱盜汗、舌紅少苔乏津、脈弦細數。

脾胃陰虛

口唇乾燥、胃脘不舒、隱隱灼痛、乾嘔打嗝、消穀善饑或不思飲食、口乾咽燥、大便乾結、舌紅少苔、脈細數。由於飲食不節制、平時嗜食辛辣或是因情志不遂、氣鬱化火而耗傷胃陰所表現的證候。

哪些壞習慣容易造成陰虛

陰虛體質形成原因有先天因素與後天因素。先天因素是父母的遺傳，而後天因素則包括燥邪外侵、過食溫燥之品、房事不節、作息時間不規律、情志長期不舒等。

經常熬夜，嚴重損耗陰氣

人體就像大自然，正常情況下晝夜交替，陽升陰隨。白天陽氣上升，活躍在全身器官，為各種生命活動提供動力，而陰氣隨著陽氣的上升滋潤了人體臟腑組織。到了夜間，陽氣不足，需要休息讓陽氣得到補充和恢復。夜屬於陰，經常熬夜的人白天陰氣無法提供足夠的津液讓陽氣活動，相對過剩的陽氣就開始蒸騰人體的津液，導致體內津液消耗，從而損傷陰氣，陰陽開始失衡，導致陰虛。

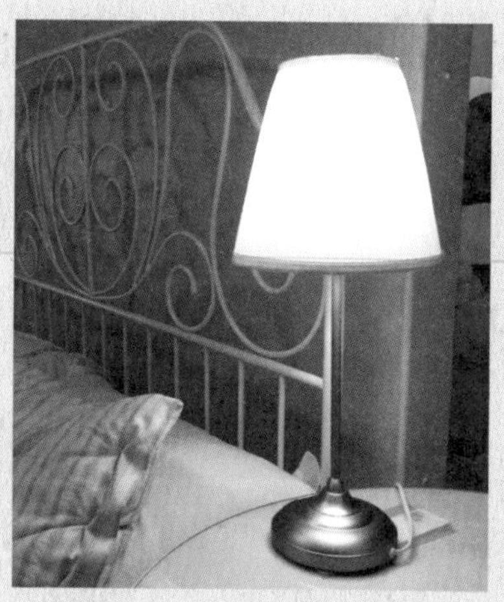

少熬夜，保證睡眠，按時上床休息。

情緒壓抑，容易促生內熱

現代人生活壓力大，常常會有很多負面情緒，例如焦慮、失落、憂鬱等，情緒長期得不到釋放，會影響肝氣的疏洩，肝氣不舒，氣血運行不暢，就會鬱結內火，從而促生內熱，損耗陰津。而肝氣不疏，也會影響脾胃的運行，進而影響到體內水液分布，於是體內會缺少津液，導致陰虛火旺。陰虛會使人的情緒更加暴躁易怒，這就是一個惡性循環，所以平時一定要注意調節不良情緒。

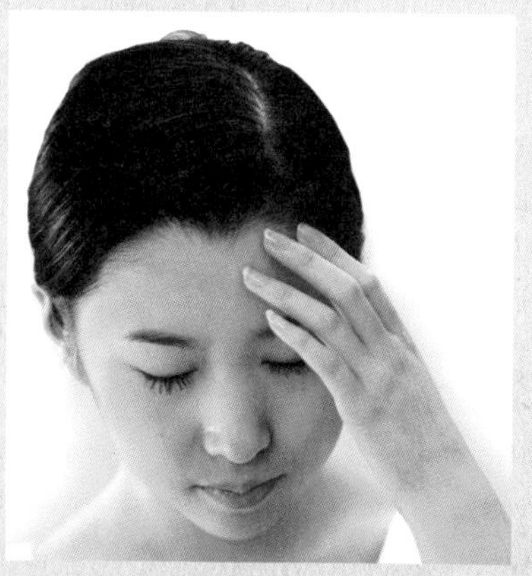

學會釋放和發洩不良情緒，長期情緒壓抑容易生病。

長期食用辛辣食物，幫助生內火

如今，很多人喜歡吃一些辛辣的食物來刺激味蕾，緩解一天的工作壓力。殊不知辣椒、薑、蒜等辛辣食物會化熱生火，傷及陰液，易導致陽盛陰衰，尤其是北方氣候乾燥的地方。重慶人無辣不歡，是因為當地氣候潮濕，多吃辣椒可以消耗體內多餘的陰液，維持陰陽平衡。北方氣候乾燥，尤其到秋季換季時，更應該吃一些滋陰潤燥的食物，譬如百合、梨等，否則便祕、痘痘就容易找上門。

辛辣食物對腸胃的刺激比較明顯，大量的辣椒素會傷害到胃部神經末梢，使胃壁痙攣，引起胃酸和脹氣，進而誘發胃及十二指腸潰瘍等病。所以陰虛體質者、脾胃不好者、愛上火者都應該少吃或不吃辛辣刺激性食物。

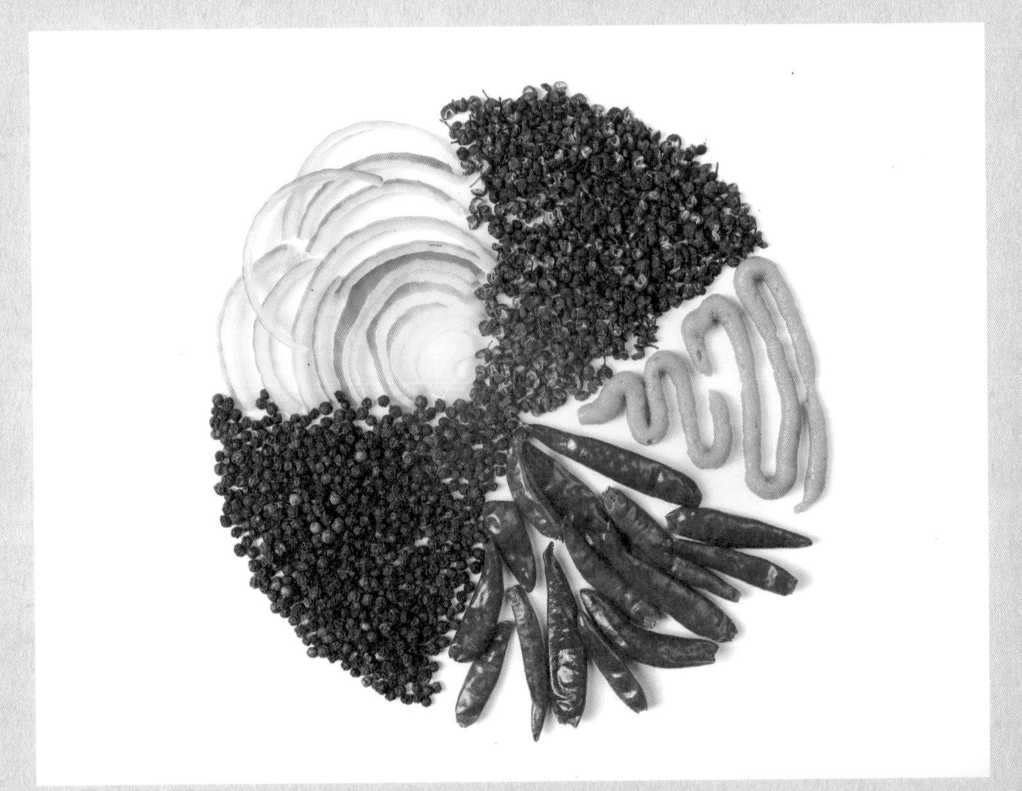

凡是跟辣、燥有關的食物，陰虛的人都要謹慎對待。

陰虛食療方，滋養五臟

陰虛體質者飲食應以滋養陰液、清虛熱為主。宜食甘涼滋潤、生津養陰以及富含膳食纖維和維生素的食物，忌食辛辣刺激、煎炸爆炒和脂肪、糖類含量過高的食物。

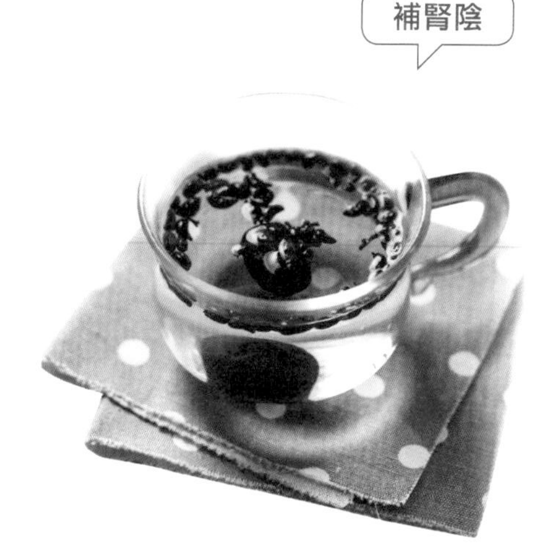

需要補腎但又怕上火的人可首選女貞子。

女貞子大棗茶

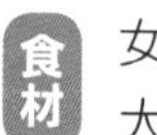

女貞子…………10 克
大棗……………3 顆

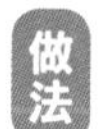

1 女貞子、大棗分別洗淨。
2 將兩種食材放入水杯中，用沸水沖泡，加蓋悶 5 分鐘即可。

功效

女貞子有補益腎陰的作用，對於陰虛體質者，可用女貞子煲湯、煮粥、泡茶，以補腎陰、養肝血。

滋腎陰

牛奶助眠，可將此粥作為晚餐食用。

枸杞子燕麥牛奶粥

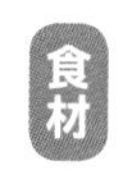

牛奶……………200cc
燕麥……………20 克
枸杞子、冰糖各適量

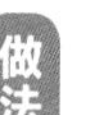

1 枸杞子洗淨浸泡 5 分鐘。
2 將牛奶倒入奶鍋中，加入燕麥片，開火煮沸，放入枸杞子和冰糖，小火煮 5 分鐘即可。

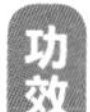

此粥可滋陰明目、補肝益腎，緩解腎陰虧虛導致的視物不清等症狀。

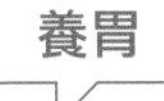

紅薯二米粥

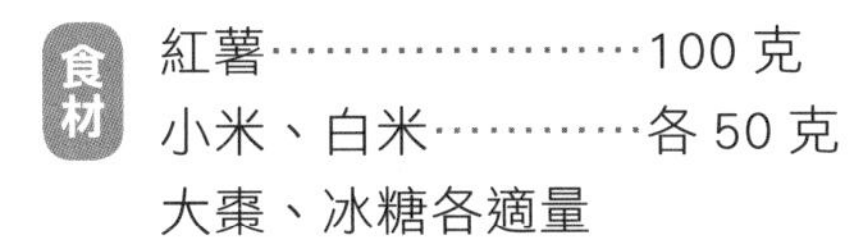

食材

紅薯……………………100 克
小米、白米…………各 50 克
大棗、冰糖各適量

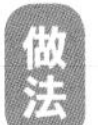

做法

1 小米、白米淘洗乾淨；紅薯去皮，洗淨，切小塊備用；大棗洗淨備用。
2 鍋中加適量清水，放入白米、小米和大棗，大火煮沸後轉小火，煮至米六分熟時，加入紅薯塊，煮至紅薯軟爛，最後再加冰糖調味即可。

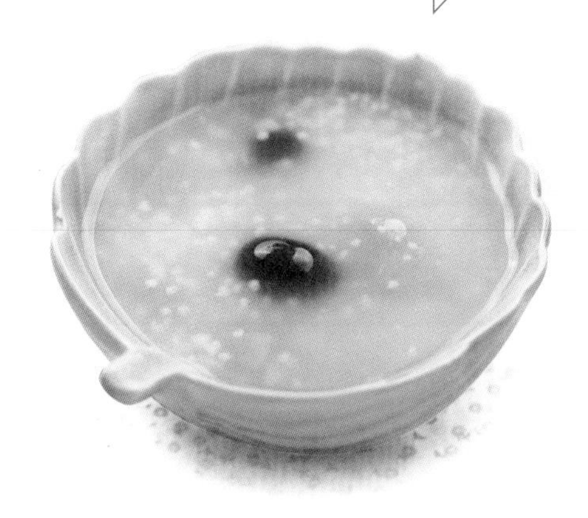

紅薯和小米都有補虛益氣、健脾和胃的功效。

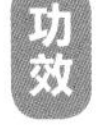

功效

紅薯、小米都是健脾胃的食材，白米有滋陰的功效，此粥能滋養脾胃，益氣補虛，同時還能潤腸通便。

滋陰潤肺

百合銀耳蓮子羹

食材

乾百合、乾銀耳……各 20 克
蓮子、枸杞子………各 10 克
冰糖……………………30 克

做法

1 乾百合、乾銀耳溫水浸泡 30 分鐘，撈出洗淨，銀耳去根撕成小片；蓮子、百合洗淨。
2 將銀耳、蓮子放入鍋中，大火煮沸轉小火煮 1 小時，加入百合再煮 30 分鐘，最後加入冰糖、枸杞子煮 5 分鐘即可。

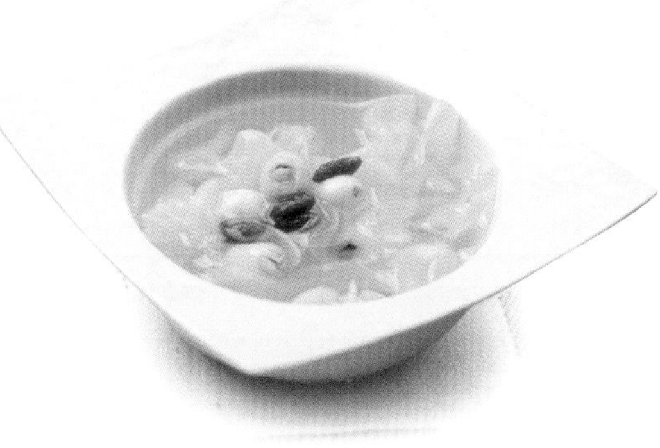

多食蓮子、百合，有安神的功效。

功效

此羹中百合、銀耳和冰糖都是滋陰潤肺之品，而蓮子有養心安神的功效。所以此羹是清心潤肺的佳品，還能緩解陰虛導致的失眠、煩躁以及肺燥咳嗽等症。

穴位療法，滋陰清熱

陰虛者表現出來的多是乾燥、內熱之象，不過實際體溫並不高。調理方法可以按摩為主，先疏通經絡，再輔以刮痧清熱。適度刺激一些經絡穴位，經絡通了，可以提升身體化生津液的能力。

按摩然谷穴，專治陰虛火旺

然谷穴是腎經的滎穴，然谷穴屬火，而腎經屬水，它升清降濁、滋陰清熱的作用正好可以平衡水火，專治陰虛火旺。如果你在夜裡心煩，睡不著覺，同時還伴隨口乾，可以在睡覺前按摩然谷穴，增加唾液的分泌，緩解口乾舌燥，穩定煩躁情緒，睡眠自然也就好了。

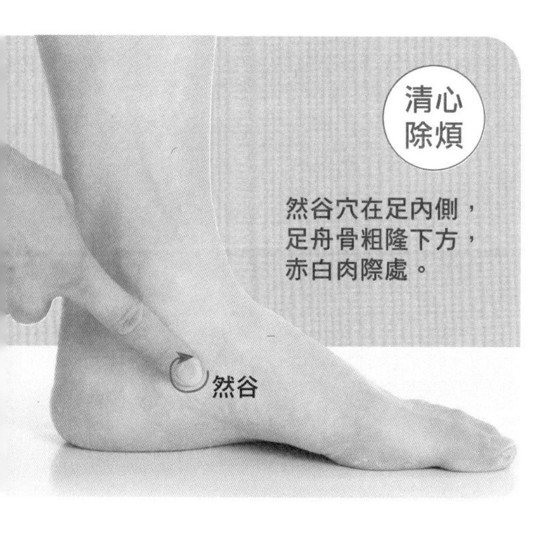

按摩然谷穴

按摩時間……………3~5 分鐘

按摩方法……………按揉法

操作手法

用食指指腹順時針按揉然谷穴 3~5 分鐘，以產生酸、麻、脹感覺為佳。此穴位可以升清降濁、清心除煩，緩解陰虛火旺導致的心煩、口乾等症狀。

刮痧太衝穴，可降肝火

太衝穴是肝經的原穴，原穴具有調控該經絡總體氣血的作用。人在發怒上火的時候，刮痧太衝穴可以起到疏肝理氣、清洩肝火、使人心情平靜的作用。

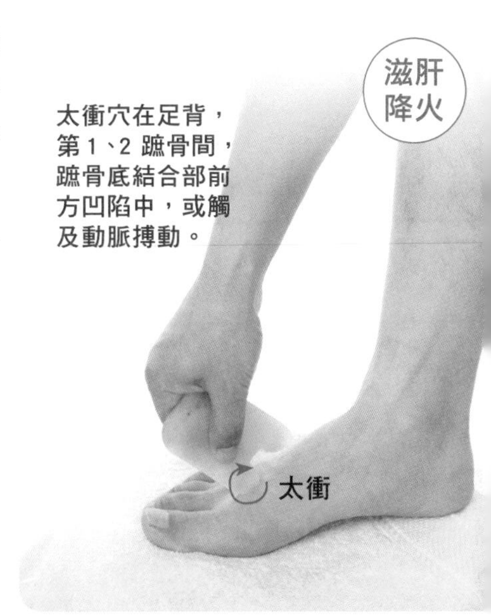

刮痧太衝穴

按摩時間……………3~5 分鐘

按摩方法……………垂直按揉法

操作手法

用刮痧板從上向下垂直按揉太衝穴 3~5 分鐘，以出痧為宜。此穴位可緩解肝陰虛導致的頭暈、頭痛、眼乾、眼澀等症狀。

建議：刮痧後不要吹冷風，防止外邪入侵。

按摩照海穴，滋陰補腎

照海穴是八脈交會穴，歸屬於足少陰腎經，腎經經水在此穴大量蒸發，具有吸熱生氣的作用。經常按摩此穴還有助於提高老年人的睡眠品質。

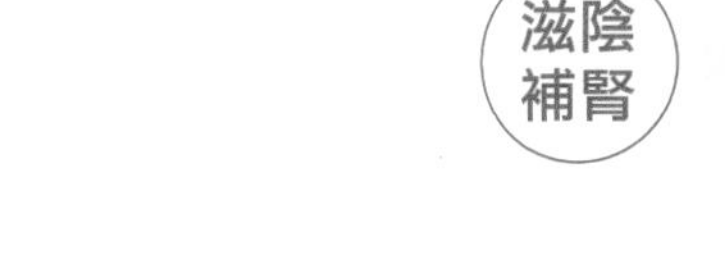

按摩照海穴

按摩時間……………3~5 分鐘

按摩方法……………按揉法

操作手法

用拇指指腹按揉照海穴 3~5 分鐘，以產生酸脹感為宜。按摩此穴位可滋陰補腎、清利下焦、調經利尿，主治月經不調、痛經、失眠、便祕等。

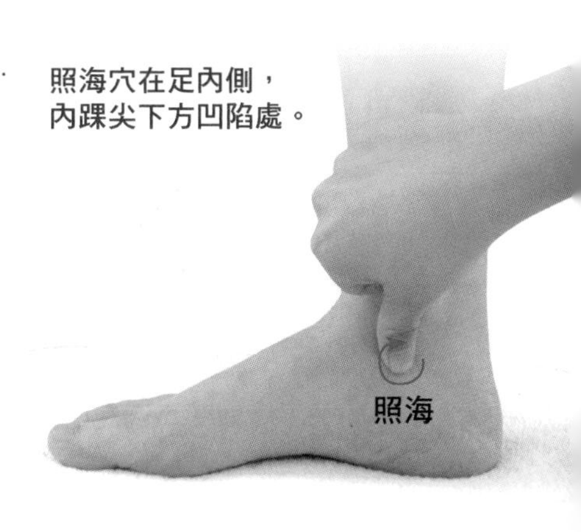

經典藥方，養陰潤燥

陰虛體質者要用養陰潤燥的藥物進行調理。可以補陰的中藥有沙參、百合、麥冬、天冬、女貞子、石斛、玉竹、枸杞子、五味子等。日常生活中可以用這些中藥製成藥茶或藥飲來食用，以改善陰虛症狀。

天王補心丹，緩解心陰虛

滋陰清熱

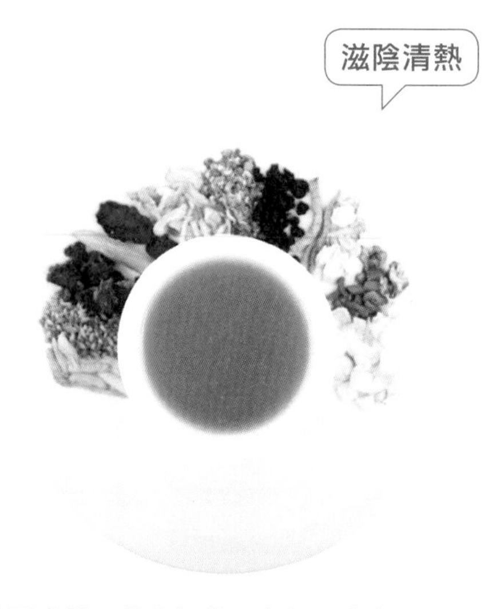

脾胃虛弱、納食欠佳、大便不實者，不宜長期服用此湯藥。

藥材

人參、茯苓、玄參………各 15 克
丹參、桔梗、遠志………各 15 克
當歸、五味子、麥冬……各 30 克
天冬、柏子仁、酸棗仁…各 30 克
生地黃……………………120 克

做法

上藥共研為細末，煉蜜為小丸，每次服 6~9 克，臨臥，溫開水送下。主治陰虛血少、神志不安證。

功效

用於治療神經衰弱、冠心病、精神分裂症、甲狀腺機能亢進等所導致的失眠、心悸。

百合固金湯，養陰潤肺又清熱

滋養肺腎

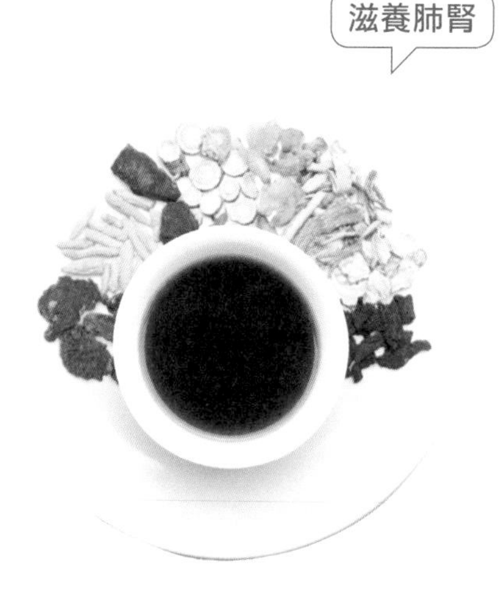

脾胃虛弱的人不宜長期服用。

藥材

熟地黃、生地黃…………各 9 克
當歸身、麥冬……………各 9 克
白芍、桔梗、貝母………各 6 克
炙甘草、玄參……………各 3 克
百合 ………………………12 克

做法

水煎服。

功效

主治肺腎陰虧、虛火上炎證。症見咳嗽氣喘、喉嚨燥痛、痰中帶血或咳血、手足煩熱等。臨床常用於治療肺結核、慢性支氣管炎、支氣管擴張、慢性咽炎等。

滋補肝腎

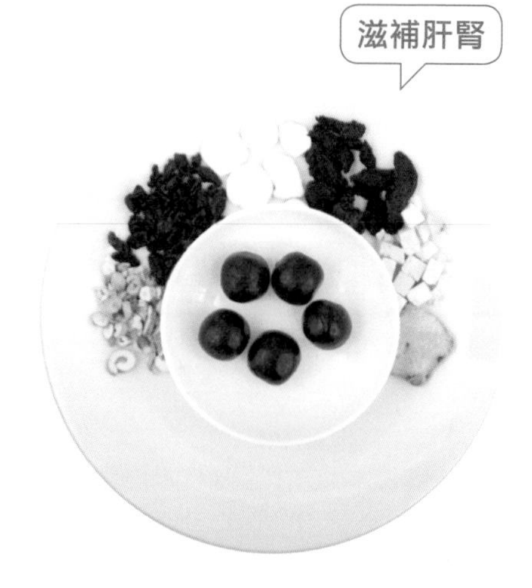

患有感冒發熱的人不宜服用本品。

六味地黃丸，肝腎陰虛就選它

藥材

熟地黃……………………24 克
山萸肉……………………12 克
山藥………………………12 克
澤瀉………………………9 克
牡丹皮……………………9 克
茯苓………………………9 克

做法

水煎服。現多為濃縮丸，每次 8 粒，每日 3 次，溫水沖服。

功效

肝腎陰虛、頭暈耳鳴、腰膝酸軟、骨蒸潮熱、盜汗遺精、消渴、手足心熱、虛火牙痛、口乾咽燥等。

養陰和胃

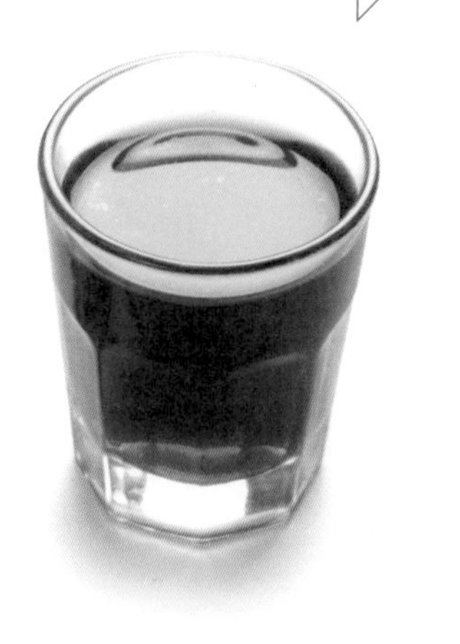

食後脘脹者，加陳皮、神曲以理氣消食。

益胃湯，緩解脾胃陰虛

藥材

沙參………………………9 克
麥冬………………………15 克
細生地……………………15 克
冰糖………………………3 克
玉竹（炒香）………4.5 克

做法

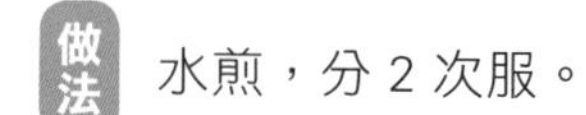

水煎，分 2 次服。

功效

本方為滋養胃陰的常用方。臨床常用於治療慢性胃炎、糖尿病、小兒厭食症等胃陰虧損導致的疾病。

注意生活起居，不乾燥不上火

生活調養，也是養陰的一種方式，陰虛者除了要注意不能用眼過度、熬夜、房事不節、過食辛辣溫燥食物外，還要注意以下幾個方面。

宜靜養，不宜劇烈運動

陰虛者多火旺，火旺則氣燥，所以陰虛之人多性情急躁，好動不好靜。補陰，就是要將這種急躁、不穩定的情緒壓制下去，以利於其體內陰氣的培植。所以陰虛者平素適合靜養，運動時也要選擇散步、快步走、太極拳、瑜伽等慢運動，盡量不要選擇跑步、打籃球、跳舞等劇烈運動。

陰虛者靜養時要保持居住環境安靜，盡量少噪音。因為長期處在噪音環境中，人容易產生煩躁易怒的情緒，或引起神經衰弱，特別容易使陰虛患者病情加重，所以家裡的玻璃、壁紙、傢俱等可以選擇一些隔音或吸音的材料，來減弱雜訊。

陰虛體質者少喝咖啡

中醫認為，經過中度、深度烘焙的咖啡豆，由於烘烤時間長，屬性燥熱，陰虛者本來就火旺，長期喝這種燥熱的咖啡，更易助長體內火氣，出現口舌乾燥、便祕、眼睛酸澀等症狀。

陰虛者容易口渴，平時可喝一些補陰潤燥茶，例如白茶、決明子杞菊茶、百合麥冬飲、西洋參麥冬飲等，可以自選材料配置，也可以直接買茶包，每天泡水喝。不同的茶有不同的養生功效，具有不同陰虛症狀者可選用相應的茶對症調理。例如眼睛乾澀者可選用決明子茶來養肝明目；肺燥者可選用百合麥冬飲來滋陰潤燥；心煩失眠者可選用酸棗仁或蓮子來清心火、安神助眠。

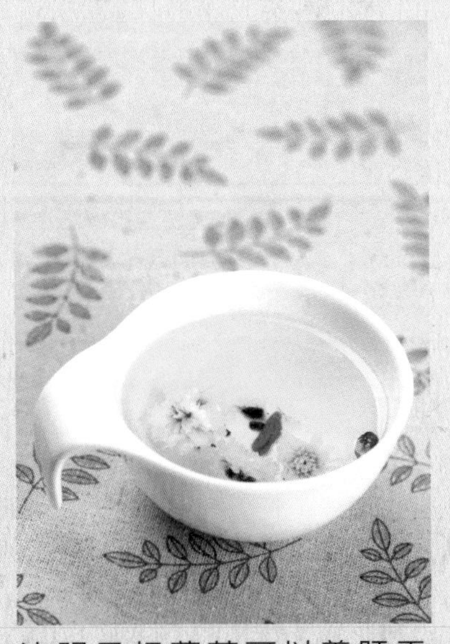

決明子杞菊茶可以養肝平肝，適合兩眼乾澀、視物模糊的陰虛者。

補陰不等於多喝水

口渴是陰虛者典型症狀之一，所以有人以為多喝水就行。然而陰虛並不是因為喝水少引起的，所以補陰也不是多喝水就能解決的。

陰虛口渴者，喝了水後很快就會變成小便，這是因為運動少，火力弱，喝進去的水不能及時被運化利用，而補陰則可以提高人體對水的利用能力，體內津液逐漸增多，自然就會緩解口渴。所以補陰不等於多喝水，還是需要注意從生活、飲食、運動等各個方面綜合來調養。

少熬夜，睡子午覺

陰虛者經常感到眼澀、口乾，容易失眠、盜汗，連續熬夜勢必加重陰虛內熱的症狀，甚至誘發疾病，所以陰虛者一定要少熬夜。如果因特殊工作性質必須熬夜的話，可以睡子午覺。晚上 11 點至凌晨 1 點睡子覺，中午 11 點到下午 1 點睡午覺，這正是人體養陰、蓄能的兩個關鍵時段，能使身體陰陽平衡，補充精力，緩解熬夜所帶來的身體不適。

注意控制情緒，心平氣和才能養陰

陰虛者性情暴躁易怒，這多因肝陰虛或肺陰虛所致。怒傷肝，憂傷肺，無論是養肝還是養肺，首先要保持心情舒暢，心平氣和，切忌經常憂傷，這樣才能滋養肝肺二陰。心情愉悅還可以平疏肝氣，促進造血，增強身體免疫力。

陰虛者要妥善安排好工作和生活，盡量避免著急上火、焦慮不安，平時要多接觸大自然，因為大自然中良好的環境可以轉移注意力，舒緩心情，避免急躁傷陰。

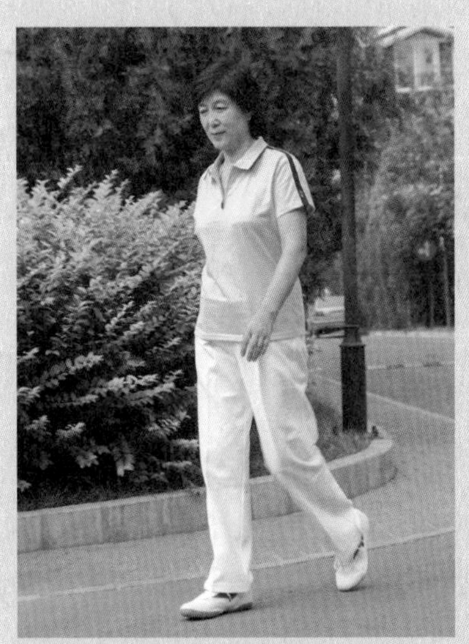

陰虛者每天堅持散步 30 分鐘，可以增強體質。

乾眼症

乾眼症又稱角結膜乾燥症，常見症狀包括眼睛乾澀，容易疲倦，有癢感、異物感、痛灼熱感，眼皮緊繃沉重，分泌物黏稠，怕風，畏光，對外界刺激很敏感，暫時性視力模糊等，偶爾會伴有視力輕度減退。中醫認為，此病多與肝陰、肺陰、腎陰不足有關。

典型醫案分析

女，23 歲，眼睛最近一直感覺乾澀，頻繁眨眼，畏光，白眼珠隱隱泛紅，伴有腰膝酸軟、頭暈耳鳴、夜寐多夢、舌紅少苔等症狀。

這是肝腎陰虛型的乾眼症，可能是長期用眼不當、經常熬夜引起的。眼睛乾澀和肝不好有關，因為目為肝之竅；腎主藏精，五臟六腑之精氣皆上注於目，精足則目視敏銳。腎還主水，腎陰足，水才能潤目珠，所以此種情況多半是由肝腎陰虛導致。平時可喝菊花茶來清肝明目，秋季可用食療滋補肝腎。

乾眼症的穴位療法

緩解眼乾、眼澀快速有效的方法就是閉眼，讓眼睛休息，同時按摩眼周以緩解疲勞。

4 種

穴位療法

緩解眼睛不適。

刮拭眼周，促進血液循環

快速緩解眼睛乾澀和眼疲勞，可以選擇刮拭眼周穴位，疏通眼部經絡，改善眼部氣血供應。

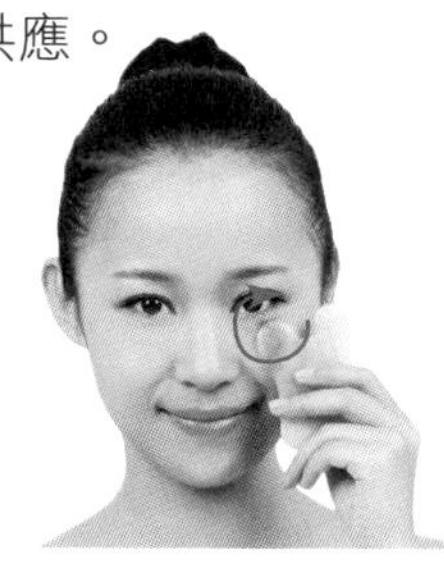

眼疲勞時可以隨時做，最好堅持每天做 1 次。

刮拭睛明穴，緩解眼疲勞

在刮痧板角部塗少量刮痧乳，用垂直按揉法按揉睛明穴 2~3 分鐘，可堅持每天做 1 次。

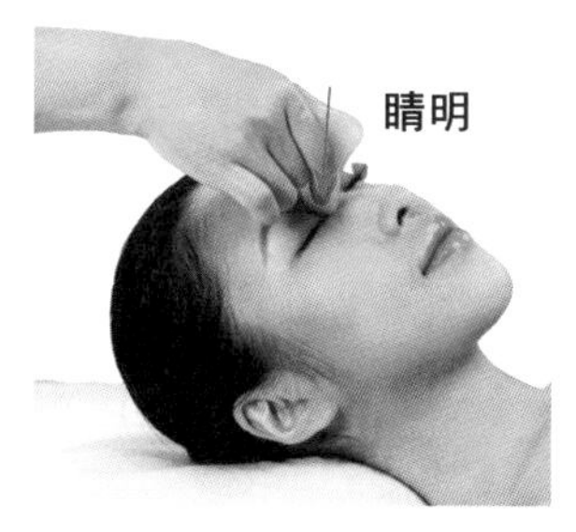

睛明穴在面部，目內眥內上方，眶內側壁凹陷中。

老中醫為你開藥方

滋養肝腎

肝腎陰虛型的乾眼症應以滋養肝腎為主，日常飲食可選擇豬肝、芝麻、桑葚等食材。中成藥可選擇杞菊地黃丸。

杞菊地黃丸

熟地黃 24 克，酒萸肉、山藥各 12 克，澤瀉、牡丹皮、茯苓、枸杞子各 9 克，白菊花 3 克。大蜜丸 1 次 1 丸，每日 2 次。

按摩曲泉穴，緩解眼乾澀

曲泉穴是肝經氣血的會合之處，雙手拇指相疊，用指腹按揉此穴 3~5 分鐘，每日 1 次，可以緩解眼睛乾澀。

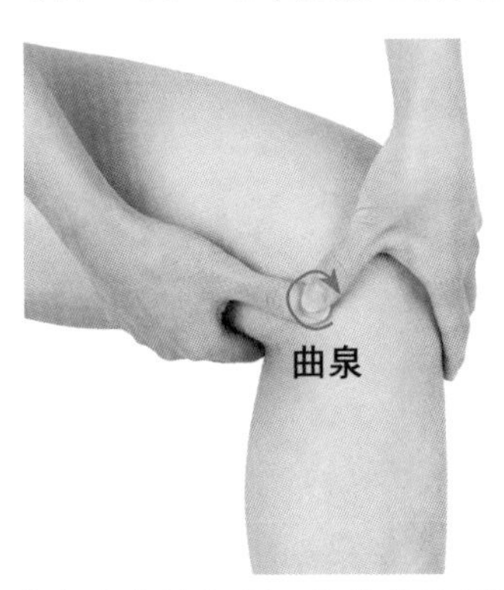

曲泉穴在膝內側，膕橫紋內側端，半腱肌肌腱內緣凹陷中。

按摩行間穴，可以補肝血

眼睛乾澀是肝血不足的一種表現，因此穴位治療要從滋陰柔肝入手，選用具有清瀉肝火功效的行間穴，緩解肝熱上攻所致的眼疾。用食指指腹按揉，每天 3~5 分鐘。

按摩前用熱水泡泡腳效果會更好。

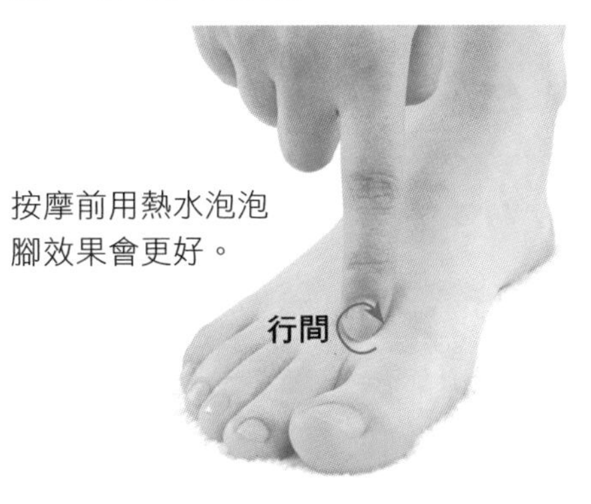

高血壓

如果仔細觀察高血壓患者，你會發現他們多數遇事容易激動，也容易興奮，這是典型的陰虛陽亢的表現，是腎陰和肝陰不足造成的。所以，高血壓治療不能一味地瀉肝陽，而應滋陰潛陽。當血壓升高時，可以同時採取食療和穴位療法來緩解症狀。

典型醫案分析

女，59 歲，經常覺得手心、腳心發熱，心煩、面紅、頭暈、頭痛、目眩、性格急躁、腰膝酸軟，之前去醫院體檢後發現血壓高，之後血壓一直都降不下來。

此症狀是陰虛陽亢型高血壓的表現，陰虛會使體內津液不足，引起血瘀現象，進而使血液黏稠導致高血壓。中醫認為，高血壓的形成和不良的飲食習慣有關，所以想要調理高血壓，就要從改變飲食習慣做起。

高血壓的穴位療法

高血壓的穴位療法一般採取刮痧法，經常刮拭可以有效緩解高血壓帶來的不適症狀。

5 種 刮痧療法

可輔助降血壓。

刮拭曲池穴，清腦又醒神

用刮痧板平刮或點按曲池穴 3~5 分鐘，經治 4 週，可降血壓。

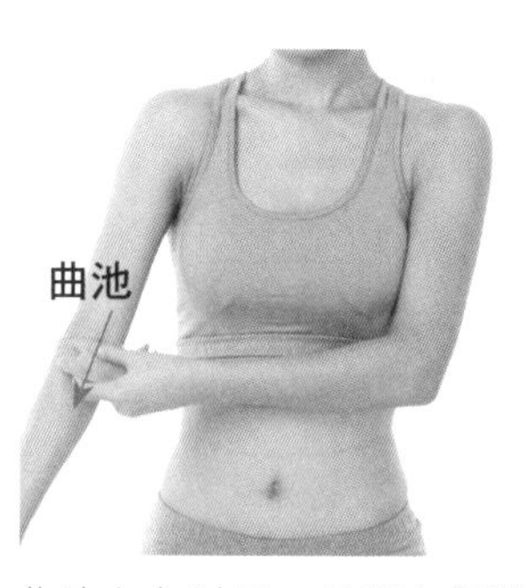

曲池穴在肘區，尺澤穴與肱骨外上髁連線的中點處。

持之以恆的刮拭督脈

從上向下刮拭後頸部督脈位置，重點刮拭風府穴和大椎穴，每次刮拭 3~5 分鐘。

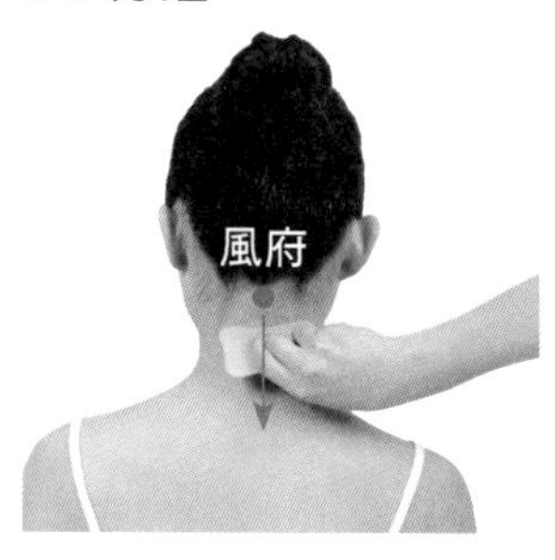

用刮痧板自上而下從風府穴刮至大椎穴。

家用養生

滋陰潛陽

陰虛陽亢型高血壓應以滋陰潛陽為治療原則，可選擇進食芹菜、海帶、香杏麗蘑、長裙竹蓀、檸檬、蘋果等食物降血壓。

蘋果檸檬芹菜汁

蘋果、檸檬各半個，芹菜 1 根。將 3 種食材洗淨去皮切小塊，一起放入攪拌機中，加適量水攪打成汁。

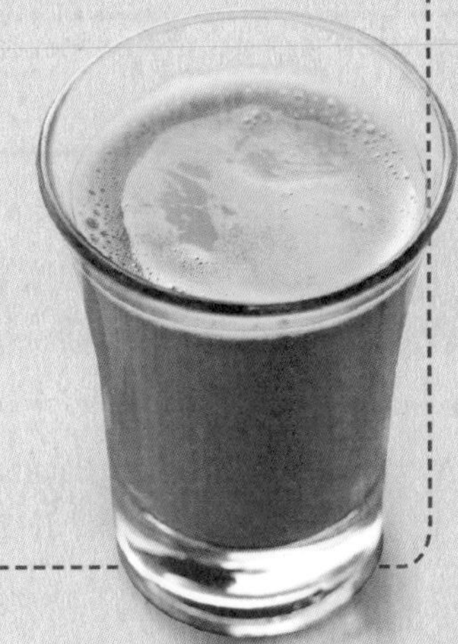

檸檬、蘋果中含有豐富的鉀，有利於降血壓。

刮拭風池穴，能夠洩風熱

用單角刮法刮拭風池穴，能夠疏洩風熱。風池穴在頸後區，枕骨之下，胸鎖乳突肌上端與斜方肌上端之間的凹陷中。

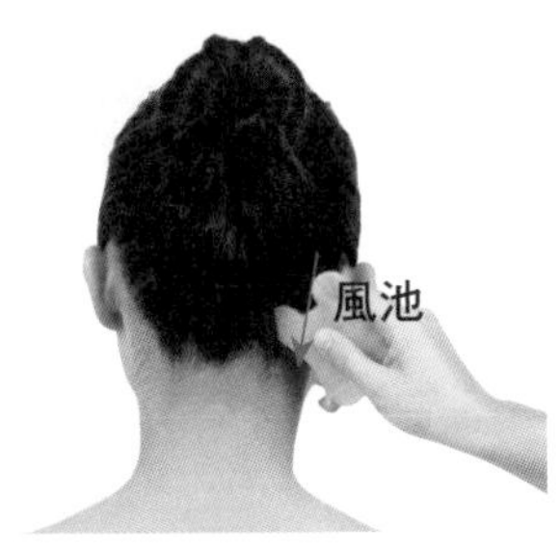

由上向下。

刮拭血壓點，雙向調血壓

用按壓力大、速度慢的手法，刮拭頸部後方的血壓點。血壓點位於第 6、7 頸椎棘突間旁 2 吋處。

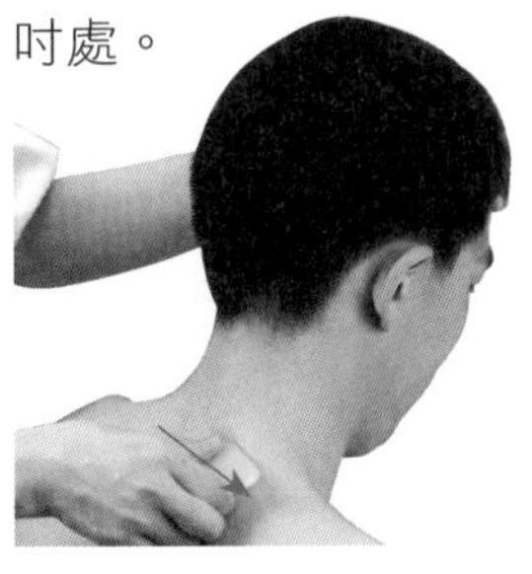

刮試血壓點有調血活血的作用。

刮拭人迎穴，心率會減慢

用面刮法從上向下刮拭喉結兩側的人迎穴，力度一定要輕。人迎穴位於頸部，前頸喉結外側大約 2 橫指處。

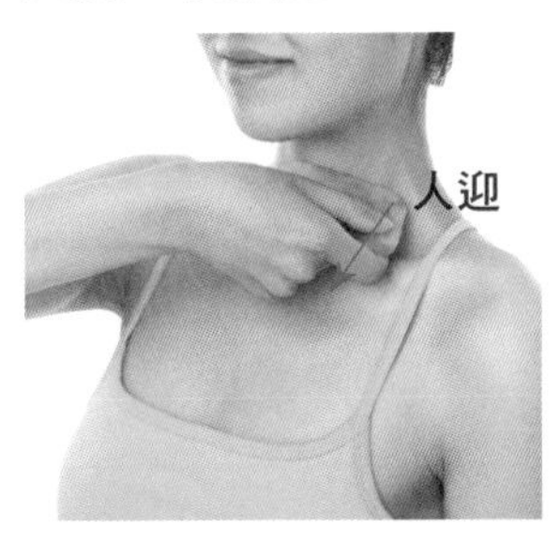

輕輕刮拭。

更年期綜合症

每位女性更年期開始的時間不一樣，有的早，有的晚，更年期早晚與腎陰多少有關係。女性腎陰不足，月經量就少，血屬於陰的範疇，陰液虧損了，經血的來源就越來越少。所以，提前進入更年期的女性大多是陰虛體質的人。

典型醫案分析

女，46 歲，最近總是潮熱出汗，經常感到手心、腳心發熱，臉上冒汗，面頰潮紅或偏紅，眼睛乾澀，口乾咽燥，總想喝水，皮膚乾燥，性情急躁，舌質偏紅。

這是陰虛型更年期綜合症的表現，女性隨著年齡的增長，由於內分泌的變化，很容易出現氣血運行不暢等情況，進而出現陰虛症狀。此時應該多吃一些滋陰養陰的食物進行調理，也要注意養成良好的生活習慣。

更年期綜合症的穴位療法

更年期綜合症的症狀繁多，且很不穩定，如果要想緩解首先要養腎陰，穩定情緒。

5種穴位療法

操作簡單，居家方便，適合患者每日進行。

按揉人中穴、承漿穴

人中穴、承漿穴分屬於任督二脈，這兩條經脈與生殖器官相連。用拇指指腹按揉口唇人中穴、承漿穴，每穴按揉 20 次左右，可暢通任督二脈，緩解更年期症狀。

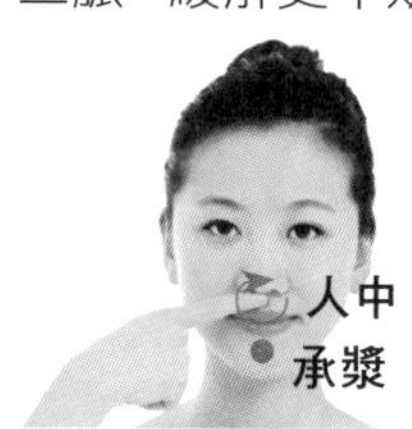

力度適中。

刮拭背部督脈與膀胱經

用面刮法從上向下刮拭背部督脈命門穴，膀胱經雙側的肝俞穴至腎俞穴。

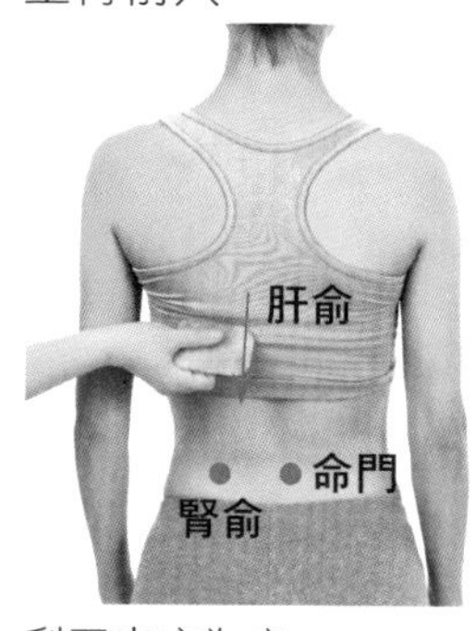

刮至出痧為度。

家用養生

滋陰降火

陰虛型更年期綜合症應以滋陰降火為治療原則，可吃鴨肉、百合、小米等。代表食療方有海藻枸杞子小米粥。

海藻枸杞子小米粥

乾海藻 10 克，小米 100 克，枸杞子適量。

乾海藻去雜洗淨浸泡。將三者放入鍋中煮成粥即可。

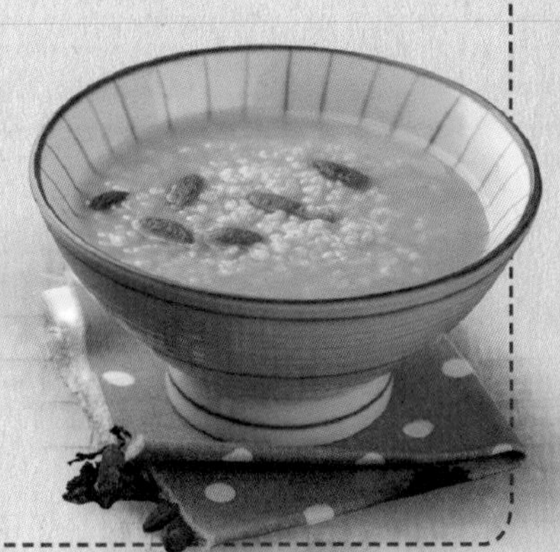

海藻是涼性食物，有助於陰虛者散熱，搭配小米，又不會過於寒涼傷體。

刮拭胸腹部任脈與腎經

用面刮法從上向下刮拭任脈神闕穴至關元穴，然後刮拭腎經中注穴至大赫穴。

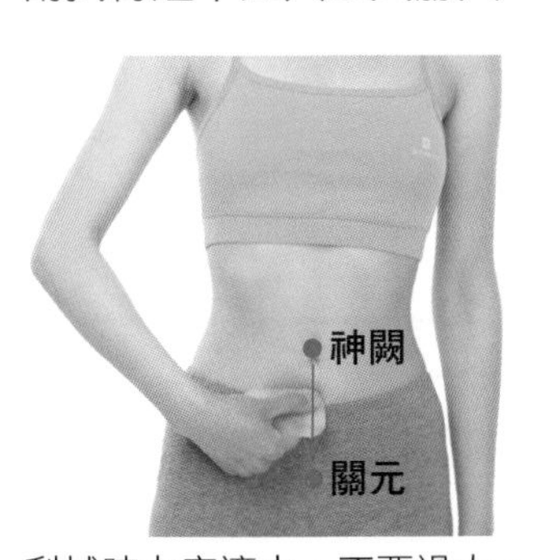

刮拭時力度適中，不要過大。

刮拭下肢穴位

刮拭下肢足三里穴、陰陵泉穴、三陰交穴、公孫穴、太溪穴等可以調理肝脾，促進氣血生化和運行。

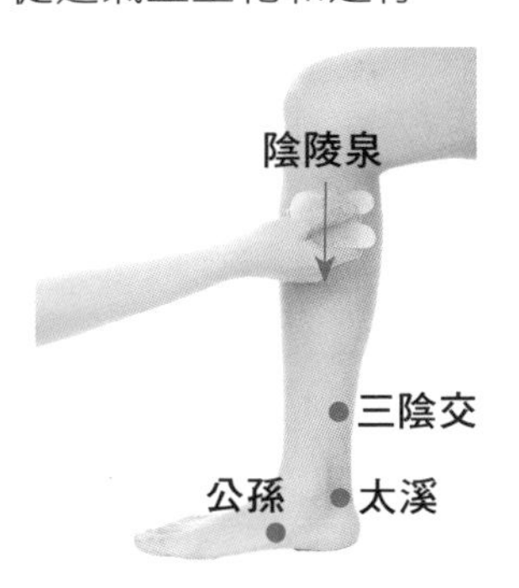

刮痧後 1~2 小時內不宜洗澡。

按摩足底生殖器反射區

用拇指指腹按揉足底的生殖器反射區 3~5 分鐘，直至有微熱感為宜，可調節內分泌功能。

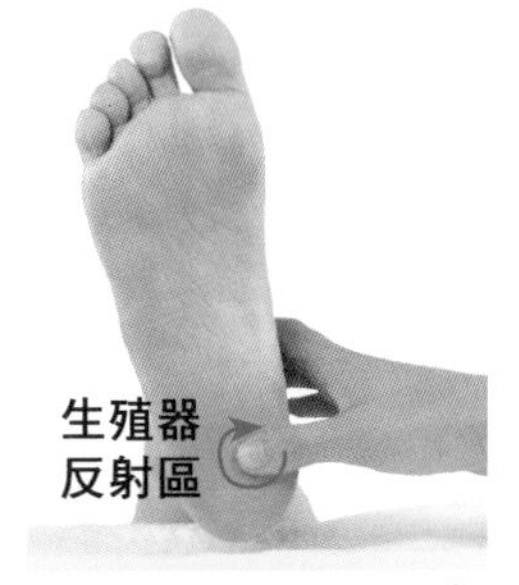

生殖器反射區在腳後跟中央處。

注：圖片僅為示意，刮痧時不隔衣。

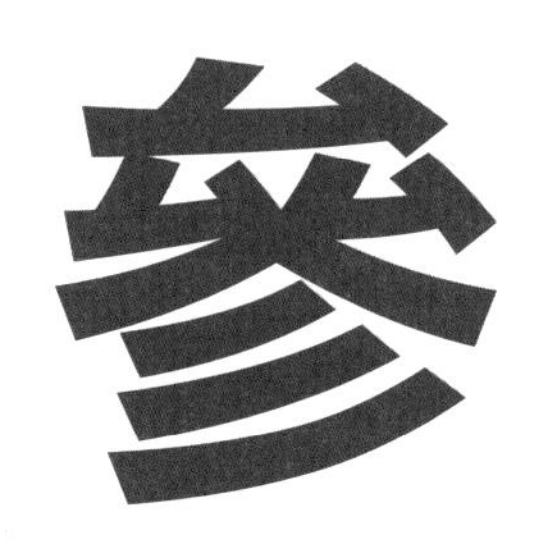

氣虛的人，疲倦乏力沒精神

很多人整天懶洋洋的，無精打采，做什麼都提不起精神，特別容易疲勞，這是由於體內「氣不足」導致的氣虛體質。

當人體臟腑功能失調、氣血化生不足時，易出現氣虛。調理時應以補氣養氣為治療原則，針對臟腑辨證，分別選用補臟腑之氣的方藥。根據氣血同源理論，適當加用補血藥。

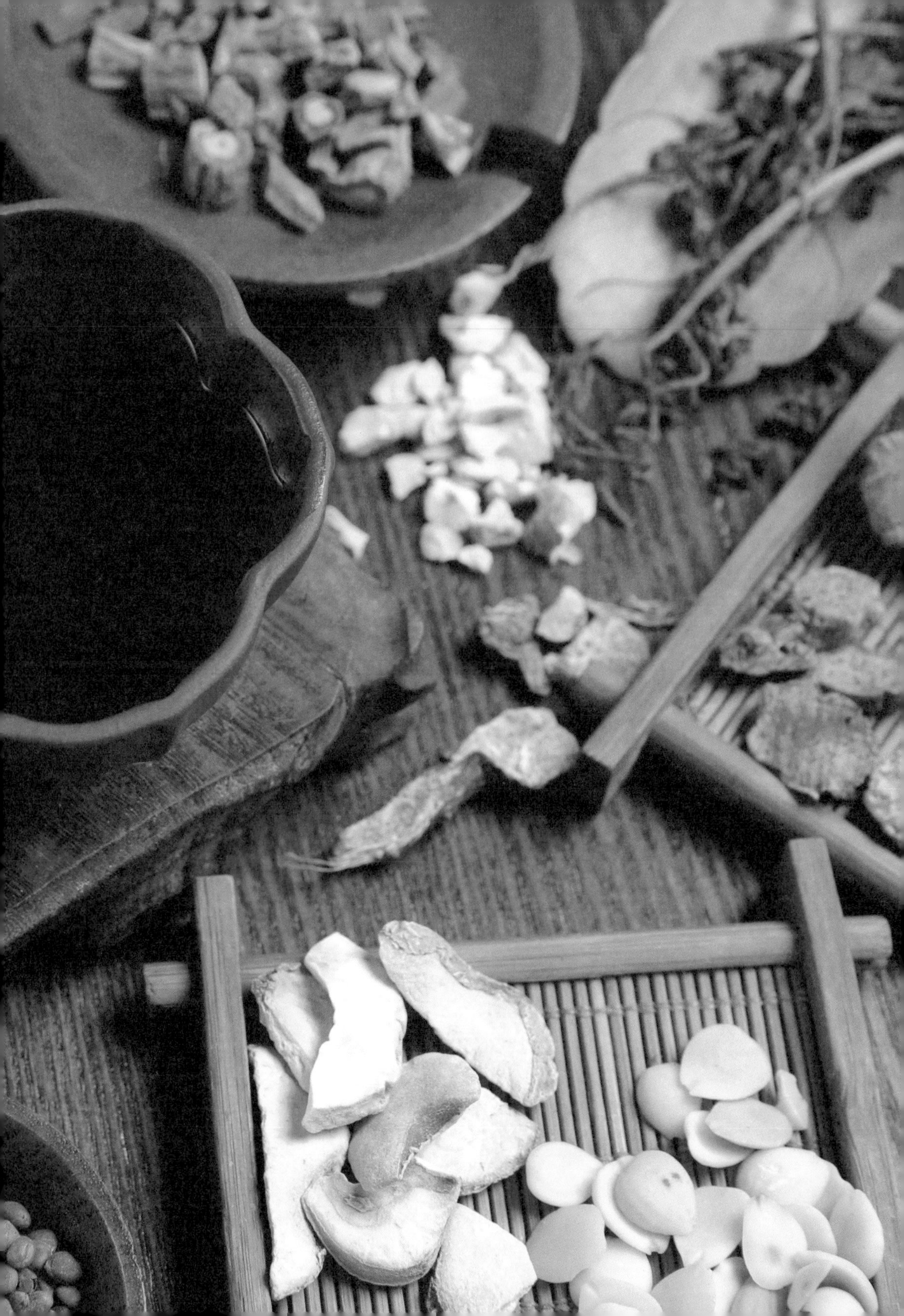

我是氣虛嗎

氣虛體質屬於一身之氣不足，以氣息低弱、臟腑功能低下為主要症狀。中醫所講的「氣」，是指與人的健康息息相關，人體離不開的一種基本物質，對人體起著推動、固攝、溫暖、防禦和氣化的作用。

典型醫案分析

女，40 歲，總是感覺渾身無力，喜歡躺在床上，不想說話，飯也不想吃，還有腹脹、消化不良的症狀。平時也不喜歡運動，運動一會兒就氣喘吁吁，感覺很累，渾身乏力，不得不回家休息，而且特別容易感冒。

這是典型的脾氣不足。脾臟運化功能受外界影響，功能減弱，脾失健運，精微不布，水濕內停，導致進食減少；脾主四肢肌肉，脾氣不足，肢體失養，故肢體倦怠；脾虛後防禦功能下降，所以容易感冒。

快速判斷我是哪種氣虛

氣藏於五臟，通常情況下，氣虛必然與某臟器的功能失調有所關係。每種臟器氣虛所致的病症有不同的表現。

5種
氣虛類型

雖然症狀表現多樣，但治療總原則還是以補氣益氣為主。

心氣虛

身體虛弱、面色蒼白、呼吸短促、四肢乏力、頭暈、動則汗出、語聲低微，心悸、氣短、多汗，勞則加重，舌淡，脈虛無力。

肝氣虛

眼睛乾澀、面色萎黃、皮膚乾燥、呼吸短促、四肢乏力、神疲懶言、語聲低微、大便溏稀、四肢發冷而麻。因肝陽氣不足，肝血不足導致。

老中醫為你開藥方

健脾益氣，佐以補肺氣

脾氣虛者應以健脾益氣，佐以補肺氣為治療原則。可選用一些補氣、補虛的藥物，代表方劑有參苓白朮散。

參苓白朮散

人蔘、茯苓、白朮、山藥、甘草、白扁豆、蓮子、薏仁、砂仁、桔梗各 500 克，研成細末，每次服 6 克，用棗湯調服。

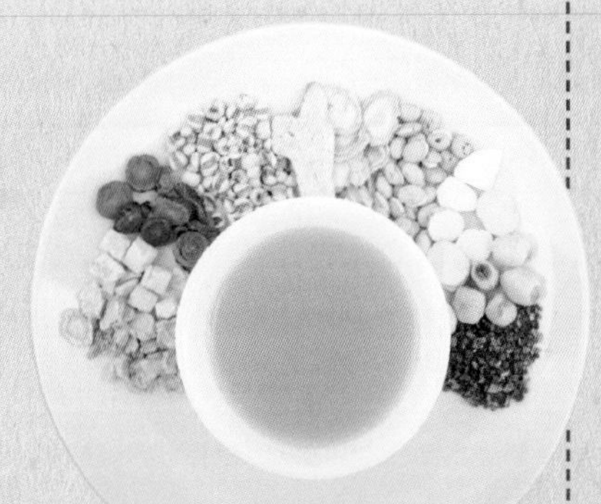

大便乾結者不宜服用。

肺氣虛

呼吸短淺、自汗，聲音低沉，慵懶少言，易感冒、咳嗽、痰多，水腫，小便不利等。多由寒溫不適、久咳傷氣、悲傷不已、勞逸不當所致。

腎氣虛

面色蒼白、頭暈目眩、耳聾耳鳴、腰膝酸軟、神疲乏力、尿頻尿多、白帶清稀、舌質淡、脈弱。多因久病傷腎或素體陽虛；房事過度，耗精傷氣；年老腎氣虧虛等導致腎氣虧虛，攝納無權所致。

脾氣虛

精神疲憊、面色萎黃、四肢倦怠、腸胃不適、消化不良、食慾減退、形體消瘦、大便溏薄、尿頻、舌淡苔薄、脈弱。多因飲食失調，勞累過度，以及憂思、久病損傷脾氣所致。

哪些壞習慣容易造成氣虛

氣包括先天之氣和後天之氣，引起氣虛的原因有很多，例如久病、年老體弱、先天體質較差等。生活中的某些不良習慣也會傷到氣，例如熬夜、縱慾、久臥等，因此我們要改掉不良習慣，正常作息，適度運動。

熬夜傷神，損傷心脾

熬夜會讓人過度疲勞，疲勞就會損耗元氣。原本該在晚上睡眠的時候補充人體白天消耗掉的元氣，卻又強行調動身體的元氣去透支熬夜的行為，久而久之就會氣虛。若是短期內的氣虛，可以喝花旗參茶、黃耆枸杞子茶等補充元氣。但若長期下來，不改掉熬夜這個壞習慣，氣虛會越來越嚴重，單靠補是無法趕上消耗的，人的抵抗力就會變弱，容易患上各種疾病。

長期七情不暢，容易肝氣鬱結

人應該盡量保持平和的心態，因為與之相反的喜、怒、憂、思、悲、恐、驚七情太過，都會傷害人的健康，所以有「七情內傷」的說法。就怒來說，主要傷肝，肝位於人體上腹部，人大怒時，肝氣就會上逆，血也隨之上溢，容易傷肝。在中醫上，肝的主要功能之一就是疏泄。只有肝氣疏通、暢達，才能保證肝臟正常調節精神情志，促進消化吸收，維持氣、血、津液正常運行。

反之，如果肝功能不正常，氣就運行不暢，人的情志受阻，就會導致胸悶、抑鬱；若疏泄過度，則又亢奮過度，容易暴躁、頭脹頭痛、失眠多夢。肝受傷而疏泄不及的人，在性格上主要表現為內向、情緒不穩定、易於發怒而不自制，平時比較膽小、不愛冒險，這也是氣虛者的典型性格特徵。

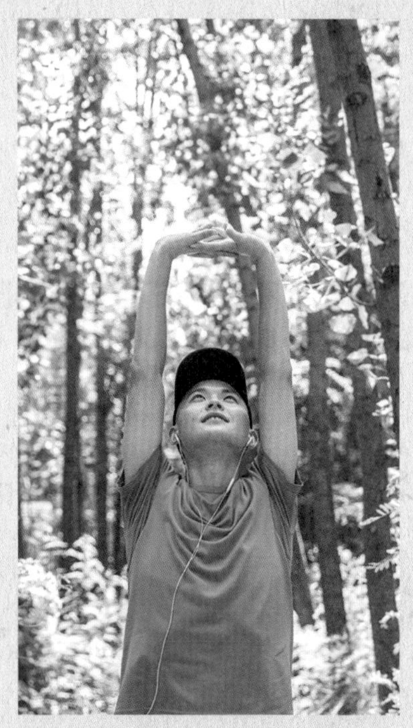

保持好心態，經常伸懶腰可使肝氣暢達。

久臥不動，最易傷氣

中醫認為，久臥傷氣。長時間躺在床上不動，氣的運行就會變得緩慢，營養元素到達身體各部位的速度也就相應減慢，身體會出現氣機阻滯、氣機失調的病理活動，造成的後果就是傷害脾胃，消化不良。而脾胃在身體的中間，是氣機的中轉站，又決定著氣的升降運動，所以氣的運輸功能就大大地降低了，生成的新氣不能及時地補充到身體裡，自然就容易氣虛了。因此，氣虛的人如果長時間臥床，不但不利於身體好轉，反而有可能加重症狀。

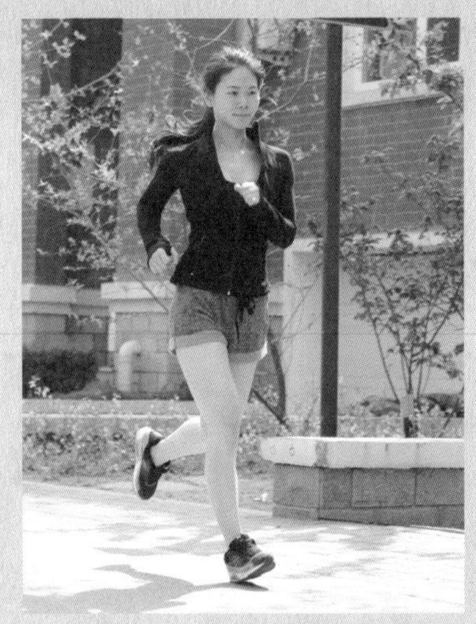

經常慢跑、快走有助於改善氣虛體質。

縱慾過度，容易透支身體

很多男性有手淫的壞習慣，同時伴有腰膝酸軟、精神不集中、記憶力下降、尿頻等現象，這就是典型的腎氣虛。

民間有一種說法：一滴精，十滴血。說明精液是男人的精華，損失精液，容易傷元氣。過度縱慾對身體是有害的，所以為了自己的身體健康，要控制自己的慾望，平時多鍛煉身體，早睡早起，把更多的精力放在學習、工作和生活上。

氣虛食療方，健脾益氣

氣虛體質的人，要多吃一些性質偏溫的補益類食物，可以補益脾氣、肺氣、心氣等，有益於消除或改善氣虛的症狀。適宜吃的食物有雞肉、牛肉、鱔魚、鱖魚、黃豆、白扁豆、香菇、山藥、紅薯、大棗、龍眼肉、板栗、櫻桃、葡萄等。

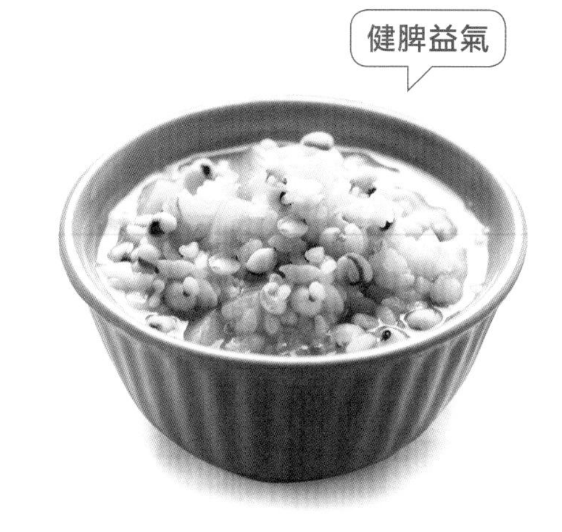

山藥是滋陰佳品，還可以益氣力。

黃耆山藥粥

食材

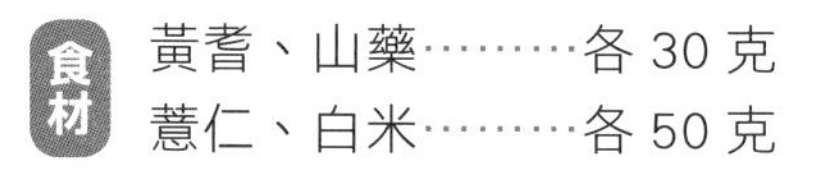

黃耆、山藥⋯⋯⋯各 30 克
薏仁、白米⋯⋯⋯各 50 克

做法

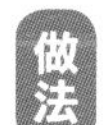

1 山藥去皮，洗淨，切小丁；薏仁、白米洗淨，薏仁浸泡 2 小時。
2 鍋中放入黃耆和適量水，煮沸後改小火熬煮 30 分鐘，去渣取汁。
3 在黃耆汁中放入薏仁、白米、山藥，煮至粥爛熟時即可。

功效

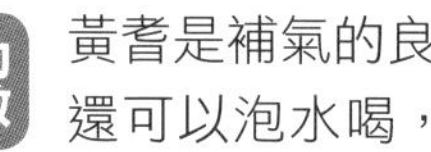

黃耆是補氣的良方，不僅可以用於煮粥，還可以泡水喝，都有很好的補氣效果，可緩解氣虛導致的疲倦乏力等症狀。

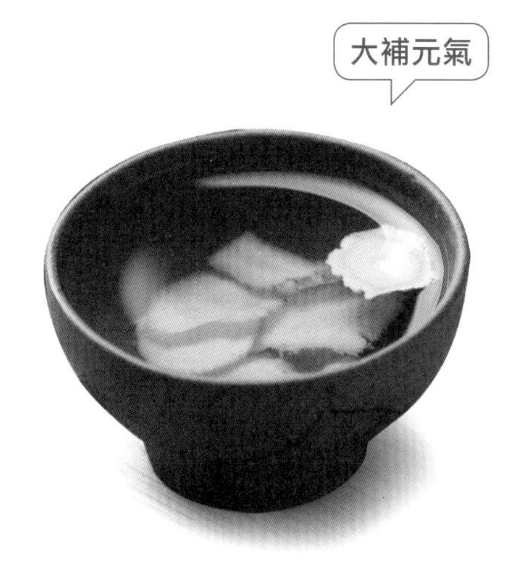

人參有補元氣、固脫生津、安神的作用，適用於虛證，而有實證、熱證者忌服。

人蔘當歸茶

食材

人蔘片⋯⋯⋯⋯⋯3 克
當歸⋯⋯⋯⋯⋯⋯3 克
冰糖適量

做法

1 人蔘片、當歸分別洗淨。
2 將兩者放入杯中，用沸水沖泡，放入冰糖，蓋上蓋子悶泡片刻即可飲用。

功效

此茶具有補氣活血的功效，尤其適合氣虛血虧者飲用。

八寶粥

健脾補虛

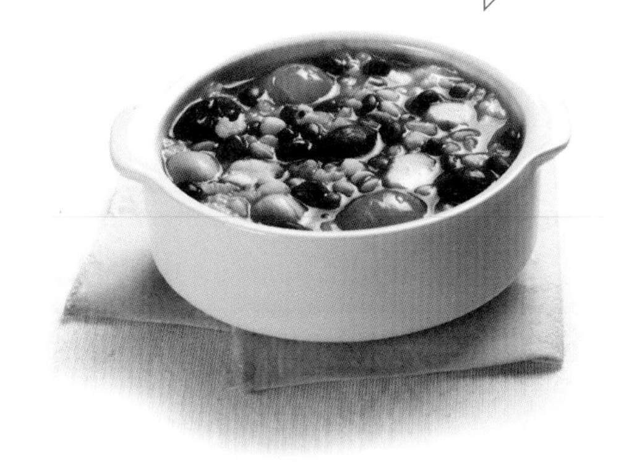

此粥軟糯好消化，還有健脾、補氣、益腎的作用。

食材

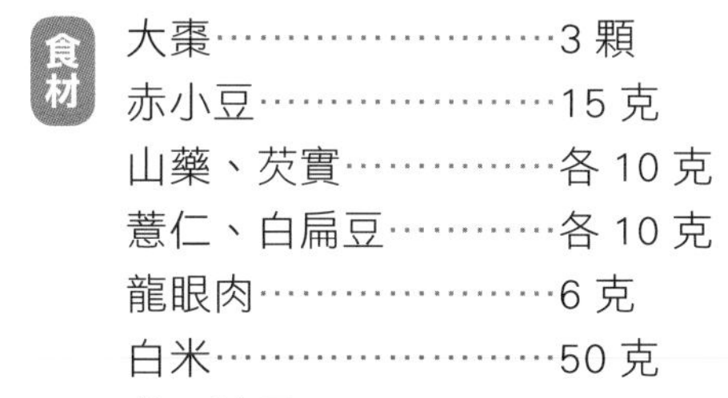

大棗……………………3 顆
赤小豆…………………15 克
山藥、芡實……………各 10 克
薏仁、白扁豆…………各 10 克
龍眼肉…………………6 克
白米……………………50 克
蓮子適量

做法

1. 山藥去皮，洗淨，切片；大棗、芡實、薏仁、白扁豆、赤小豆、白米、蓮子、龍眼肉分別洗淨。
2. 將全部食材放入鍋中，加適量水，大火燒開後用小火熬煮至食材熟爛即可。

功效

此粥中大棗、山藥、白扁豆、龍眼肉都具有健脾補氣的功效，同時薏仁、芡實還有祛濕的功效。

蓮子豬肚湯

建脾胃

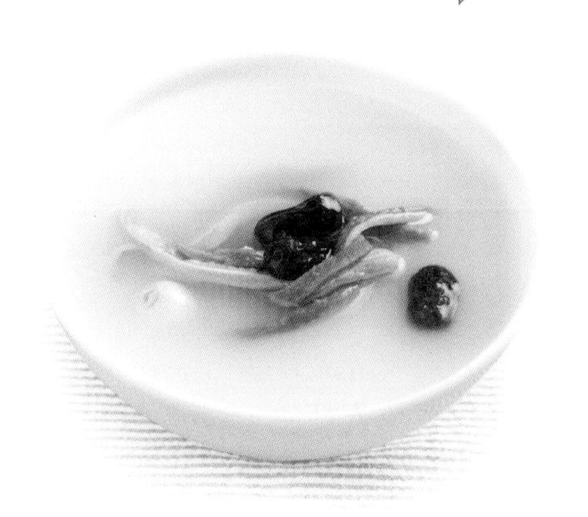

豬肚可以補脾胃，益氣。

食材

豬肚……………………1 副
大棗……………………6 顆
蓮子……………………50 克
鹽適量

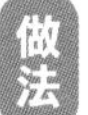

做法

1. 用鹽揉搓豬肚，除去黏液，沖洗乾淨，切條，用開水汆 3 分鐘，去血水，撈出洗淨。
2. 蓮子用溫水浸泡 1 小時；大棗洗淨，去核。
3. 豬肚、蓮子和大棗放入砂鍋中，加入適量清水，大火煮沸轉小火煲 2 小時，加鹽調味即可。

功效

此湯可健脾胃、補虛損。虛勞羸瘦、面色蒼白、四肢無力的人可經常食用。

穴位療法，固本培元

氣虛體質者的居家調養應以按摩、艾灸之溫補療法為主，能益氣健脾、增強抵抗力。一般不推薦拔罐，因為拔罐的作用是洩，拔罐之後，毛孔會張開，人體內的氣會隨之外洩。氣虛的人體內的氣原本就虛弱，再用拔罐會加重症狀，可謂是雪上加霜。

艾灸足三里穴，勝吃老母雞

足三里穴是足陽明胃經的經氣會合之穴，有推動脾胃、生化全身氣血的作用。而艾灸具有溫通氣血、扶正祛邪的功效，因此，用艾灸的方法來刺激足三里穴，能夠生化、充盈人體內的氣血。足三里穴位於膝下 3 吋，脛骨前脊外側 1 橫指處。

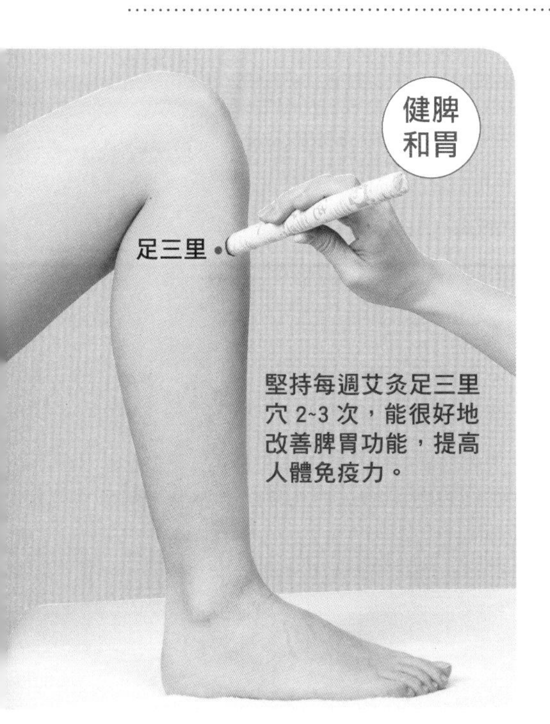

艾灸足三里穴

按摩時間……………10~15 分鐘

按摩方法……………溫和灸

操作手法

用艾條溫和灸足三里穴 10~15 分鐘，以皮膚產生溫熱感為宜。刺激此穴位可以健脾和胃、扶正培元。

建議：艾灸前可先按摩 1~3 分鐘，以促進艾灸效果。

按摩太淵穴，補益肺氣

太淵穴是手太陰肺經的原穴，也被稱為脈會，適當地刺激太淵穴，能達到補益肺氣的目的。取太淵穴時掌心向內，在腕橫紋外側摸到橈動脈，其外側即是。

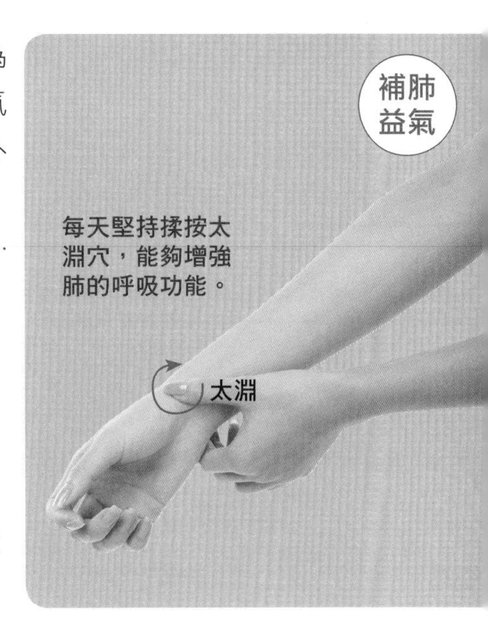

按摩太淵穴

按摩時間⋯⋯⋯⋯⋯3~5 分鐘

按摩方法⋯⋯⋯⋯⋯按揉法

操作手法

用拇指指腹按揉太淵穴 3~5 分鐘，以產生酸、麻、脹感覺為佳。按摩此穴位可止咳化痰、宣肺平喘，主治咳嗽、氣喘、腕臂痛等。

按摩氣海穴，補充氣血

氣海，氣之海洋，顧名思義是生氣之源。按摩氣海穴可強化肝臟及消化道功能。氣海穴在下腹部，正中線上，肚臍中央向下 2 橫指處。

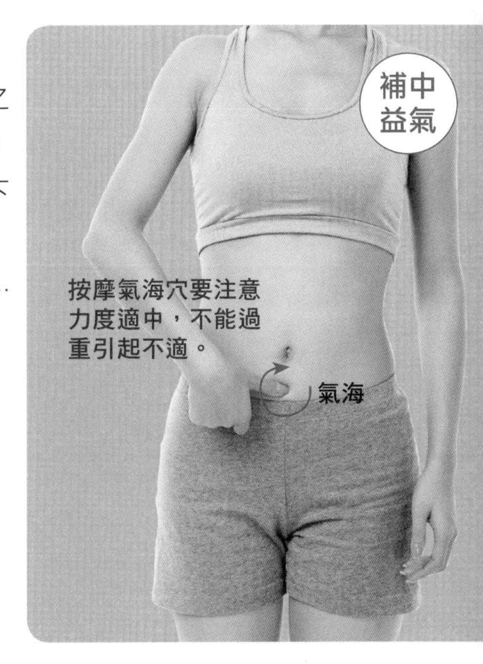

按摩氣海穴

按摩時間⋯⋯⋯⋯⋯3~5 分鐘

按摩方法⋯⋯⋯⋯⋯按揉法

操作手法

用拇指指腹按揉氣海穴 3~5 分鐘，以產生酸、麻、脹感覺為佳。按摩此穴位可以補中益氣、扶正固本、澀精止遺，主治月經不調、遺精等。

經典藥方，溫補元氣

氣虛體質者治療當以補氣益氣為原則，還應針對臟腑辨證，分別選用補各臟腑之氣的方藥。日常可以將一些中藥材製成茶飲或加入食物中製成藥膳，起到循序漸進的調理作用。

心氣虛，就喝七福飲

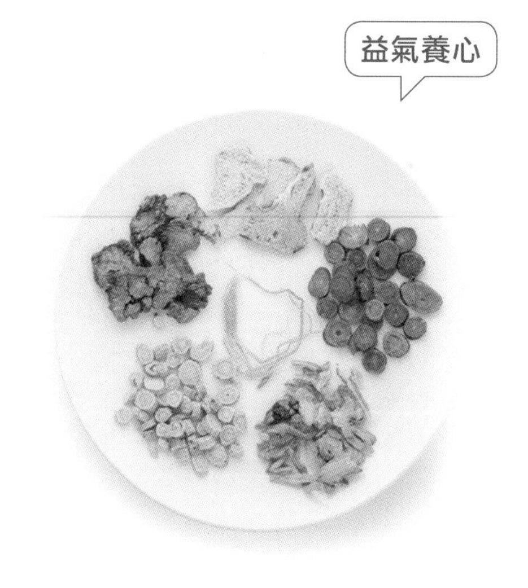

常用本方治療神經衰弱、老年癡呆症、腦萎縮等氣血不足者。

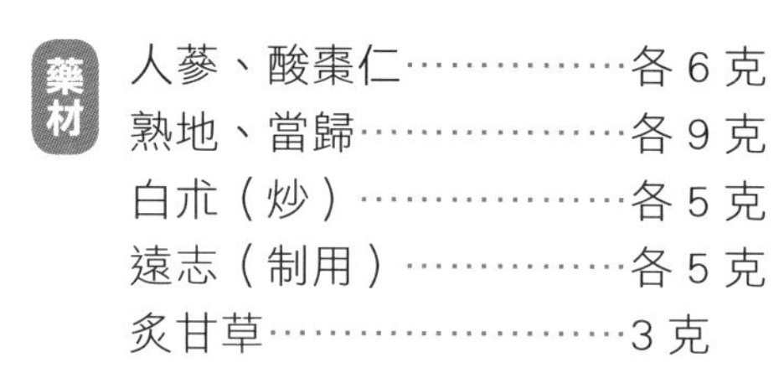

藥材

人蔘、酸棗仁……………各 6 克
熟地、當歸………………各 9 克
白朮（炒）………………各 5 克
遠志（制用）……………各 5 克
炙甘草……………………3 克

做法 水煎服。

功效 主治氣血虛虧、心神不安、氣血俱虛、心脾為甚者。

四君子湯，健脾又補氣

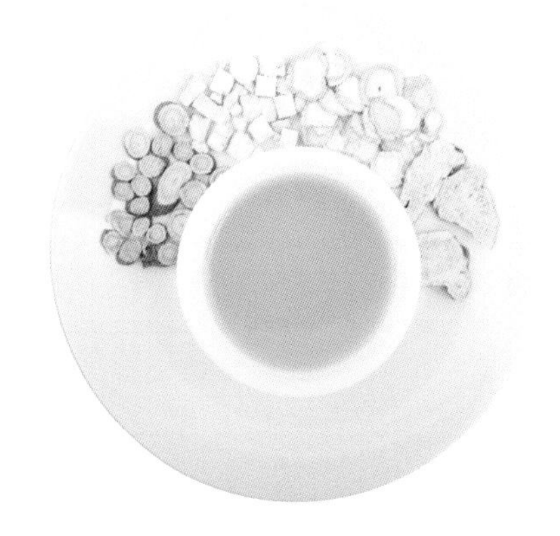

益氣健脾

四君子湯為治療氣虛的基本方劑，可根據伴隨症狀加減，例如兼痰濕者可加陳皮、半夏。

藥材

人蔘……………………9 克
白朮……………………9 克
茯苓……………………9 克
炙甘草…………………6 克

做法 水煎服。

功效 主治脾胃氣虛證，表現為面色萎黃、語聲低微、氣短乏力、食少便溏、舌淡苔白、脈虛數。

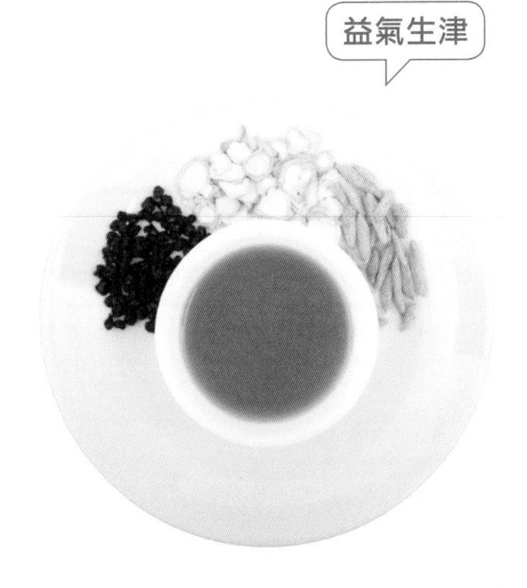

此藥方有益氣生津、斂陰止汗的功效，臨床常被用來治療肺結核、慢性支氣管炎等。

肺氣虛，就喝生脈散

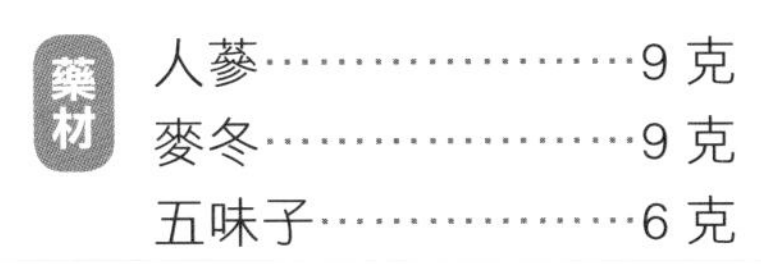

藥材

人蔘……………………9 克
麥冬……………………9 克
五味子…………………6 克

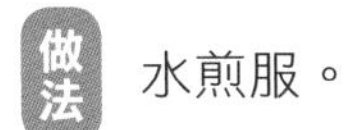

做法

水煎服。

功效

用於治療溫熱、暑熱、耗氣傷陰證，及久咳傷肺、短氣自汗、氣陰兩虛證。

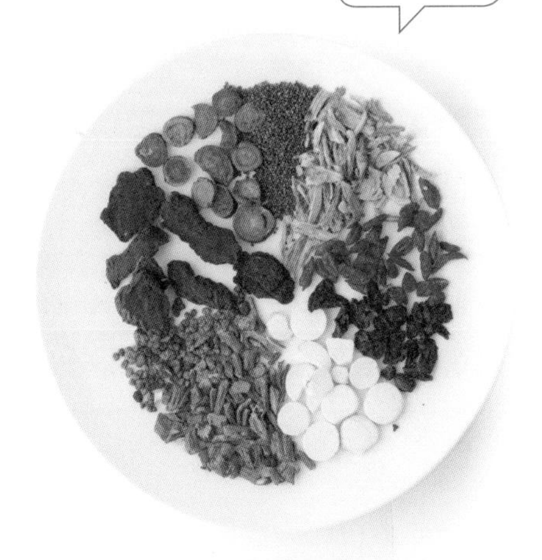

陰虛陽亢、血分有熱、胃火熾盛、肺有痰熱者慎服。

腎氣虛，大補元煎補腎氣

藥材

人蔘……………………3~6 克
炙甘草…………………3~6 克
山藥（炒）……………6 克
杜仲……………………6 克
熟地……………………6~9 克
當歸……………………6~9 克
枸杞子…………………6~9 克
山茱萸…………………3 克

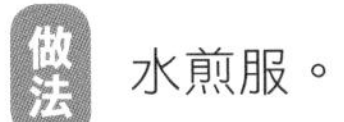

做法

水煎服。

功效

主治氣血大虧、精神失守之證。主要表現為腰酸耳鳴、汗出肢冷、心悸氣短、脈微細。

注意生活起居，中氣十足體質強

生活起居養生，也是氣虛者恢復健康不可或缺的一部分。多呼吸新鮮空氣、多運動、少思慮、順時養生……，都是良好有效的保健養生方式。

多做戶外運動，新鮮空氣補肺氣

肺主呼吸，尤其需要呼吸新鮮空氣。早晨太陽升起後，氣虛者可以到戶外做深呼吸、瑜伽、健步走、慢跑等有氧運動，並養成快吸慢吐的生活習慣，加大肺活量，以補肺氣。

對氣虛的人來說，運動要堅持低強度、多次數、循序漸進的原則。不宜做大負荷、易出汗的運動，一定要適度，以微微出汗為宜，切忌大汗淋漓、出汗過多，更要注意不能使用猛力，以免損耗元氣。另外，溫和運動成效慢，所以需要持之以恆地練習，才能取得良好的效果。

養氣呼吸吐納法，培養正氣

養氣呼吸吐納法可以透過靜坐和呼吸，修復生命能量，恢復生命活動，貫通氣血，培養正氣，可平衡陰陽、協調臟腑、疏通經絡、活躍氣機。

靜坐呼吸：採取打坐方式，根據自己身體適應程度，採取單盤腿、雙盤腿或不盤腿，自然放鬆即可。然後閉上眼睛、嘴巴，牙齒輕叩，只用鼻子呼吸，讓氣體在整個腹腔中呼、吸，以培養正氣。

腹式呼吸：站、坐或仰臥均可，用鼻子慢慢吸氣，胸部保持不動，腹部最大限度向外擴張，吸氣過程 5~6 秒，屏息 1 秒，然後用口將氣徐徐呼出，胸部保持不動，腹部最大限度回縮，呼氣過程 5~6 秒。每口氣堅持 10~15 秒，反覆練習 10~15 分鐘，以微熱、微汗為宜。

注意調攝心情，少思少慮，穩定情緒

氣虛體質容易心情抑鬱，這是由於肝氣鬱結於內，因此要時常調整心情。首先，不能太勞累、太煩惱，如果有心事，要找家人、朋友聊一聊，進行心情疏導，排解鬱悶；其次，可以經常聽一些舒緩的音樂，保持愉悅的心情；最後，還可以經常出去走走，投身於大自然的懷抱，這樣不僅有利於活躍心肺，還能使心情舒暢，精神振奮。

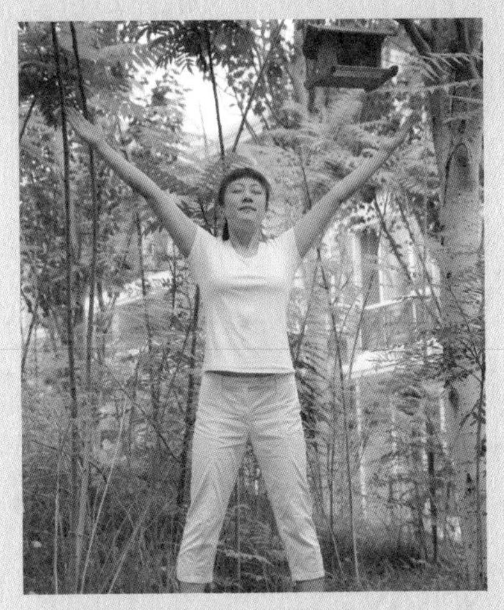

多聽聽大自然的聲音。

春秋預防感冒，夏冬注意飲食

春季：氣候乍暖還寒，晝夜溫差大，氣虛者體質虛弱，比較難適應，要注意防寒保暖。春季又是昇發的季節，因此在飲食方面，不宜吃大熱大補的食物。可在春分時溫和灸曲池穴以明目。

夏季：天氣炎熱時，一般都是「無病三分虛」，夏季也是氣虛者較難受的一個季節。此時不宜吃大辛大熱的藥物和食物，還要少吃冰、不乾淨的食物，預防拉肚子，可喝些酸梅湯、西洋參茶以清熱補氣，吃點綠豆、扁豆、冬瓜等利水祛濕的食物。可灸中脘穴以疏肝養胃。

秋季：秋季早晚溫差變化大，氣虛者更容易感冒，因此要注意適時增添衣物，預防感冒。秋季脾胃稍好，可以適當吃點清淡營養的食物進補。秋分時可用艾條溫和灸足三里穴以補中益氣。

冬季：天氣寒冷，要注意防風禦寒，避免受涼咳嗽。冬至後就能慢慢進補，可吃些羊肉、老母雞等補氣的食物。可艾灸關元穴以培元固本。

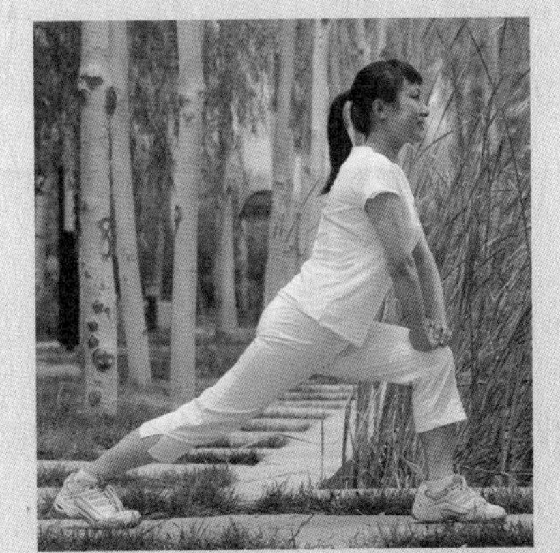

天氣暖和後增加戶外運動，既能鍛煉身體，又能呼吸新鮮空氣。

氣短自汗

自汗，就是白天無緣無故地流汗，多為心氣虛不能固攝汗液所致。氣虛的人，本來氣的推動、營養、防禦作用就很弱，津液還不停地往外跑，身體就會越來越弱。有的人還伴有氣短的症狀，一走路就氣喘吁吁的。

典型醫案分析

男，33 歲，最近一段時間容易疲乏、氣短、自汗，身體瘦弱，說話聲音低弱，不喜歡主動說話，面色蒼白，看著很沒有精神。

這是很典型的氣虛體質，氣虛的症狀之一就是氣短自汗，出現這種情況要及時看醫生，根據醫囑進行調理。也可以多吃一些補氣的食物，或者做一些增強體質的運動，並維持規律的生活作息。

氣短自汗的穴位療法

氣短自汗不適宜用拔罐療法，因為拔罐後毛孔大張，正氣容易外洩。適合用按摩、艾灸等溫補療法，能益氣健脾。

3種穴位療法

使用時要結合自身其他症狀對症治療。

艾灸神闕穴、關元穴可養心止汗

氣短自汗還經常伴有感冒、臉色發白、容易疲勞等症狀的人，可以選擇艾灸神闕穴、關元穴等腹部穴位，每次灸 10~15 分鐘。

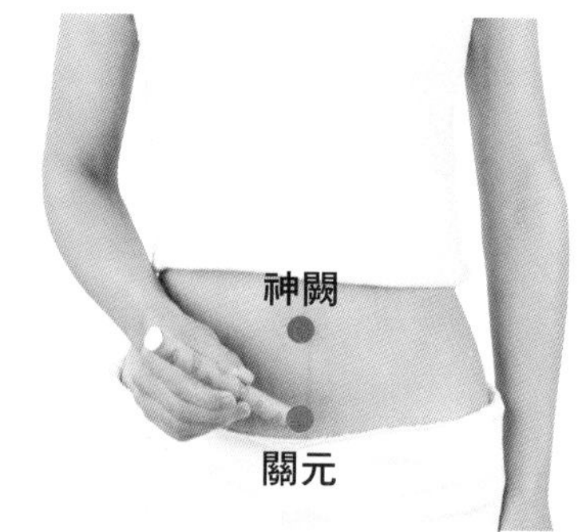

以穴位皮膚感到溫熱舒適為宜。

注：圖片僅為示意，艾灸時不隔衣。

家用養生

補氣斂汗

氣短自汗應以補氣斂汗為治療原則，可選擇酸棗仁來寧心安神、補中養肝、斂汗，代表食療方有酸棗仁粥。

酸棗仁粥

酸棗仁 10 克，生地黃 15 克，白米 100 克。將酸棗仁搗碎，生地黃切塊，一起煎煮取汁，加白米煮成粥即可。

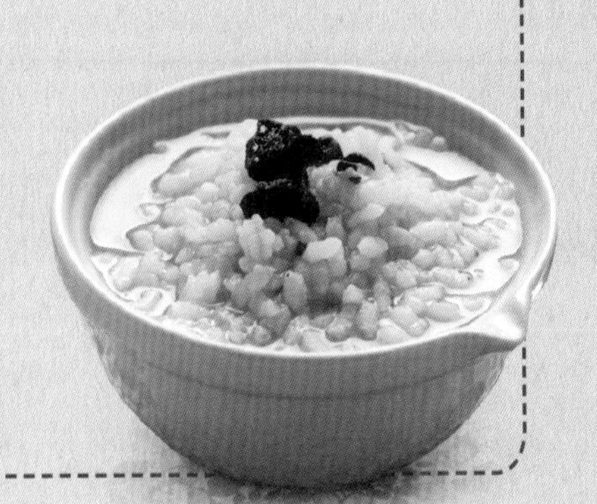

此粥具有鎮靜安神的作用，有助於改善氣虛所致的自汗、失眠症狀。

按摩神門穴可補氣

神門穴是手少陰心經的原穴，是心經輸注、經過和留止的部位，是補益心氣的要穴。每天用拇指指腹按壓神門穴 3~5 分鐘，能緩解心氣虛所引起的自汗。

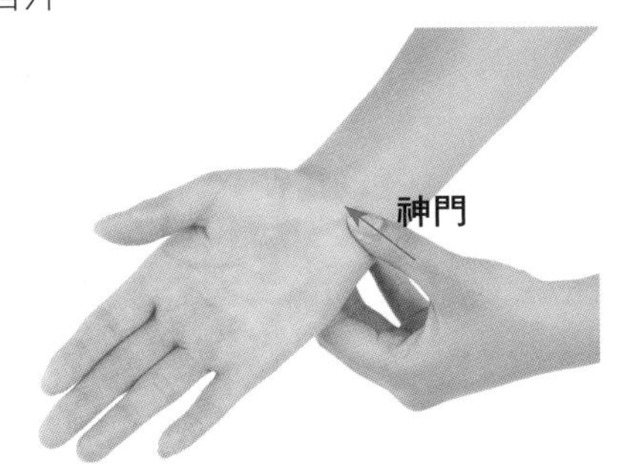

神門穴位於腕部，腕掌側橫紋尺側端，尺側腕屈肌腱的橈側緣處。

艾灸大椎穴可祛寒

如果氣短還伴有發冷、頭微痛的症狀，就可以用艾條溫和灸大椎穴 10~15 分鐘，至皮膚轉溫，不適症狀可得到緩解。

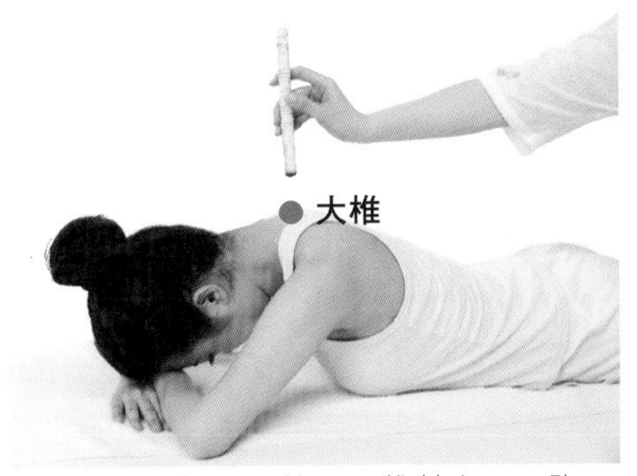

大椎穴在脊柱區，第 7 頸椎棘突下凹陷中，後正中線上。

反覆感冒

生活中，氣虛的人還有一個典型表現就是反覆感冒，氣溫稍有變化，就容易感冒。而大多數人一旦感冒發熱就吃藥、打點滴，好了就停藥，過一段時間又感冒了，再吃藥、打點滴。這種方法治標不治本，要想徹底擺脱反覆感冒的困擾，還得從根源上補虛祛寒，調理體質。

典型醫案分析

女，29 歲，經常感冒，反覆不見好，伴有發熱無汗、身體倦怠、咳嗽、咳痰無力、少氣懶言、舌淡苔白、脈浮無力等症狀。

這屬於氣虛型感冒，多是由於衛氣不固，外感風寒所導致的，氣虛型感冒還會引起肌肉酸痛，平時可用黨參、黃耆泡茶補元氣，還要注意保暖，避免著涼，適當鍛煉，以增強體質。還可以採用食療和穴位療法進行體質調理，增強身體免疫力。

反覆感冒的穴位療法

氣虛導致感冒反覆發作時，可以選擇玉屏風膠囊等中成藥進行治療，也可選擇按摩穴位來輔助治療，以緩解不適症狀。

3種穴位療法

敷貼稍複雜，藥劑還可自製附桂粉和白芥細辛粉。

艾灸大椎穴、關元穴等穴

感冒發作可選用肺俞穴、脾俞穴、腎俞穴、大椎穴、風門穴、膏肓穴、關元穴、足三里穴等。每次選兩三個穴位，用艾條溫和灸或施無瘢痕灸，每穴 10~15 分鐘。

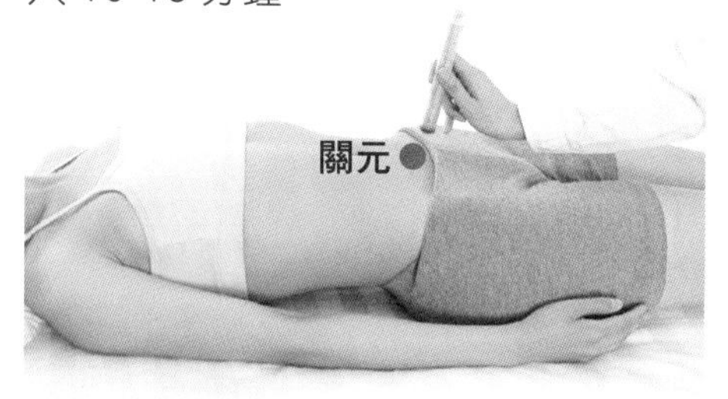

艾條距離皮膚要有 3~5 公分的距離。

注：圖片僅為示意，艾灸時不隔衣。

家用養生

補虛祛寒

氣虛型反覆感冒要以補虛祛寒為治療原則，受寒感冒可以吃生薑祛風散寒，代表食療方有蔥薑糯米粥。

蔥薑糯米粥

生薑 5 片，蔥白 5 條，糯米 50 克。將糯米洗淨，加水煮至將熟，加入蔥白、薑片，稍煮片刻即可。

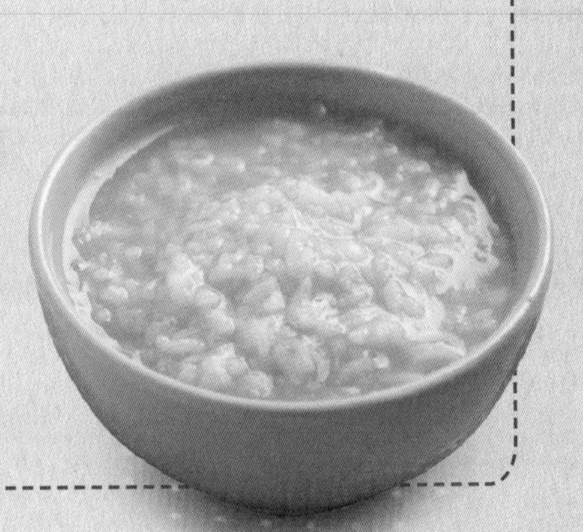

生薑和蔥白都具有發汗解表的作用，用於感冒風寒證。

頭部穴位常按摩，感冒不反覆

感冒時按摩可緩解一些症狀，不發作時按摩可起到補肺健脾、固本防感的作用。頭部按摩穴位有推、拿、按、抹。推拿風池穴約 1 分鐘；推印堂穴，向上沿前額循髮際至頭維穴，再向下至太陽穴，反覆 4 遍，每遍約半分鐘；用抹法從印堂穴向左右至太陽穴約 8 分鐘。

向上推至頭維穴。

肺俞穴上做敷貼

敷貼又稱外敷療法，是將藥物研為細末，藥末可直接敷在穴位上或用水等溶劑調和成團，敷貼於所需的穴位或患部來治療疾病的方法，是中醫常用的外治療法之一。敷貼的優點除了能使藥力直達病灶發揮作用外，還可以使藥性透過皮毛腠理由表及裡，循經絡傳至臟腑，以調節臟腑氣血陰陽，扶正祛邪，從而治癒疾病。敷貼療法對氣虛所致的感冒治療效果也是不錯的。

月經不調

氣虛了，血液生成少了，推動力也弱了，月經就可能遲遲不來，即使來了量也很少，且顏色淺淡。還有一種情況是月經來了，又遲遲不走，而且量多，這是氣虛不能統攝血液造成的。這時，女性要多吃一些補血、益氣、健脾的食物。

典型醫案分析

女，36 歲，長期月經不調，經血量偏多，經血顏色很深，經期常常提前或延遲，沒有規律。整個人很疲倦，四肢沒力氣，總想躺在床上，懶言少語。這是氣虛型月經不調，氣不足，推動無力，體內血液流動不順暢，形成血瘀，所以經血顏色偏深，經期不規律。而疲倦、乏力都是氣虛的典型症狀。調經的辦法就是健脾、補益氣血，可以選擇一些動物肝臟和補氣血的藥材進補。此外，還要注意不能吃生冷的食物，以免傷氣。

月經不調的穴位療法

氣虛型月經不調究其根本原因還是氣虛血瘀，因此穴位調理時要從這方面著手。

3 種 艾灸療法

調經統血、健脾益氣，緩解月經不調效果好。

艾灸三陰交穴調月經

三陰交穴是調理婦女疾病的要穴，具有活血止血、滋陰利濕的功效。可用艾條溫和灸三陰交穴，每天 1 次，每次 10~15 分鐘，以穴位皮膚感到溫熱、舒適為宜，不僅可以調理月經不調，還能保養子宮、滋養卵巢、祛斑祛皺。

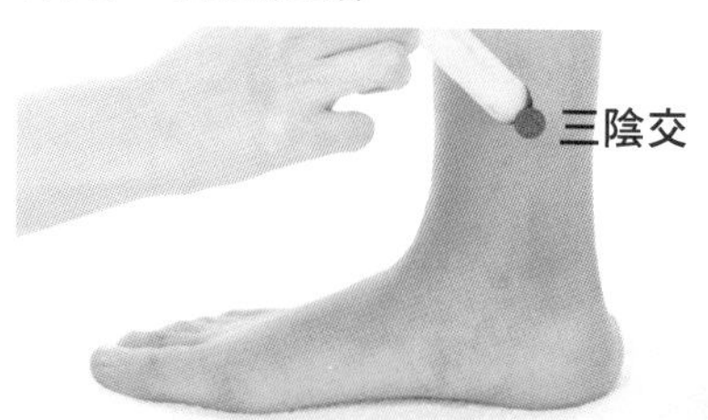

三陰交穴在小腿內側，內踝尖上 3 吋，脛骨內側緣後際處。

家用養生

補益氣血，兼以健脾

氣虛型月經不調應以補益氣血，兼以健脾為治療原則，可用人參、當歸等燉成藥膳，如當歸大棗粥。

當歸大棗粥

當歸 15 克，大棗 5 顆，白米 80 克，紅糖適量。當歸熬煮取汁，在藥汁中放入餘下材料煮成粥即可。

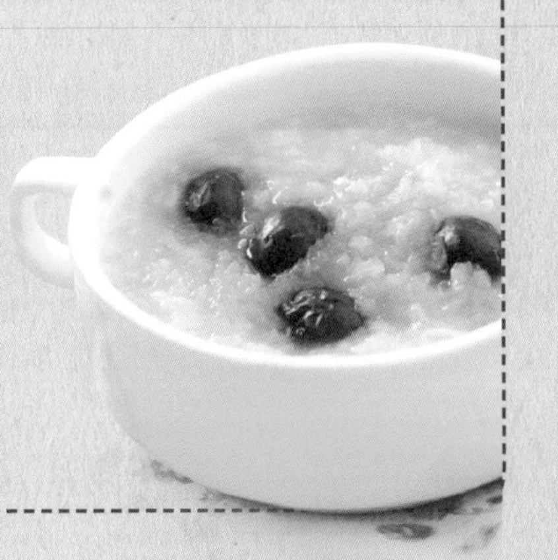

當歸可補血活血，大棗能健脾，且氣血雙補，此粥對氣虛型月經不調者大有裨益。

艾灸、按摩血海穴祛瘀血

血海穴是人體血液的歸聚之處，具有祛瘀血和生新血的功能，可調理與血有關的疾病，以及月經不調、崩漏、閉經等症。每天堅持早晚按摩或艾灸血海穴，是一種很好的保健方法。

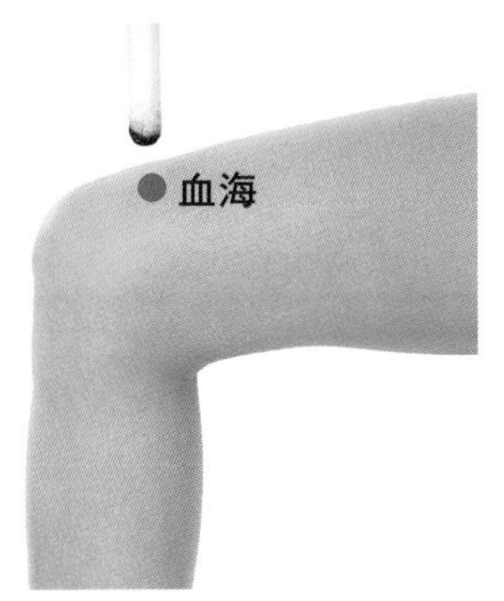

可先按摩 50~100 次，再艾灸 10~15 分鐘。

艾灸、按摩關元穴、氣海穴

關元穴和氣海穴能夠補中益氣，調經止帶，對於氣虛造成的月經不調有很好的療效。按摩時可用拇指指腹按揉，每次按揉 3~5 分鐘，也可用艾條溫和灸 10~15 分鐘。

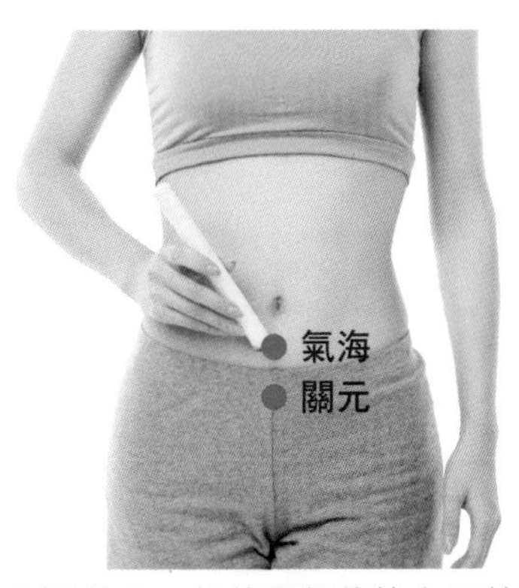

先按摩再艾灸，能使局部儘快有溫熱感。

注：圖片僅為示意，艾灸時不隔衣。

肆

血虛的人，
面色蒼白氣色差

血虛是指體內血液虧虛，臟腑、經絡、形體失養。血虛者常有心悸、失眠、氣短懶言、易疲勞、精神萎靡、手足麻木、女性月經延後，量少色淡等症狀。氣為血之帥，血為氣之母，氣虛容易造成血虛，而血虛又會加重氣虛，兩者是相輔相成的關係。所以調理血虛時，不僅要補血，還要補氣。

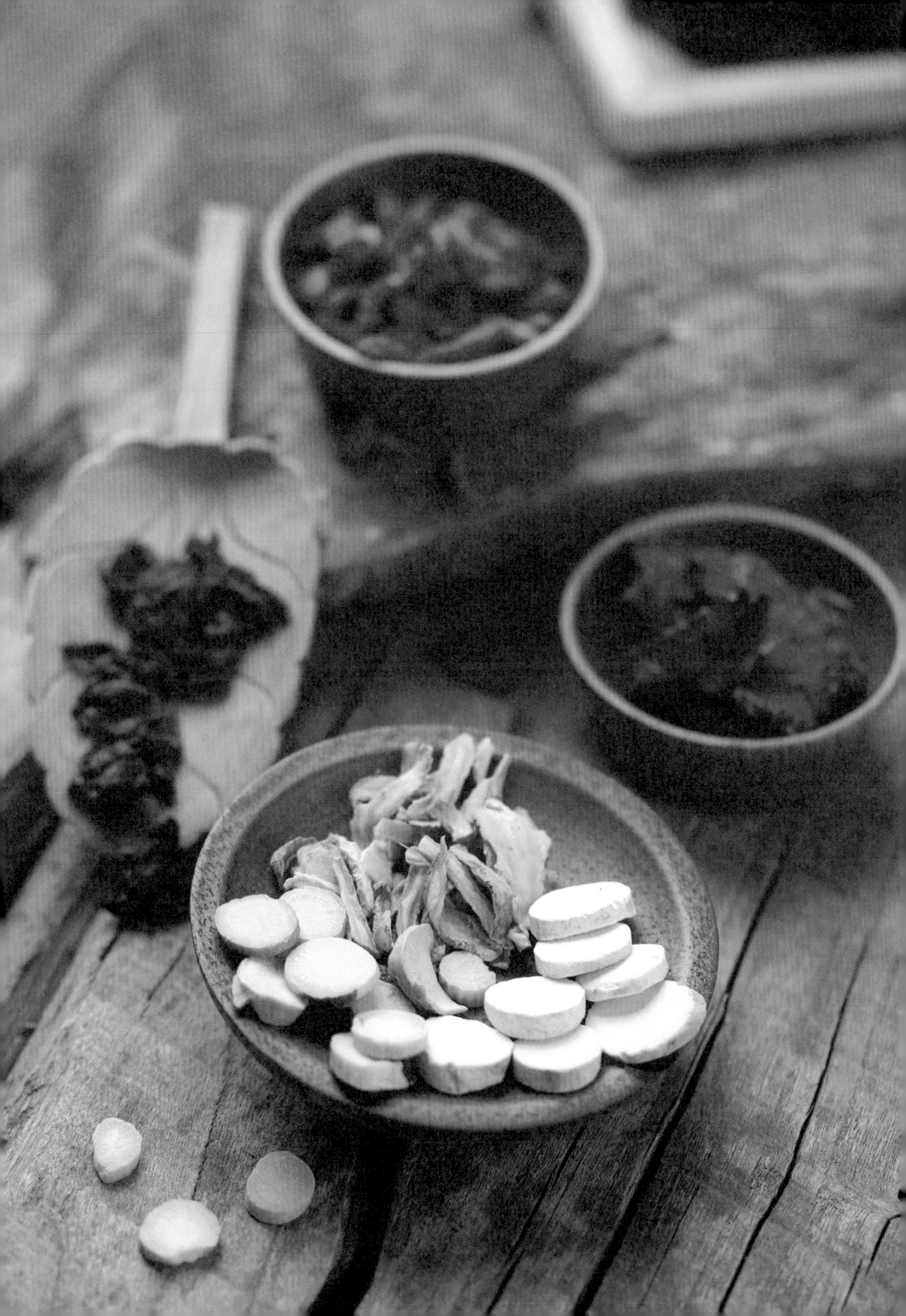

我是血虛嗎

血虛體質者往往體內供血不足，身體器官得不到血液提供的足夠營養，從而出現多種不適，如皮膚發癢、氣色差、乾燥等。血液對五臟六腑有滋潤和濡養作用，所以一旦血虛，身體面貌就會發生改變。由於氣與血密切相關，所以血虛一般伴隨著氣虛。

典型醫案分析

女，30 歲，生產後一直渾身發癢，伴隨有心慌、失眠、頭暈眼花、面色淡白無華、頭髮乾枯無光澤、舌體略大，舌尖發紅等症狀。

這是生產時失血過多導致的血虛，血虛的一個重要症狀就是燥，這和陰虛有很大關係。陰虛是陰不足，也就是津液不足，血液屬於津液的一種，所以血虛的有些症狀和陰虛比較相似。但血虛和陰虛的最大區別在於血虛是虛無內熱。血虛多見於女性，因為月經、胎孕無不以血為本。

快速判斷我是哪種血虛

血虛在五臟臨床表現中多以心、肝為主，其次就是在各種疾病中出現，例如心悸病、虛勞病、眩暈病、便祕病、出血性疾病等。

5 種 血虛類型

應以補血生血為治療原則。

心血虛

心悸怔忡、健忘、失眠多夢、面色無華，舌淡、脈細或結代。多由失血、過度勞神或血的生化之源不足所致。

肝血虛

頭暈、目眩、耳鳴、脅痛、驚惕不安、月經不調、經閉、皮膚乾燥、脫屑、面色蒼白、舌質淡、脈弦細。

老中醫為你開藥方

補血養血，佐以健脾胃

血虛者應以補血養血，佐以健脾胃為治療原則。可選用補血藥物，如當歸、黃耆等，代表方劑為當歸補血湯。

當歸補血湯

黃耆30克，當歸（酒洗）6克，以水2碗，煎至半碗，去渣，空腹時溫服。

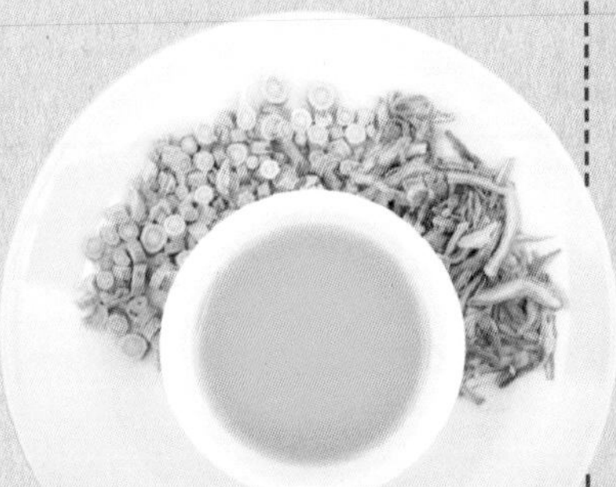

陰虛內熱者禁服。

心悸病

心慌心跳、頭暈、失眠多夢、面白無華、倦怠乏力、舌質淡紅、脈細弱。

出血性疾病

鼻衄、齒衄、肌衄、便血等，常伴有神疲乏力、面色蒼白、頭暈眼花、耳鳴、心悸、脈細無力等。

眩暈病

頭暈目眩，動則加劇，遇勞則發，面白無華、唇甲蒼白，常兼見神疲乏力、少氣懶言、心悸失眠等。

哪些壞習慣容易造成血虛

血虛體質雖和先天遺傳有關，但更多的原因來自後天因素，例如得了大病、久病會消耗氣血，導致血虛；平時工作、學習或玩遊戲用腦、用眼過度也會導致血虛。總的來說，就是長期用血過度而補充又不及時，必然導致血虛體質。

慢性疾病，容易導致氣虛血虧

人在得大病時，會使身體生化氣血的功能下降，從而嚴重消耗體內原有的氣血，導致血虛。同樣，人在出汗過度或者嘔吐下痢時，很容易耗損體內的陽氣和陰液，造成血虛。此外，人如果勞心過度，容易使陰氣暗耗，時間一長，也可能造成血虛。

造成血虛的原因有很多，除了大病、久病等，其他都是可以在生活中避免的。例如飲食上不暴飲暴食、不偏食、均衡攝取營養；規律作息，少熬夜，少加班；學會減壓，不要讓自己心理負擔過重導致情緒不佳等。

用腦、用眼過度，易損耗陰血

很多人因為工作壓力大，用腦過度，出現了脫髮、白髮的現象，年紀輕輕就禿頂了，其實這都是血虛的現象。用腦其實是一件很耗血的活動，有研究表明，腦的重量只占人體的 2%~3%，但它所需要的血流量卻占心臟輸血量的 15%~20%。過度用腦容易損耗精血，長期下來，必然導致血虛。血虛就會津液不足，頭髮會乾枯、脫髮、早白，皮膚也會乾燥發癢。

用眼過度會有眼皮跳、眼睛乾澀和頭暈的症狀。肝開竅於目，用眼過度或一眼不眨地盯著電子產品（如手機、電腦）時，肝就會不停地排出血液來滋潤眼睛，久而久之，會造成肝血不足，無力濡養於目。肝還主藏血，肝血不足時，全身的血流量也會不足，進而影響其他臟腑功能的正常運作，人就會頭暈。所以，要注意控制用眼時間，適當休息，放鬆眼睛。

外傷、月經失血過多，加重血虛

一些人因外傷失血過多而造成血虛，女性則常因月經過多或產後大出血而引起血虛。一旦出血過多，就會導致瘀血內阻，脈絡不通，一方面可能會再次引發出血，另一方面也將影響新血生成，加重血虛。

飲食不節，脾胃虛弱不能化生氣血

平時吃飯沒有規律，經常暴飲暴食，饑飽不調；或者嗜食偏食，導致營養不良，都有可能導致脾胃受損，使其化生水穀精微的能力下降，造成體內氣血的來源不足，導致血虛。

血液的生成，既有先天腎精的作用，也與後天脾胃之氣密切相關。後天脾胃之氣的形成又與水穀精微有關，人體只有吸收足夠的食物精華，才能精氣充足，血氣旺盛。反之，若脾胃虛弱，消化功能不好，即使吃再多營養豐富的食物，也無法吸收精粹轉化為氣血，久而久之，人就會出現營養不良的症狀。所以，出現血虛時不要忽視脾胃的問題。

血虛和貧血不一樣

一些人在得知自己血虛時，誤以為自己患了貧血。事實上，血虛和貧血是兩個不同的概念，對此必須認真區分，才能做到更有針對性的調理。

西醫所説的貧血，是指成年男性血紅素應在 12-16gm/dl，成年女性應在 11-15gm/dl 以上才算正常，如果血紅素的濃度低於此標準，就稱為貧血。中醫所説的血虛，是對面色蒼白或萎黃、頭暈眼花、失眠多夢、婦女月經量少及閉經等一系列症狀的概括，中醫所指的血，不僅指血液，還包括高級神經系統的許多功能活動。

因此，中醫所説的血虛證，絕對不等同於西醫的貧血症；但西醫診斷的貧血症，則一般都包括在中醫血虛的範疇內。

血虛食療方，補氣養血

血虛者多見心經和肝經疾患，因此，補血養肝和補血養心成為血虛者的主要養生原則。平時可多吃一些具有補血造血作用的食物，如大棗、枸杞子、豬肝、龍眼肉、菠菜、海參等，還可在食材中加入一些中藥做成藥膳，這樣進補效果會更好。

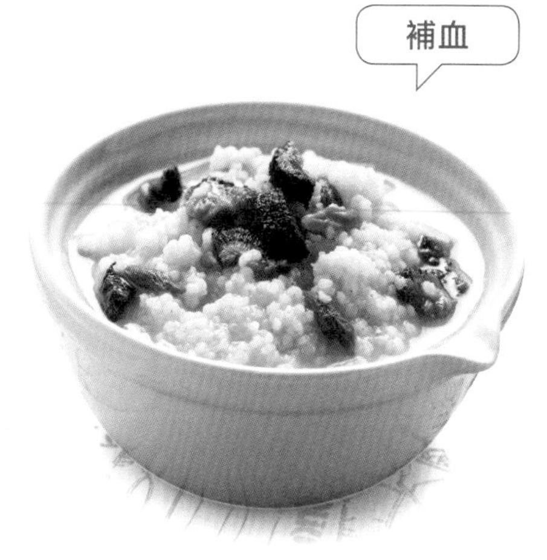

海參被譽為「海中人蔘」，有提高免疫力、抗氧化等作用。

海參小米粥

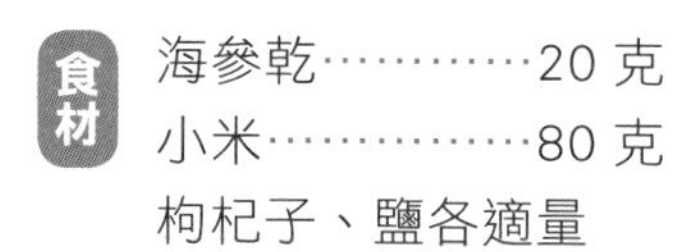

食材

海參乾…………20 克
小米……………80 克
枸杞子、鹽各適量

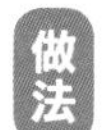

做法

1 海參乾泡開，去內臟，洗淨，切小段；枸杞子、小米洗淨。
2 鍋中放小米和適量水，大火燒開後改小火，熬成粥。
3 待粥快熟時，放入海參段和枸杞子，小火略煮片刻。
4 待海參煮熟時，加鹽調味即可。

功效

此粥可滋陰補血、補益脾胃、養血明目的功效。

疏肝養血

菠菜不管是用來做湯，還是涼拌、單炒都應該先焯水去掉大部分草酸。

菠菜豬肝湯

食材

豬肝……………100 克
菠菜……………150 克
料酒、薑、蔥、鹽各適量

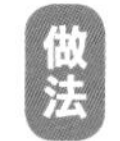

做法

1 薑洗淨，切片；蔥洗淨，切絲；豬肝洗淨，切片，加薑片、蔥絲和料酒醃漬 30 分鐘；菠菜洗淨，焯水，撈出備用。
2 鍋中加入適量清水煮沸，放入豬肝，煮沸；再放入菠菜煮熟，加鹽調味即可。

功效

此湯中菠菜補血補鐵，豬肝可補養養肝，可緩解肝血虛引起的眼乾、眼澀、頭暈、耳鳴等症狀。

八珍糕

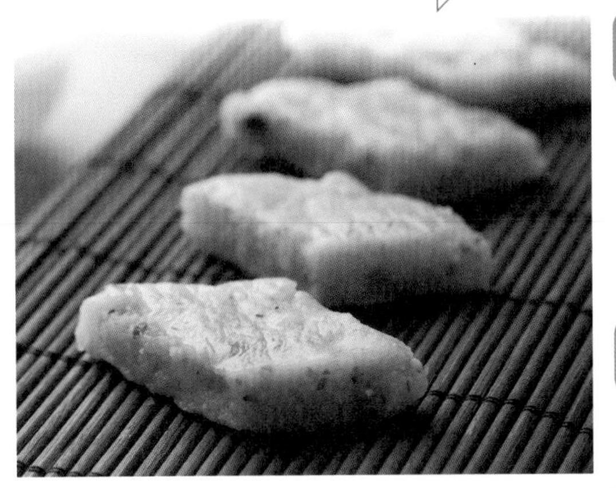

此糕適合氣血不足、納呆少食、久病者食用。

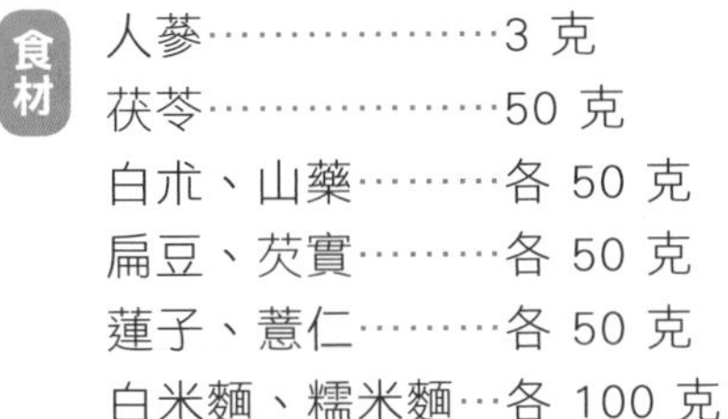

食材

人蔘……………………3 克
茯苓……………………50 克
白朮、山藥………各 50 克
扁豆、芡實………各 50 克
蓮子、薏仁………各 50 克
白米麵、糯米麵…各 100 克

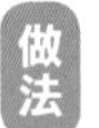

1. 將上述材料中前 8 種材料碾碎，與白米麵、糯米麵攪拌均勻。
2. 上鍋蒸成糕餅，出鍋切塊即可。

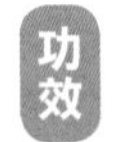

八珍糕的主要功效是健脾益氣、祛濕止瀉，還能促消化，對於脾虛引起的血虛有一定的緩解作用。

阿膠花生大棗湯

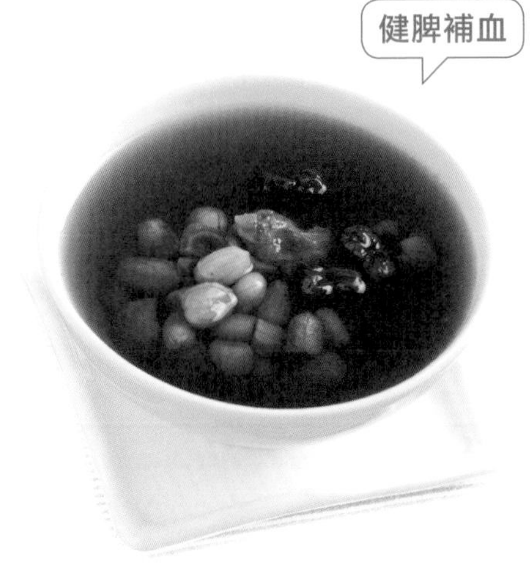

阿膠的功效是滋陰補血、安胎，主治血虛、虛勞咳嗽、吐血、衄血、婦女月經不調等。

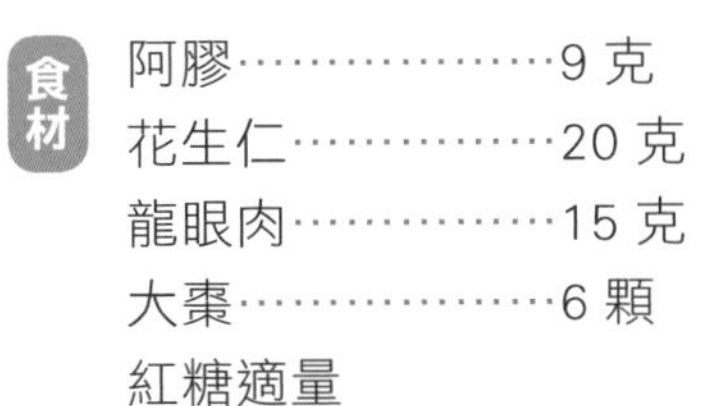

食材

阿膠……………………9 克
花生仁………………20 克
龍眼肉………………15 克
大棗……………………6 顆
紅糖適量

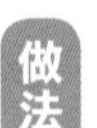

1. 花生仁和龍眼肉分別洗淨，瀝乾水分；大棗洗淨，去核。
2. 將花生仁、龍眼肉和大棗放入砂鍋中，加適量清水，大火煮沸轉小火煲 1 小時。
3. 放入阿膠，煮至化開，加紅糖調味即可。

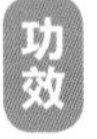

此粥能補中益氣、養血安神，對於血虛引起的失眠、眩暈、氣色差等有很好的改善作用。

穴位療法，健脾補血

人體自身經絡穴位中隱藏著許多「補血按鈕」，找到這些特殊「按鈕」，持續每天刺激，就可以起到很好的調理氣血、通經活絡的作用。補血常用穴位有膻中穴、血海穴、三陰交穴等。

艾灸膻中穴，氣陰雙補

中醫將胸稱為大氣之府，氣乃萬物之主，無所不及，無論是血、津液，還是情、慾，都離不開氣的溫暖、推動和滋養。而膻中穴便位於這大氣之府的中央，是氣之會穴。取膻中穴灸療，就有了氣（陽）血（陰）雙補的作用。膻中穴在胸部，橫平第 4 肋間隙，前正中線上。

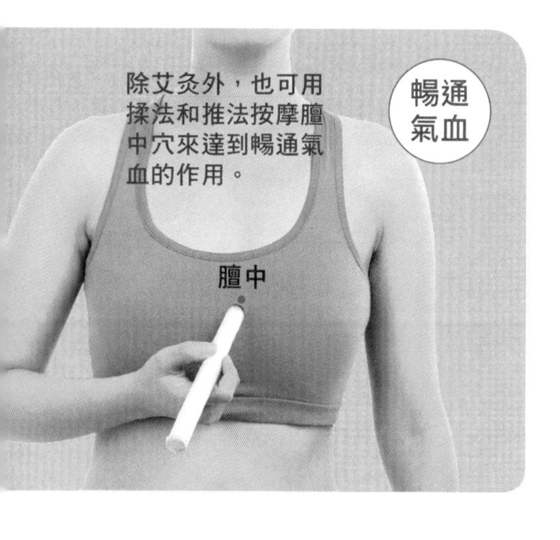

艾灸膻中穴

按摩時間……………10~15 分鐘

按摩方法……………溫和灸

操作手法

用艾條溫和灸膻中穴 10~15 分鐘，以皮膚產生溫熱感為宜。艾灸此穴位可以理氣止痛、止咳平喘、安心定悸，可緩解血虛引起的心悸、胸痛等症。

建議：艾灸後要注意保暖。（圖片僅為示意，艾灸時不隔衣）

按摩血海穴，活血化瘀

血海穴屬足太陰脾經，是天然的補血良方。體內氣血不足時，可以刺激血海穴來補充氣血。取穴時掌心蓋住膝蓋骨，五指朝上，手掌自然張開，拇指指端下方即是血海穴。

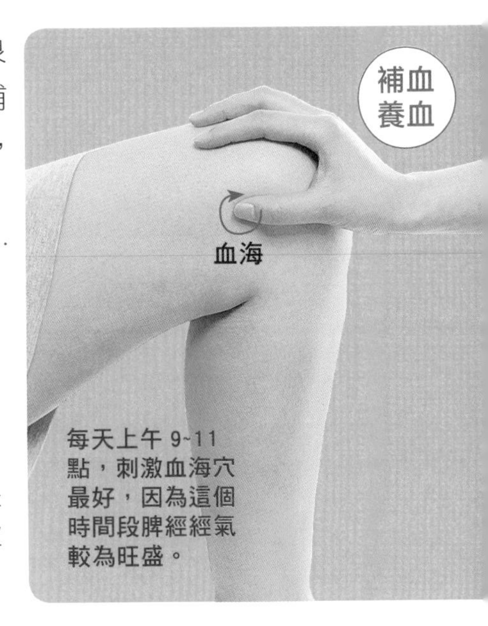

按摩血海穴

按摩時間……………3~5 分鐘

按摩方法……………按揉法

操作手法

用拇指指腹按揉血海穴 3~5 分鐘，以產生酸脹感為宜。按摩此穴位可補血養血，緩解肝血虛引起的眼睛乾澀、疼痛等。

按摩三陰交穴，補益氣血

按摩三陰交穴有補益氣血之功效，可用於氣血虛弱諸證。取三陰交穴時正坐或仰臥，脛骨內側面後緣，內踝尖向上 4 橫指處即是。

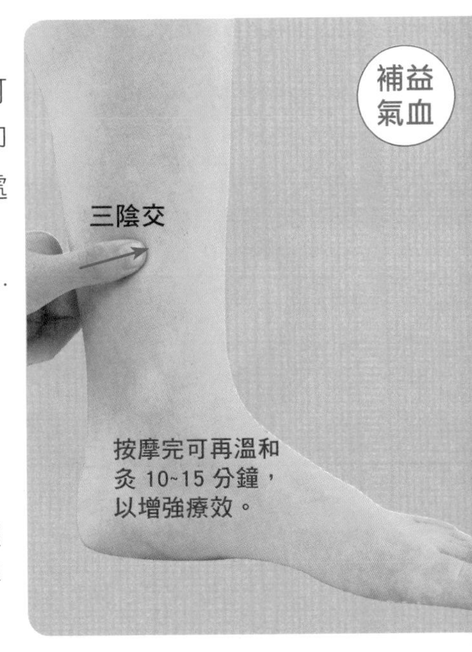

按摩三陰交穴

按摩時間……………3~5 分鐘

按摩方法……………點按法

操作手法

用拇指指腹點按三陰交穴 3~5 分鐘，力度由輕漸重，以產生酸脹感為宜。點按此穴位可健脾益血、調肝補腎、安神助眠，主治脾胃虛弱、消化不良等。

經典藥方，補血活血

血虛者調理應以補血養血為主要原則。具有補血作用的藥材有當歸、熟地黃、白芍、人蔘等，著名方劑有八珍湯、四物湯、酸棗仁湯、歸脾湯等，可根據具體症狀對症使用。

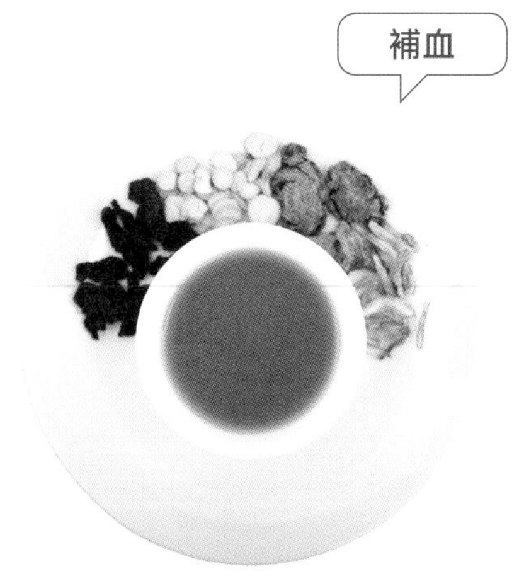

四物湯主要功效是補血活血，調經化瘀。

四物湯，補血美容千古名方

藥材

熟地黃……………………12 克
乾地黃……………………12 克
當歸………………………9 克
白芍………………………9 克
川芎………………………6 克

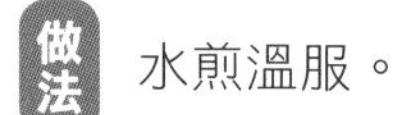

做法 水煎溫服。

功效 主治沖任虛損、月經不調、臍腹疞痛、崩中漏下、血瘕塊硬、時發疼痛、胎動不安等。

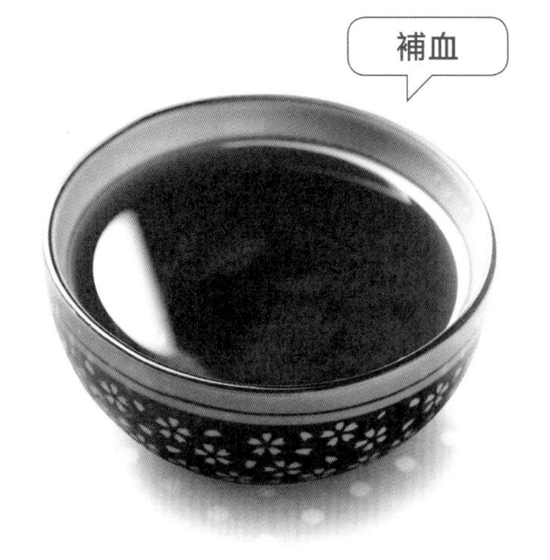

八珍湯氣血雙補，但在感冒、發熱期間禁服。

八珍湯，調理氣血虛弱

藥材

人蔘………………………3 克
白朮、當歸………………各 10 克
茯苓、白芍………………各 8 克
川芎、炙甘草……………各 5 克
熟地黃……………………15 克

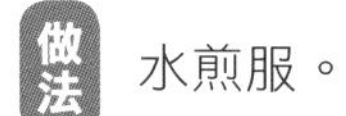

做法 水煎服。

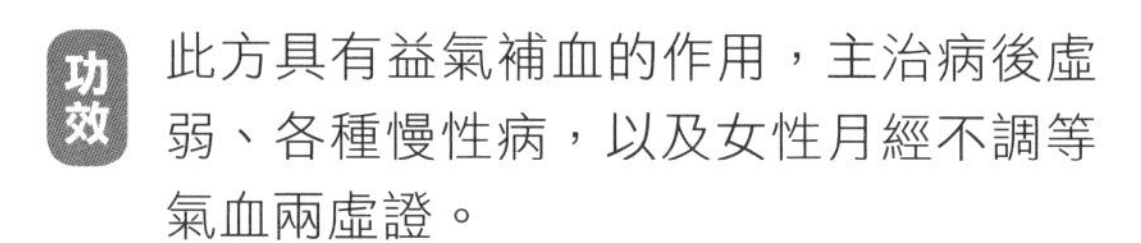

功效 此方具有益氣補血的作用，主治病後虛弱、各種慢性病，以及女性月經不調等氣血兩虛證。

肝血不足，就喝酸棗仁湯

養血安神

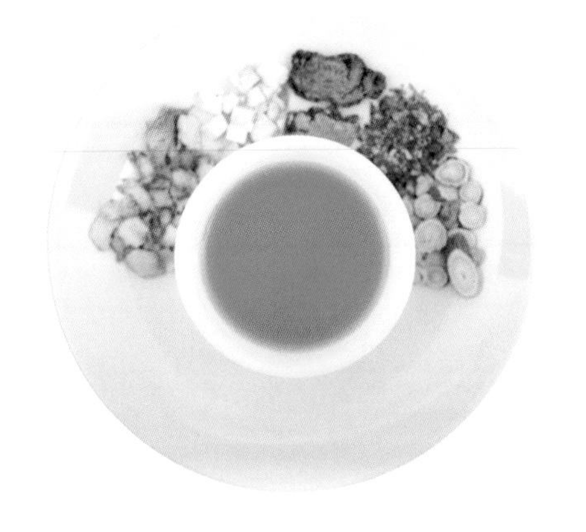

酸棗仁湯是安神劑，對於肝血不足引起的失眠、心悸有很好的療效。

藥材

酸棗仁……………………15 克
甘草………………………3 克
川芎………………………3 克
知母………………………8 克
茯苓………………………10 克

做法

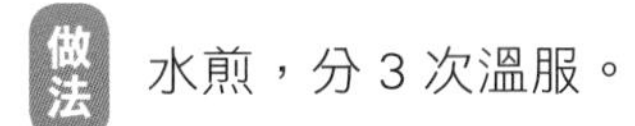

水煎，分 3 次溫服。

功效

此方具有養血安神、清熱除煩之功效，主治虛煩失眠、心悸不安、頭暈目眩、口乾咽燥等肝血不足、虛熱內擾證。

脾虛血虛，找歸脾湯

益氣補血

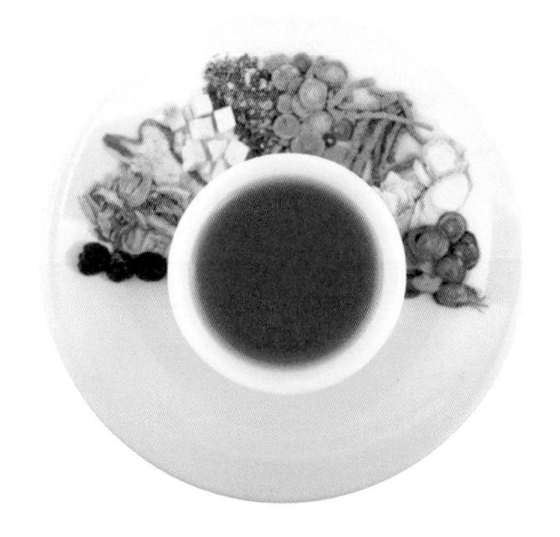

服用歸脾湯後，忌食辛辣刺激性食物。

藥材

白朮、龍眼肉……………各 30 克
酸棗仁（炒，去殼）……30 克
黃耆（去蘆）……………30 克
茯神（去木）……………30 克
人蔘、木香………………各 15 克
甘草（炙）………………8 克
當歸、遠志（蜜炙）……各 3 克

做法

加生薑、大棗，水煎服。

功效

此方具有益氣補血、健脾養心之功效，主治思慮過度、勞傷心脾、健忘怔忡、盜汗、體倦食少。

注意生活起居，讓氣血活起來

血的運行離不開氣的推動，生活中除了吃一些補血養血的食物和藥材外，還要多做一些有益體內氣血循環的事情，例如運動、站樁、按時睡覺，調好氣血，增強體質，才能少生病。

多做運動，促進氣血循環

運動是調養氣血必不可少的環節，經常運動，有助於脾胃將營養物質轉化為氣血，還能疏通經絡，促進氣血運行。可以選擇跑步、爬山、打球、健身操等活動量較大的運動，以促進體內的血液循環，而且還可以增強骨髓的造血功能。

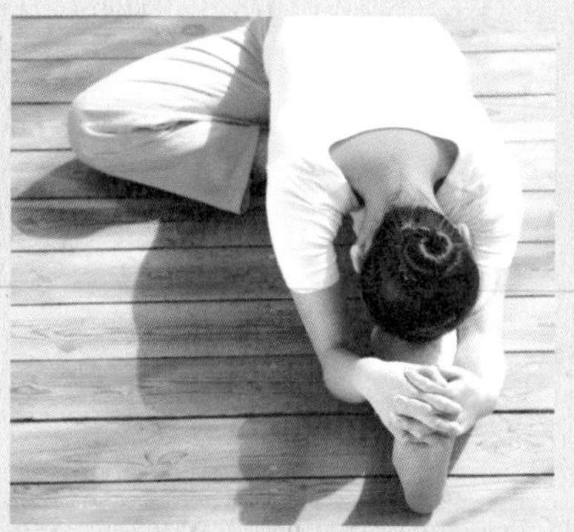

健身操不僅能促進氣血循環，還能愉悅精神。

居家或辦公室可以練八段錦、站樁、打太極拳等。

提高睡眠品質，可快速補充氣血

滋養氣血離不開良好的睡眠，尤其是午時，短暫休息 15 分鐘就可以讓全身氣血充足，神清氣爽一下午。午時心經當令，心經最旺，《黃帝內經・素問・五臟生成篇》曰：「諸血者，皆屬於心。」心主血脈，其華在面，短暫的午休還能使人面色紅潤。

肝膽在凌晨 1~3 點最旺盛。也就是説，在這個時間段，肝膽經處於比較興奮的狀態，能對身體進行解毒。又由於「人臥則血歸於肝」，當人躺著的時候，身體各個臟腑的血液會經過肝經，透過肝臟來完成解毒的工作。所以，最好在凌晨 1 點的時候進入深度睡眠，這時全身血液回到肝臟，發揮藏血和疏洩功能，使氣血得到修復。因此，養肝血首要的就是按時睡覺。

久視傷血，注意眼睛的保養

中醫認為，「肝開竅於目」，視力的好壞，主要依賴於肝之藏血；「久視傷血」，因此血虛的人，尤其要注意眼睛的保護和休息，避免因過度用眼而耗損體內的氣血。平時要注意一些生活上的細節，以避免「久視傷血」，如不要長時間看書、看電腦、看手機等。血虛的人，血液本來就已不足了，如果再傷血，情況就更嚴重了。

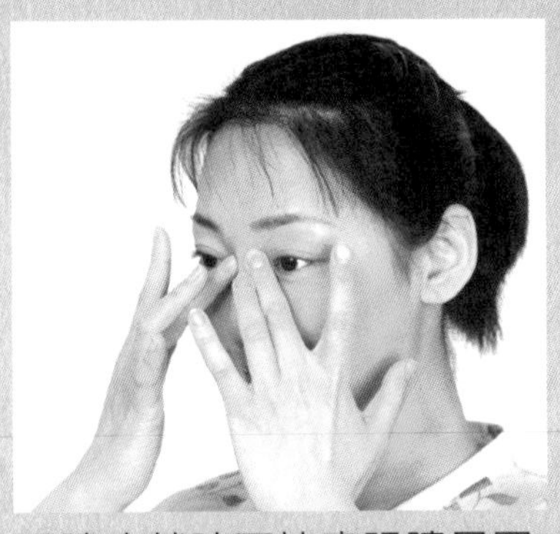

眼睛疲勞時可按摩眼睛周圍穴位，以促進血液循環，緩解疲勞。

久思耗血，保持精神愉悅

中醫認為，過度思慮傷脾，傷脾則運化不足，從而影響血的生成，影響脾胃消化功能，消化功能變弱，久而久之，氣血便會不足。因此無論是在工作還是生活上遇到瑣事，當煩悶不安、情緒低落時，要心平氣和地面對和處理問題，做好情緒調節，使心情盡快好起來。切忌勞心過度，損耗心血，以免誘發血虛。

貧血

貧血患者往往有面色蒼白、頭暈、乏力、氣促、心悸等症狀，劇烈活動後症狀加重。貧血主要是因為缺鐵，導致出血、造血功能障礙等。貧血也屬於中醫學「血虛」、「萎黃」、「虛勞」以及「血證」範疇，多因脾胃氣虛、血虛、血瘀等原因造成功能失調，化生氣血的能力減弱所致。

典型醫案分析

女，35 歲，生完二胎後老是出現頭暈乏力的症狀。本以為是帶孩子太累所致，後來發現臉色蒼白、頭髮乾枯，去醫院體檢的時候才檢查出是貧血。這是典型的血虛導致的貧血，生孩子非常消耗女人氣血，若生完後沒有調理好身體，就會出現一系列情況，血虛就是其中的一種，而貧血是血虛的一種表現。調理貧血應以食補為主，多吃一些補血補氣的食物，如牛肉、大棗、木耳、南瓜、豬肝、小米、龍眼肉等。

貧血的穴位療法

貧血患者還可以選擇穴位療法進行輔助治療，刺激關元穴、期門穴以促進體內血液循環，刺激血海穴可以補血活血。

3種穴位療法

皆可補氣補血，不僅用於調理血虛，還適合日常保健。

艾灸關元穴，刺激血液循環

關元穴為血液循環的刺激點，平時多揉、按、拍可促進血液循環。先用手掌在臍下腹部按摩 10 圈左右，再用艾條在關元穴處施灸 5~10 分鐘。

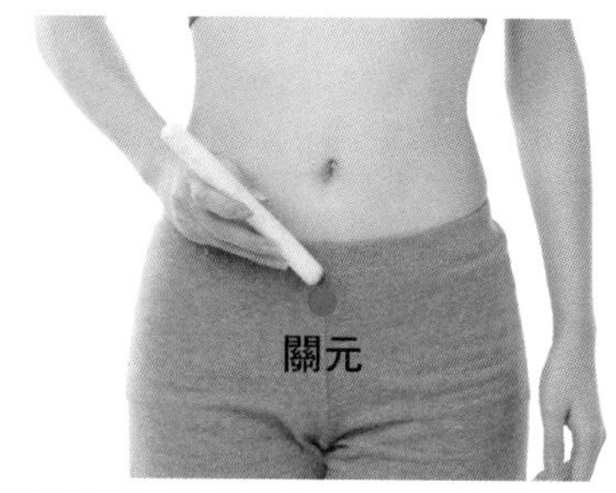

關元穴也可隔薑灸 10~15 分鐘。

注：圖片僅為示意，艾灸時不隔衣。

家用養生

補血養血，佐以補肝腎

血虛型貧血應以補血養血，佐以補肝腎為治療原則，可在飲食上調理，代表食療方有燕麥南瓜粥。

燕麥南瓜粥

燕麥仁 30 克，南瓜、白米各 100 克。將南瓜去皮，去瓤，洗淨，切小塊。鍋中放入所有材料和適量水煮成粥即可。

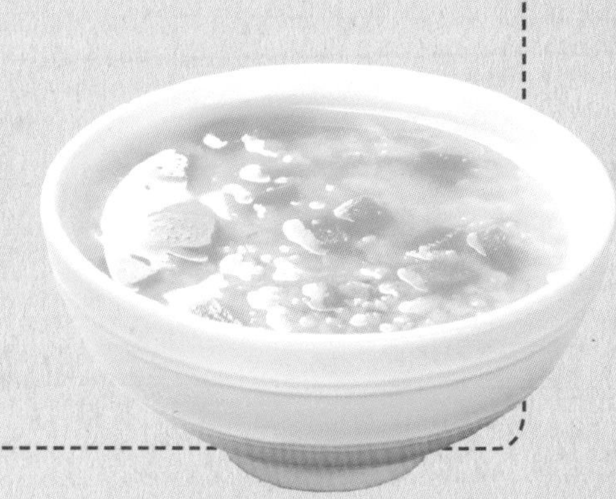

南瓜有補中益氣的作用，能活躍代謝、促進造血功能，對貧血患者有益。

艾灸期門穴，理氣活血

期門穴屬肝經，艾灸期門穴能健脾疏肝、理氣活血。溫和灸期門穴 10 分鐘，再用拇指按壓 1 分鐘，讓局部有酸脹感和輕度溫熱感為宜。

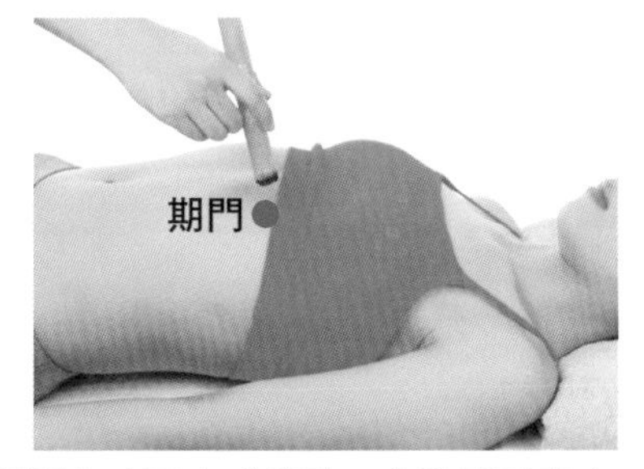

取期門穴時正坐或仰臥，自乳頭垂直向下推 2 個肋間隙，按壓有酸脹感處即是。

按摩血海穴，補益氣血

血海穴屬足太陰脾經，是治療血證的要穴，刺激血海穴可以補血養血。用拇指指腹按揉血海穴 3~5 分鐘，以皮膚產生酸、麻、脹感覺為佳。

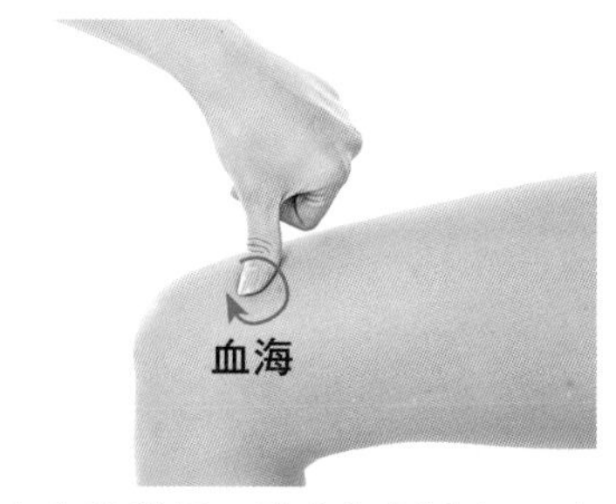

血海穴在股前區，髕底內側端上 2 吋，股內側肌隆起處。

心悸

心悸主要是指人的心臟及其周圍部位突然出現一陣難以自主的不適感，其臨床表現主要有心率過快、過強或者心律跳動不規則。心悸多見於貧血、甲狀腺功能亢進、冠心病、心律不整，以及一些自主神經和內分泌功能紊亂患者。

典型醫案分析

男，55 歲，最近較多出現間歇性的心跳劇烈、失眠、精神煩躁等症狀，還伴隨面色無華、頭暈目眩、氣短、疲倦、乏力等，調整作息後有所緩解。這是血虛導致的心悸。心是「君主之官」，主神明、主血脈。同時，血為氣所帥、氣為血所養。寒、濕、痰等病邪在體內作祟，就會引起血脈瘀堵，流通不暢，氣息不順，進而引發心悸。治療心悸，其首要任務就要益氣養血、寧心安神。

心悸的穴位療法

治療心悸可選擇食療和穴位療法。同時還要保持心態樂觀和情緒穩定。

4 種 穴位療法

暢通氣血，持續每週操作 2~3 次，效果更佳。

艾灸神門穴、內關穴、肺俞穴

艾灸神門穴可安心神；艾灸內關穴可治療與心臟相關的各種病症；艾灸肺俞穴可以舒緩心肺之氣。

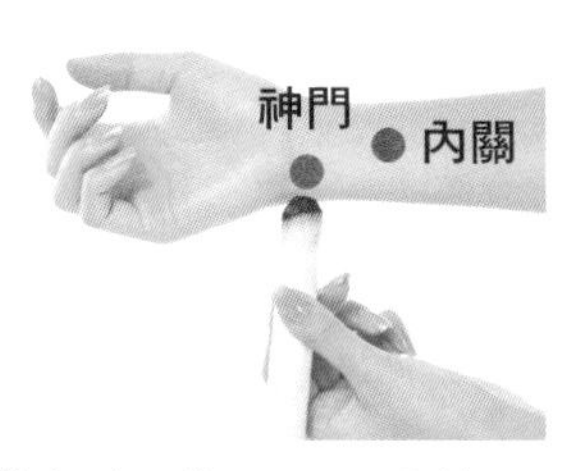

艾灸時間為 10~15 分鐘。

按摩膻中穴，暢通氣血

用拇指或中指指腹點按膻中穴 3~5 分鐘，順時針和逆時針交替按揉，力度適中，手法均勻。

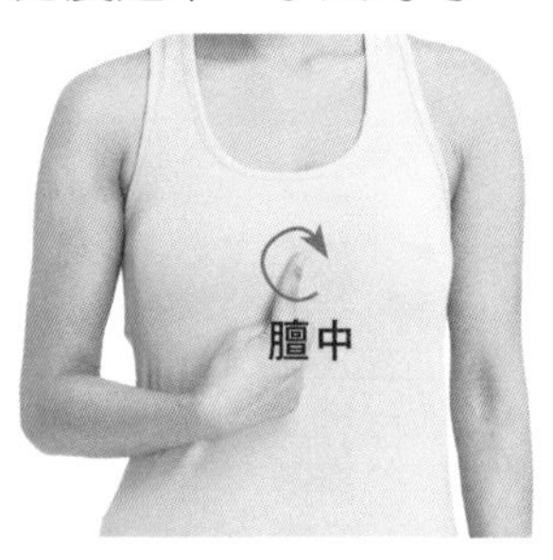

先點按再按揉。

家用養生

益氣養血、寧心安神

血虛引起的心悸應以益氣養血、寧心安神為治療原則。可選擇一些補血養陰的茶飲，如柏子仁茶。

柏子仁茶

柏子仁 15 克。將柏子仁放入杯中，用開水沖泡，蓋上蓋泡 5 分鐘，即可飲用。每日 1 劑，代茶飲。

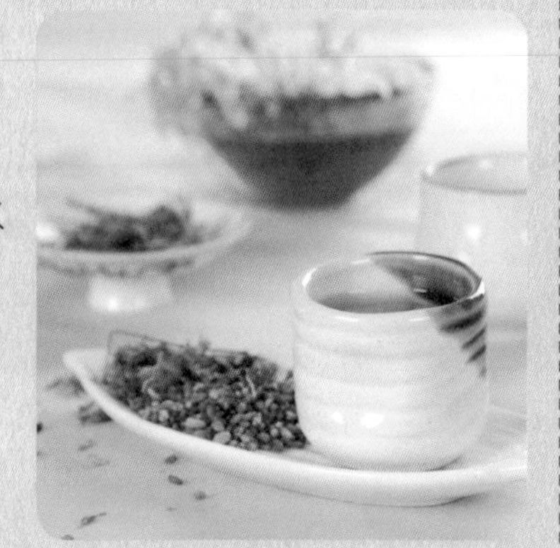

柏子仁有養血安神的功效，還能治療陰血不足導致的腸燥便祕。

艾灸心俞穴，益氣強心

將艾條點燃，置於心俞穴上，距離穴位皮膚 3~5 釐米處進行施灸，溫和灸 10~15 分鐘，以穴位皮膚溫熱但無明顯灼痛感為宜，每日 1 次。

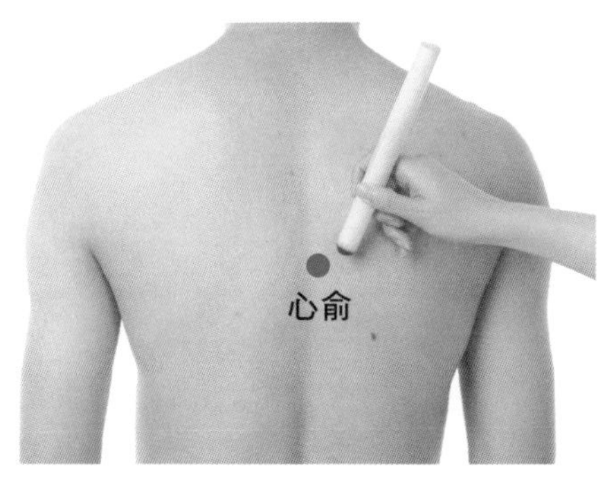

心俞穴在脊柱區，第 5 胸椎棘突下，後正中線旁開 1.5 吋處。

按揉脾俞穴，健脾補氣

用拇指指腹按揉兩側脾俞穴 100~200 次，長期堅持按摩，可以有效地輔助治療腹脹、嘔吐、腹瀉等病症。

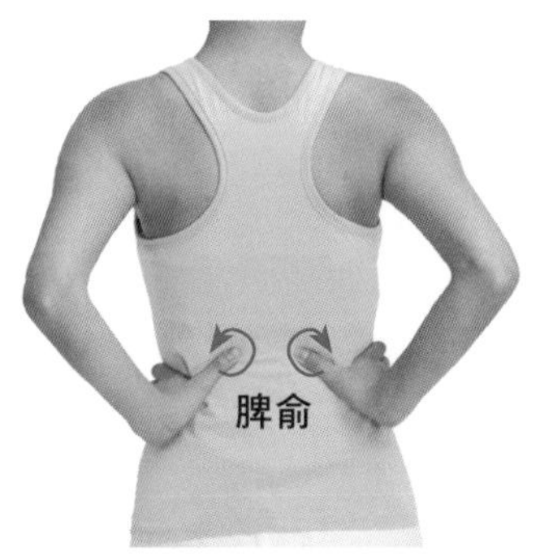

脾俞穴在脊柱區，第 11 胸椎棘突下，後正中線旁開 1.5 吋處。

白癜風

白癜風，又稱白斑、白蝕，是慢性的皮膚症狀。是一種局限性或泛發性皮膚色素脫失病，該病的特點是易診斷，治療則較為困難。發病時，主要表現為皮膚有散在性白斑分布。白癜風患者常併發其他自身免疫性疾病，如糖尿病、甲狀腺疾病、惡性貧血、風濕性關節炎、斑禿等。

典型醫案分析

男，50 歲，突發白癜風，白斑色澤明亮，剛開始只出現在身上，後來往上蔓延到面部，伴有煩躁、頭暈、苔白膩、脈弦等症狀。

這是血虛風燥型的白癜風。皮膚為肺所主，所以皮膚出現黑色素減退，病變是在肺和腎，一是外邪，主要是風邪侵襲肌表；二是內虛，主要是腎氣不足，肌膚失於滋養。治療時要補血潤燥，還要多吃黑色食物，因為黑色在五行中屬腎，常吃可補腎。

白癜風的穴位療法

中醫認為，肌膚色澤由氣血滋養、散布，故治療白癜風可取血海穴、氣海穴、足三里穴等，以促進機體的血液循環，增加皮膚的營養供應。

4 種穴位療法

可起輔助作用，主要還是按照醫囑進行治療。

艾灸風池穴、風市穴

取風池穴、風市穴等進行艾灸，可疏散風邪，促進黑色素細胞抗體的消散。

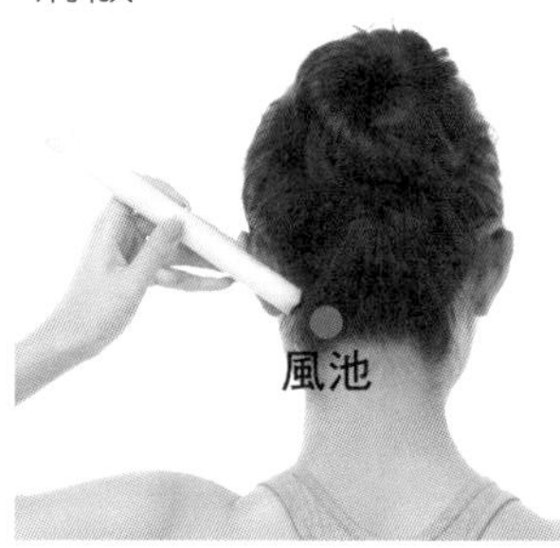

注意艾灸的距離，以免灼燒頭髮。

按摩、艾灸氣海穴

先用拇指指腹按揉氣海穴 3 分鐘，再用艾條溫和灸 10~15 分鐘，以皮膚產生溫熱感為宜。

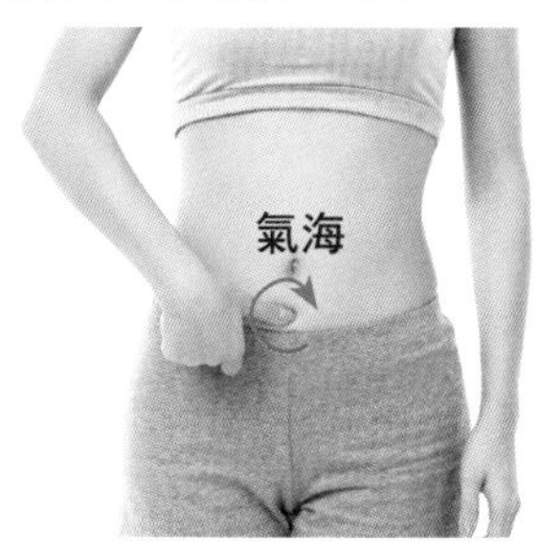

先按摩再艾灸。

家用養生

補血潤燥

血虛風燥型白癜風應以補血潤燥為治療原則，食物可選桑葚、黑芝麻等，代表食療方有桑葚黑芝麻米糊。

桑葚黑芝麻米糊

桑葚 60 克，白米 40 克，熟黑芝麻 15 克。
將所有材料加適量水打成米糊即可。

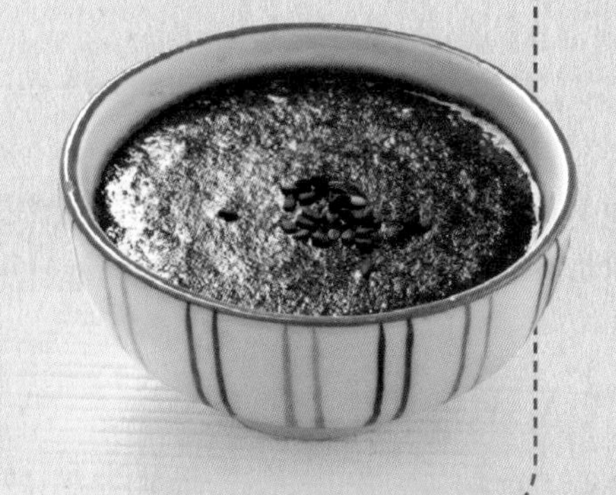

中醫認為桑葚有補肝益腎、補血滋陰、生津止渴、潤腸燥等功效。

按摩、艾灸血海穴

先用拇指指腹按揉血海穴 3 分鐘，再用艾條溫和灸 10~15 分鐘，以皮膚產生溫熱感為宜。

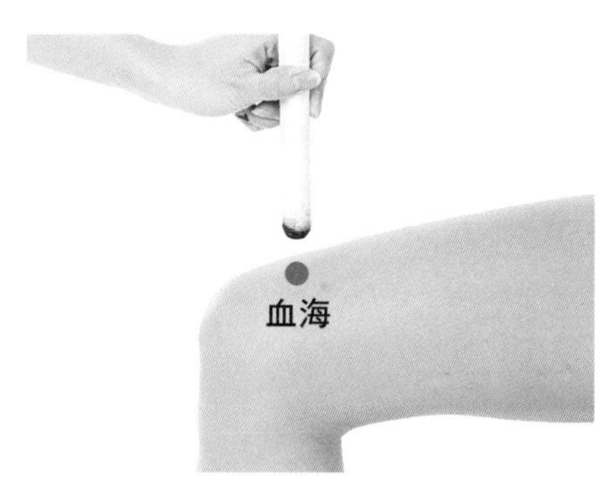

血海穴具有祛瘀血和生新血的功能。

按摩、艾灸足三里穴

先用拇指指腹按揉足三里穴 3 分鐘，再用艾條溫和灸 10~15 分鐘，以皮膚產生溫熱感為宜。

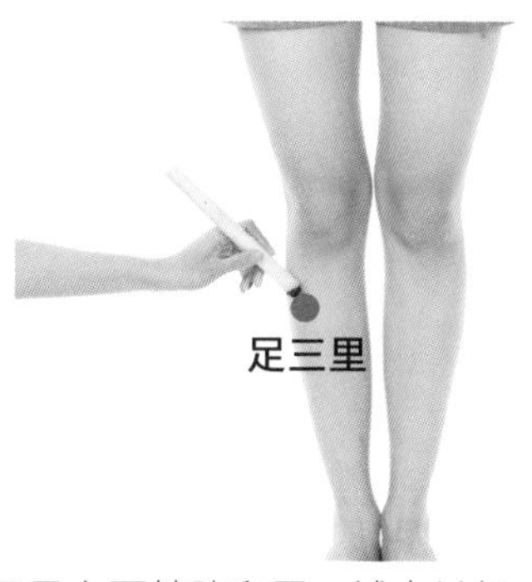

足三里穴可健脾和胃、補中益氣、增強抵抗力。

伍

體寒的人，總是畏寒怕冷

中醫認為，寒是一種陰邪，具有寒冷、凝結的特性，體寒者往往是由於寒邪入侵，使體內陽氣受損。陽氣減少，溫煦人體的功能也就減弱，氣血運行受阻，人就會產生畏寒怕冷、手腳冰冷、感冒咳嗽、嘔吐腹瀉等一系列症狀。

生活中要積極地防寒，當感覺到受寒時，要採取正確的方法來祛寒，例如吃溫熱性的食物、做祛寒運動、按摩、艾灸、泡腳等。只有祛除寒邪，讓身體暖起來，才能減少疾病的發生。

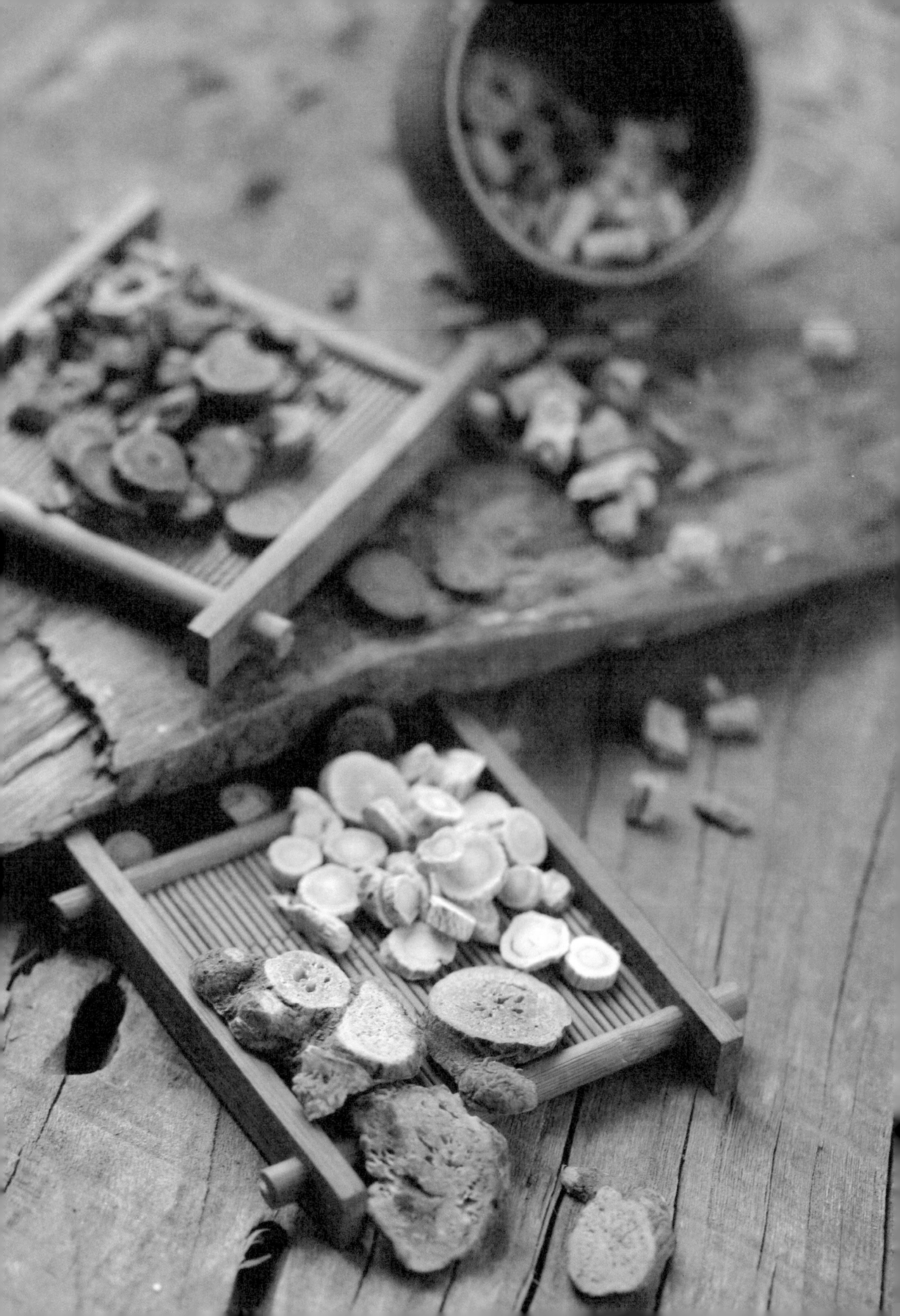

我是體寒嗎

中醫學認為，寒分內寒和外寒。外寒很容易理解，就是由人體外部因素導致，例如天氣變冷，工作環境比較寒冷等，外寒相對容易預防。而內寒主要是因為陽虛所致。身體中陽氣虛弱，制約陰氣的能力就會下降，陰偏盛生內寒，所以人體就出現了寒的症狀。

典型醫案分析

女，27 歲，最近兩天一直腹痛腹瀉，肚子摸著發涼，還會噁心嘔吐，喝溫熱的水和熱湯以及吃熱食後就會有所緩解，舌苔白潤，脈沉、緊弦。

這是寒凝胃腸的表現，主要是寒邪侵犯胃腸表現出來的實寒證，發病原因或是吃太多生冷食物造成的，或本身體質屬於陽虛，近段時間又不注意保暖，肚腹著涼所致。主要的調理方法還要從溫中散寒入手，再補足陽氣。

快速判斷我是哪種體寒

體寒的人常出現體內陰氣過盛，寒從內生，發病的同時可見寒凝臟腑經脈的相應病變和不同症狀。

6種
臟腑證候

女性常見於寒凝胞宮，男性常見於寒凝肝脈。

寒凝心脈

胸悶胸痛，心悸氣短，甚則胸痛如絞，手腳冰涼，冷汗自出，舌苔薄白。

寒凝胞宮

經期延長、色暗量少、小腹冷痛、苔白、脈沉緊。

老中醫為你開藥方

溫中散寒，佐以補陽

寒凝胃腸者應以溫中散寒，佐以補陽為治療原則。可選用散寒的藥物，代表方劑有附子理中丸。

附子理中丸

附子、人蔘、乾薑、甘草、白朮製成蜜丸，每次服 1 丸。用於治療脾胃虛寒、脘腹冷痛、嘔吐腹瀉、手足不溫等。

寒邪犯肺

咳嗽、痰色稀白、口不渴、鼻塞流清涕、舌苔薄白。

寒凝胃腸

腹中冷痛、呃逆嘔吐、食少、大便溏薄、腸鳴、舌淡苔白。多因過食生冷或脘腹受冷所致。

寒凝肝脈

少腹拘急冷痛，少腹牽引睾丸墜脹冷痛，陰囊收縮引痛，受寒則甚，舌苔白滑。

寒滯經脈

惡寒、四肢關節疼痛、關節屈伸不利、局部皮膚或有冷感、舌淡苔白。

哪些壞習慣容易造成體寒

體寒通常是由於寒邪入侵導致的，常見於冬季，但其他季節也可見，例如春季的「倒春寒」，夏季涉水淋雨，秋季早晚溫差大或氣溫驟降等都有可能導致體寒。另外還有一些不健康的生活方式和習慣也會引起寒邪入侵。

運動過少，陽氣虛衰易體寒

中醫認為「動則生陽」，意思是運動可以產生陽氣，陽氣充足才能溫煦人體。如果久坐不動或者體力活動過少，陽氣就會虛衰，正氣就會不足，當寒氣來襲時就會被其所傷。

過食生冷，損傷脾胃耗陽氣

有的人喜歡吃生冷、寒涼的食物，尤其在夏天，冷飲、冰鎮西瓜、冰淇淋幾乎每天吃不停，雖然吃起來很涼爽，但是時間長了會損傷脾胃的陽氣，寒由內生，出現腹瀉、腹痛、嘔吐的症狀。

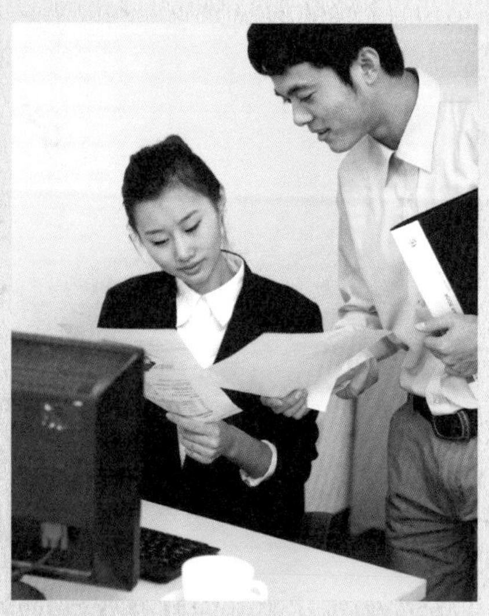

上班族整天坐著辦公，運動少，體質弱，較易受寒邪侵襲。

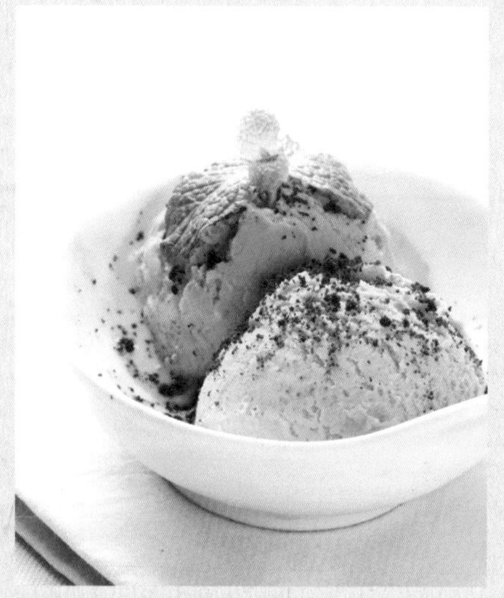

冰淇淋、雪糕等生冷、寒涼食物要少吃。

過分貪涼，外寒容易侵襲

天氣熱時，有些人貪涼，會把冷氣溫度調得過低，還喜歡洗冷水澡、光腳走路、露宿，有的女孩還會穿露臍裝、低腰褲、短褲。殊不知，寒從腳起，鞋底太薄、不穿鞋都會使寒氣從腳底進入身體。衣服穿得過少、過露，會使環境中的寒邪進入體內，使身體受寒。

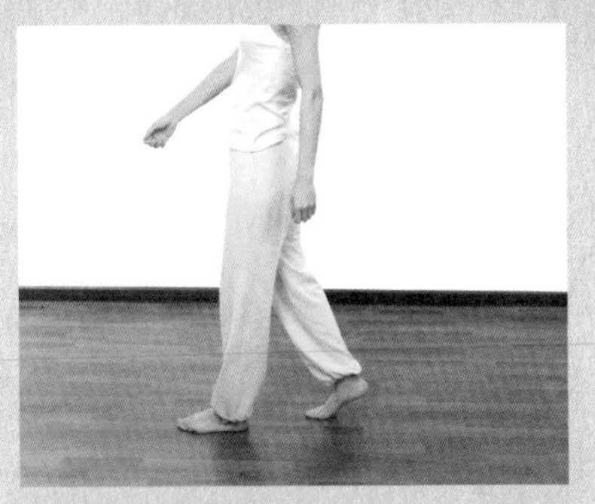

盡量不要光著腳走路，尤其是體寒的人。

汗出當風，寒邪乘虛而入

出汗時，全身的毛孔張開，若此時不注意保護，或者吹了冷風，寒邪就會乘虛而入。例如天氣炎熱時，在室外出了汗，急忙跑進冷氣房涼快一下，這是不對的。冬天戶外運動到微微出汗時，停止運動後要盡快穿上外套，不能等熱氣散了再穿，否則會受寒邪侵襲。

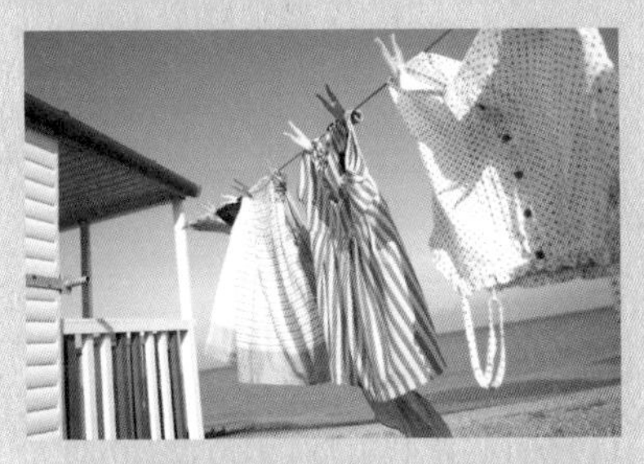

不要穿潮濕的衣服，否則寒濕容易侵襲人的身體，所以要經常翻曬。

體寒食療方，祛寒暖胃

合理調整飲食，對祛除體內寒邪，提高人體耐寒能力是很有必要的，平時要多吃溫性或偏熱性的食物來滋補，以平衡體質，做到「寒則熱之」。溫性食物有活化身體機能、增加機體活力的功效，此外還能改善體內陽氣不足的情況。

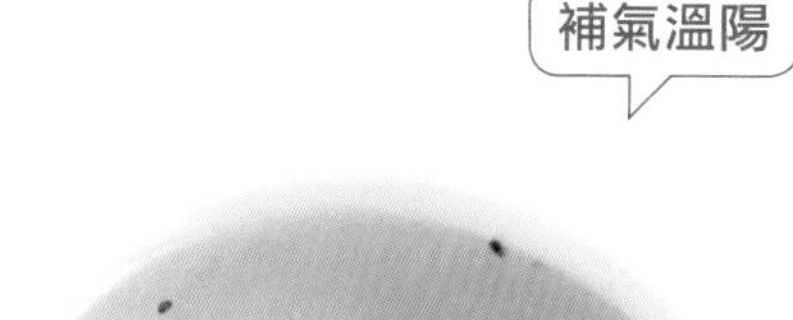

黑芝麻核桃山藥湯

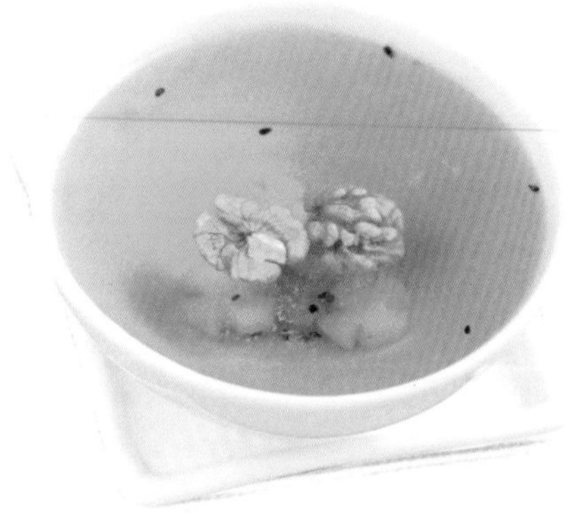

常吃核桃有助於護腎，配上黑芝麻和山藥，能養血補腎。

食材

黑芝麻⋯⋯⋯⋯10 克
核桃仁⋯⋯⋯⋯10 克
山藥⋯⋯⋯⋯20 克
鹽適量

做法

1. 黑芝麻炒香；核桃仁洗淨；山藥洗淨，去皮，切塊。
2. 將核桃仁和山藥放入砂鍋中，加入適量水，大火燒開轉小火煲 20 分鐘，加鹽調味，撒上黑芝麻即可。

功效

陽虛體寒者可常食此湯，有補中益氣、溫陽暖腎的功效。

健脾補腎

龍眼肉板栗粥

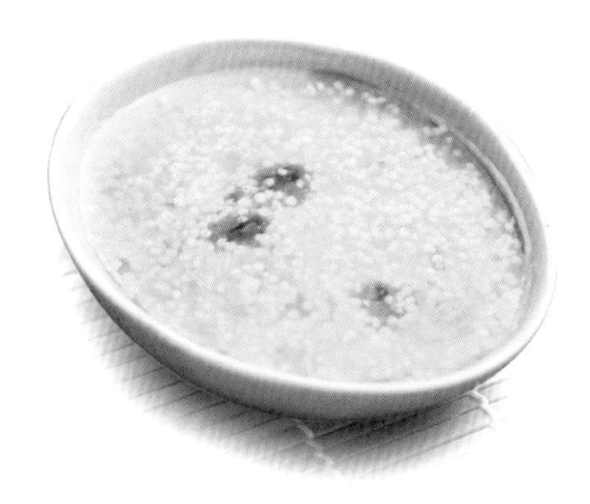

板栗味甘平、性溫，有養胃健脾、活血止血的功效。

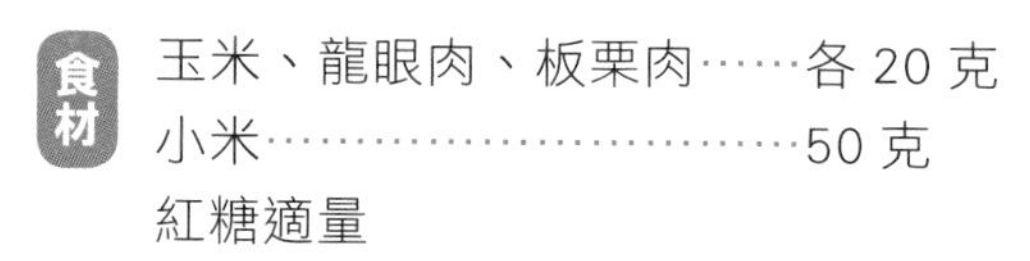

食材

玉米、龍眼肉、板栗肉⋯⋯各 20 克
小米⋯⋯⋯⋯50 克
紅糖適量

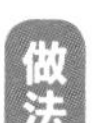

做法

1. 玉米、板栗肉、小米、龍眼肉分別洗淨。
2. 鍋置火上，放入玉米、板栗肉、龍眼肉、小米和適量水，大火燒開後改小火，熬煮成粥。
3. 待粥煮熟時，放入紅糖，攪拌均勻即可。

功效

此粥健脾補腎，還暖胃，體寒者食之可以祛寒。

山藥羊肉粥

健脾祛寒

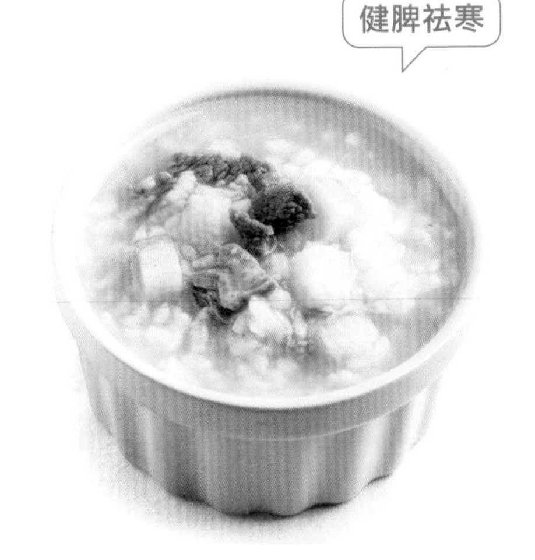

此粥能祛除體內寒氣，溫補陽氣。

食材

生薑……………………10 克
羊肉、白米……………各 100 克
山藥……………………50 克
鹽、胡椒粉各適量

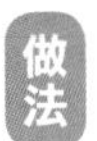

1 羊肉切成方便入口的小塊；生薑切絲；山藥去皮，洗淨，切塊；白米浸泡 30 分鐘。
2 鍋置火上，放羊肉塊和適量水，大火燒開後改小火，煮 1 小時。
3 放白米、山藥塊、薑絲，中火煮成粥，再放入鹽、胡椒粉，繼續煮 5 分鐘調味即可。

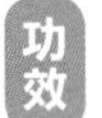

羊肉性熱，具有很好的溫補作用。脾胃虛寒者可常食羊肉粥。

韭菜炒雞蛋

補腎祛寒

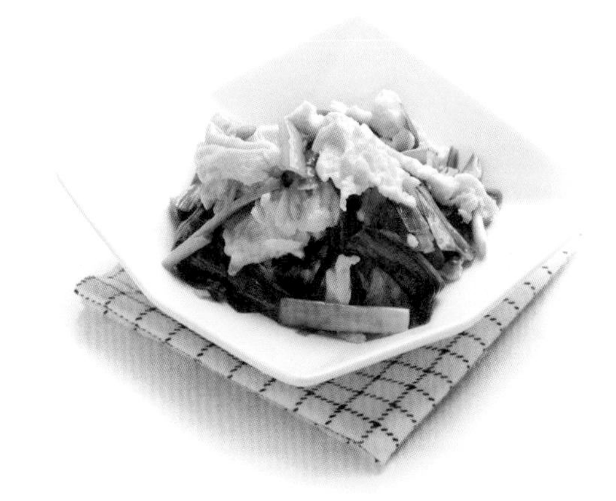

韭菜是有名的「壯陽菜」，有溫補強腎的作用。

食材

韭菜……………………300 克
雞蛋……………………2 個
鹽、料酒、油各適量

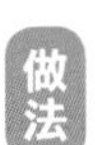

1 韭菜洗淨瀝乾，切成長段備用；雞蛋打入碗內，加料酒、鹽後攪拌均勻。
2 鍋中放油燒至五六分熱，倒入韭菜乾炒。
3 待韭菜將熟，迅速倒入蛋液翻炒，待蛋液凝固至熟，即可裝盤上桌。

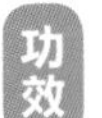

此菜補腎溫陽，還可祛寒，常吃可緩解手腳冰涼，還能增強身體抵抗力。

穴位療法，補陽祛寒暖全身

體寒是由於經絡不通、氣血運行不暢、陽氣不足造成的，可選一些疏通經絡、暢通氣血、祛寒補陽的穴位和身體部位來刺激，例如人的背部、腹部、腳部等。

常按手三里穴，胃部不再寒

手三里穴（大腸經）對腸胃功能有著很好的調節作用，可以使胃腸蠕動增強，亦可對肺起到一定的保養作用。手三里穴的位置也很好找，在前臂背面的橈側，陽溪穴與曲池穴連線上，肘橫紋下 2 吋處。

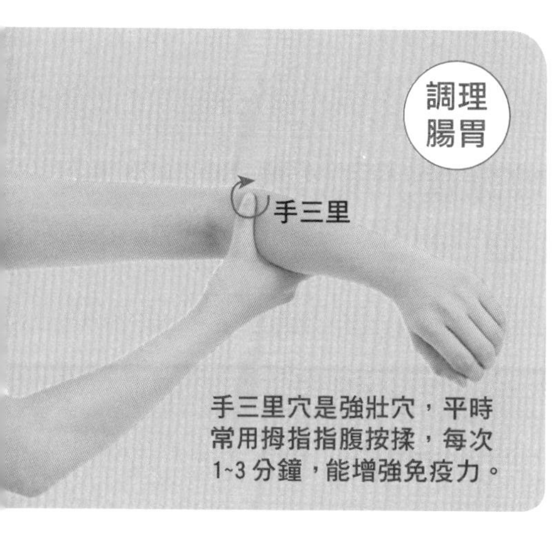

手三里穴是強壯穴，平時常用拇指指腹按揉，每次 1~3 分鐘，能增強免疫力。

按摩手三里穴

按摩時間……………3~5 分鐘

按摩方法……………按揉法

操作手法

用拇指指腹順時針按揉手三里穴 3~5 分鐘，以產生酸、麻、脹感覺為佳。按摩此穴位可以通經活絡、清熱明目，緩解腰痛、肩臂痛、腹瀉等。

艾灸腳部振奮陽氣

俗話說「寒從腳起」，腳處於人體最低點，離心臟最遠，陽氣最弱而陰氣最盛，所以易受寒邪侵襲。經常用純陽之艾火灸腳部穴位，可以振奮體內陽氣。

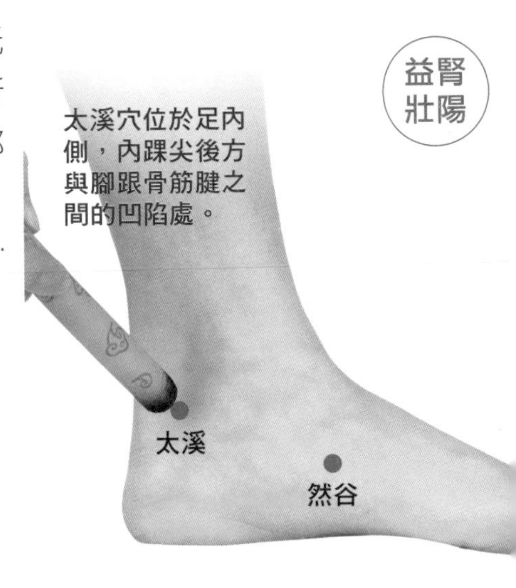

艾灸腳部穴位

按摩時間……………10~15 分鐘

按摩方法……………溫和灸

操作手法

用艾條溫和灸腳部的申脈穴、至陰穴、太溪穴、太衝穴、然谷穴、隱白穴，每穴溫和灸 10~15 分鐘，以皮膚產生溫熱感為宜。

艾灸腹部補陽祛寒

腰，上有脾胃、下有腎與膀胱，是人體左右轉動的樞紐。寒邪下趨最容易侵犯的就是腰腹，所以可用迴旋灸腰腹部的穴位來祛寒保暖。

艾灸腰腹部穴位

按摩時間……………10~15 分鐘

按摩方法……………迴旋灸

操作手法

用艾條迴旋灸腰部和腹部的氣海穴、神闕穴、關元穴、腎俞穴、大腸俞穴、膀胱俞穴等，每穴迴旋灸 10~15 分鐘，以皮膚產生溫熱感為宜。

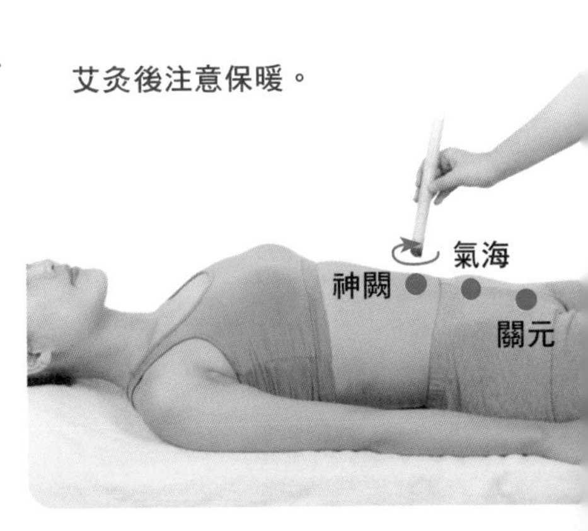

建議：艾條距離皮膚保持 3~5cm，以免燙傷皮膚。

經典藥方，健脾溫陽

體寒症狀表現多樣，治療方法當以溫中散寒為主。祛寒的中藥有桂枝、麻黃、荊芥、防風、甘草、生薑等，可以選用對症方劑調理，也可用藥膳進行日常調理。

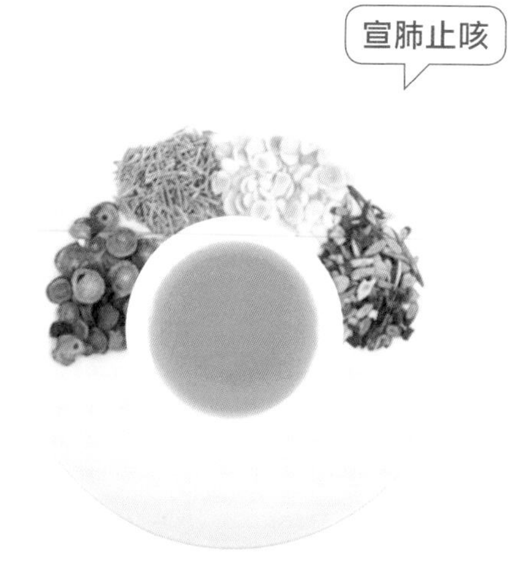

蜜麻黃是肺經的專藥，能昇發人體的陽氣。

麻黃湯，風寒的剋星

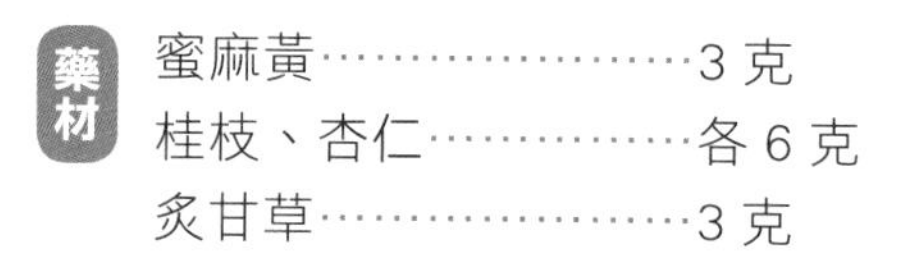

藥材
- 蜜麻黃……………………3 克
- 桂枝、杏仁………………各 6 克
- 炙甘草……………………3 克

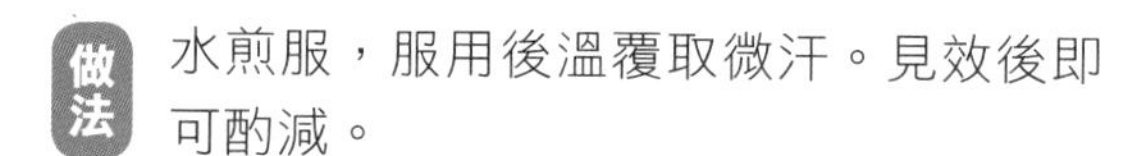

做法 水煎服，服用後溫覆取微汗。見效後即可酌減。

功效 此方可以發汗解表、宣肺平喘，主治由外感風寒引起的惡寒發熱、頭身疼痛、無汗而喘、舌苔薄白。

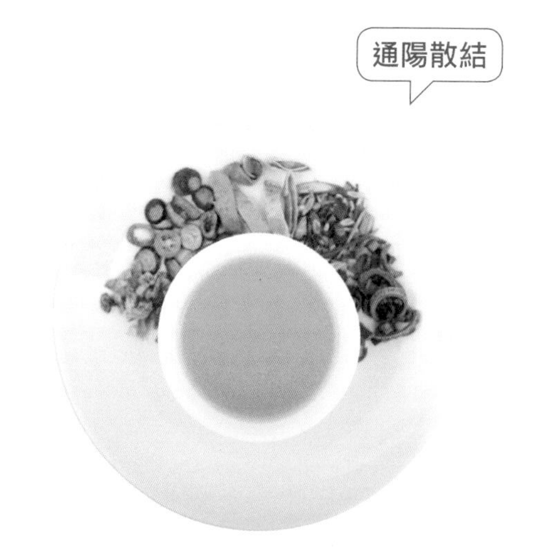

瓜蔞苦寒潤滑，開胸滌痰；薤白辛溫通陽。

枳實薤白桂枝湯，可溫通心陽

藥材
- 枳實………………………10 克
- 桂枝………………………10 克
- 瓜蔞（搗）………………10 克
- 厚朴………………………6 克
- 薤白………………………9 克

做法 用 1L 水，先煮枳實、厚朴，取 400cc，去渣，納諸藥，煮數沸，分 3 次溫服。

功效 此方可通陽散結、祛痰下氣，主治胸陽不振，痰氣互結之胸痹。

小建中湯，脾胃虛寒就找它

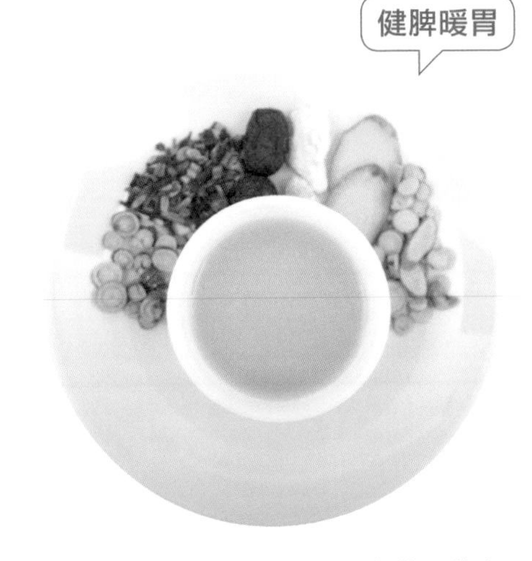

面色萎黃、短氣神疲者，可加人蔘、黃耆、當歸以補養氣血。

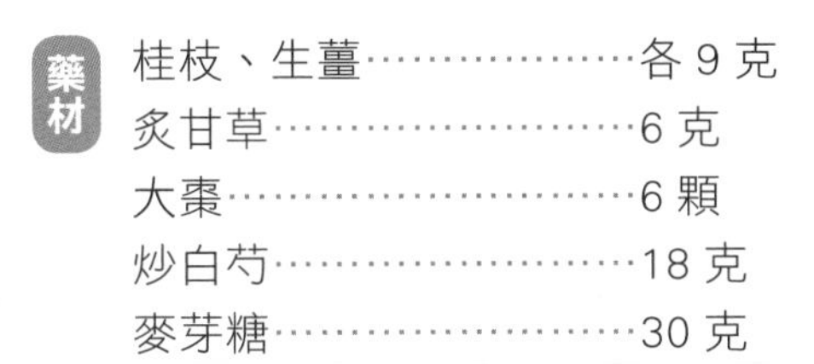

藥材

桂枝、生薑……………………各 9 克
炙甘草…………………………6 克
大棗……………………………6 顆
炒白芍…………………………18 克
麥芽糖…………………………30 克

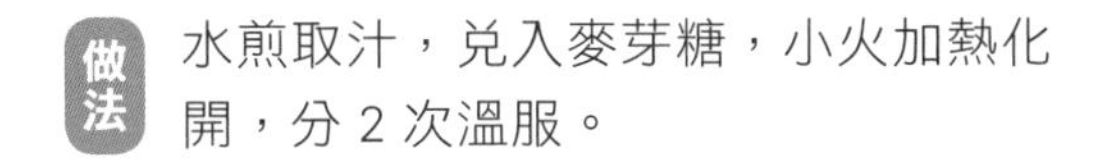

做法

水煎取汁，兑入麥芽糖，小火加熱化開，分 2 次溫服。

功效

本方以溫中補虛、和裡緩急為主，能柔肝理脾、溫中健脾，緩解脾胃虛寒，溫補脾胃陽氣，主治中焦虛寒，肝脾不和證。此病表現為腹中時痛，溫按痛減，心慌心跳，虛煩不寧，四肢酸楚，手足冰冷。

溫經湯，可治胞宮虛寒

溫經散寒

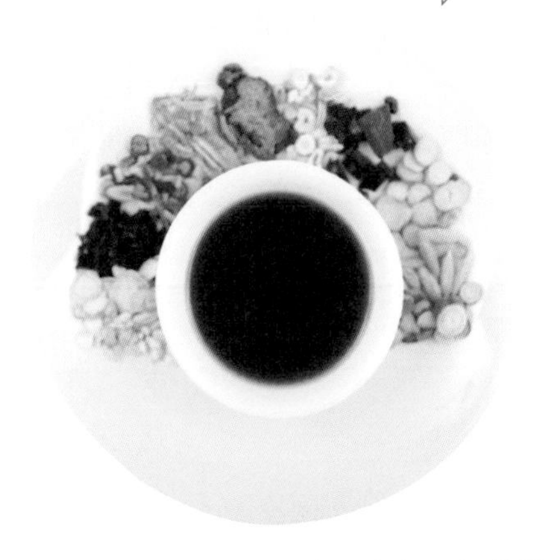

若小腹冷痛甚者，去牡丹皮、麥冬，加艾葉、乾薑，或桂枝換為肉桂，以增強散寒止痛之力。

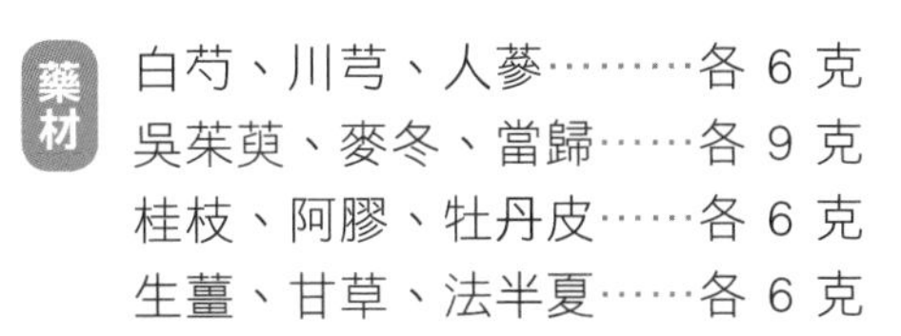

藥材

白芍、川芎、人蔘………各 6 克
吳茱萸、麥冬、當歸……各 9 克
桂枝、阿膠、牡丹皮……各 6 克
生薑、甘草、法半夏……各 6 克

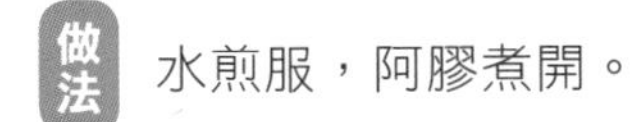

做法

水煎服，阿膠煮開。

功效

此方具有溫經散寒、養血祛瘀之功效，主治沖任虛寒、瘀血阻滯證。此病表現為月經不調，或前或後，或逾期不止，或一月再行，或經停不至。

注意生活起居，讓身體暖起來

體寒的人最怕降溫，冬季往往是最難熬的季節。實際上，體寒的人不僅要在冬季注重保暖，在其他季節也要懂得補充體內陽氣，從飲食、生活、運動等多方面入手，才能讓身體真正暖起來。

敲背，振奮全身陽氣

人體背部有主管一身陽氣的督脈，並分布著五臟六腑腧穴的足太陽膀胱經。透過敲背，可同時鍛煉這兩條經脈，調整和振奮全身陽氣，促進氣血運行，強化臟腑功能，緩解人體手腳冰涼的情況。

操作方法：雙手五指併攏，握空心拳狀，上下交替敲打背部，反覆敲擊 100 次左右。

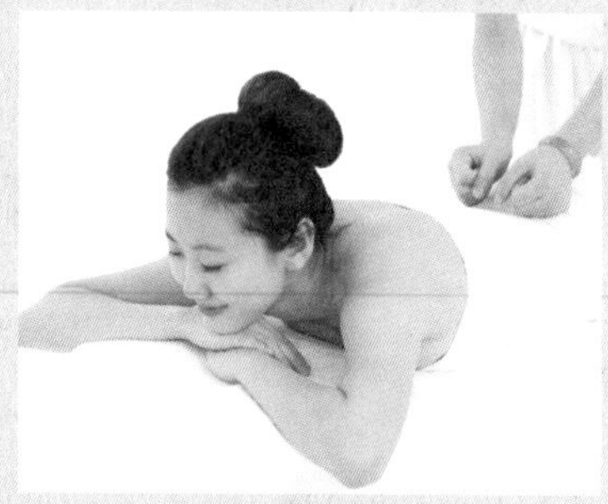

敲背時間可選擇下午 3~5 點膀胱經氣血最為旺盛時。

冬病夏治，
三伏天是散寒的最佳時機

所謂「冬病」，就是指到了冬季症狀更為嚴重，夏季則症狀減輕的疾病，例如慢性支氣管炎、支氣管氣喘、慢性咳嗽等疾病。對於此類疾病，散寒是關鍵。那麼為什麼三伏天是散寒的好時機呢？因為三伏天最熱，陽氣最盛，陰氣最弱，此時人體內的陰寒之氣處於最易化解的狀態，治療宜用中藥三伏貼或藥膳食療的方式調理，祛寒效果比在冬季更好。

辦公室裡防受寒

夏季辦公室會長時間開著冷氣，女性可在辦公室裡常備一件外套或披肩，這樣即使夏季穿吊帶衣服，也可以護住肩膀；在穿裙子時，還可用披肩護住腿部，尤其是膝蓋，使其不致於受涼。

不要坐在冷氣下面，尤其不要對著冷氣直吹，因為冷風吹到背部、腰部，對人體造成的傷害特別大。

午休時不要趴在辦公桌上睡覺，因為趴在桌上時可能會露出脖子和後腰，加之睡眠時毛孔鬆懈，人就很容易被寒邪侵入。另外，中午可以去室外走走，讓體內寒氣發散出來。

泡上 1 杯艾葉茶，每次取 5~10 克艾葉，放於茶杯中浸泡 20 分鐘，在辦公室經常飲用有溫經散寒的作用。

天氣變化注意保暖，防止外寒侵襲

一年四季都有寒氣，而且那些容易被人忽略的寒邪，往往是威脅健康的大敵。所以我們應該全面正確地認識寒氣，一年四季都要防寒。

早春時節，乍暖還寒，老幼病弱者尤其要注意保暖，此時冬天的寒氣還沒完全退去，突如其來的倒春寒往往會讓人措手不及，人也極易受風寒侵襲。秋天是由熱轉冷的過渡季節，穿衣服也要循序漸進地增添，秋凍能使身體抵禦寒冷的能力得到鍛鍊，增強防寒能力，但體弱者也要及時做好防寒保暖工作。

夏季威脅最大的寒氣是來自於辦公室和家裡的冷氣、電風扇。夏季穿得少，長時間待在低溫的冷氣房裡，很容易使寒濕侵入體內，平時要注意冷氣溫度不能調太低。冬季的寒氣最重，家裡開空調、暖氣、地暖，室內外溫差太大，對人的傷害也較大，所以要時刻注意防寒保暖，絲毫不能懈怠。

經常曬太陽、泡溫泉、泡腳

溫暖的陽光照射在身體上，不僅可以提升身體的溫度，還有提升陽氣、祛寒的作用。曬太陽時，多曬曬頭、背、腳等穴位多的部位，對人體經絡氣血通暢有好處。尤其是冬天，趁著天氣好的時候要常曬太陽，以抵禦空氣中的寒涼之氣。

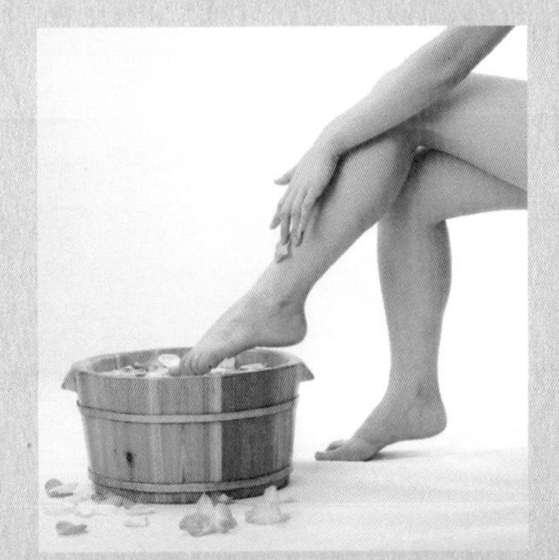
睡前泡腳 30 分鐘可有效改善手腳冰冷的症狀，還有助於睡眠。

除了曬太陽外，泡溫泉也是祛寒的一個好方法，每次浸泡時間最好控制在 15~30 分鐘，以免出現暈眩、乏力症狀。若沒有條件經常泡溫泉，泡腳也可以，每晚睡前泡泡腳，能緩解僵硬酸痛的四肢，還有助於睡眠。

關節冷痛

體內有寒的人容易患關節冷痛病，關節冷痛屬於中醫的「痹症」範疇。痹症是指人的體表、經絡因為感受了風、寒、濕等邪氣，引起的以肢體關節及肌肉酸痛、麻木、沉重、僵硬，或者關節腫大、灼熱等為主要症狀的一類疾病。邪氣不容易清除，導致關節冷痛反覆發作。

典型醫案分析

男，55 歲，最近感覺膝關節、肘關節、肩關節冷痛，時有發酸，非常怕冷，一到變天的時候，疼痛會加劇，晚上睡覺棉被就得加厚。

這種症狀多發於冬春陰雨季節，寒冬和潮濕是重要原因，嚴重者需要及時去醫院治療。平日也可採用局部熱敷或按摩理療法疏通經絡、散寒溫陽。日常飲食中宜多吃牛肉、羊肉、高粱、糯米、扁豆、韭菜、南瓜、蒜苗、辣椒等溫熱性質的食物，少吃涼性、寒性食物，少吃海鮮，少喝酒。

關節冷痛的穴位療法

體內有寒的人關節冷痛，可用先刮痧後艾灸的方法祛寒濕。

3種穴位療法

祛寒濕，可根據患者疼痛部位選擇性施治。

膝部冷痛常刮痧

屈膝，重點刮拭膝關節處和上下左右的穴位。首先點按雙側膝眼穴，各按 5~10 下，能為膝關節祛寒瘀，再從鶴頂穴上方向膝下方刮拭，然後再刮拭膝關節兩側的穴位，每穴刮拭 20~30 下。

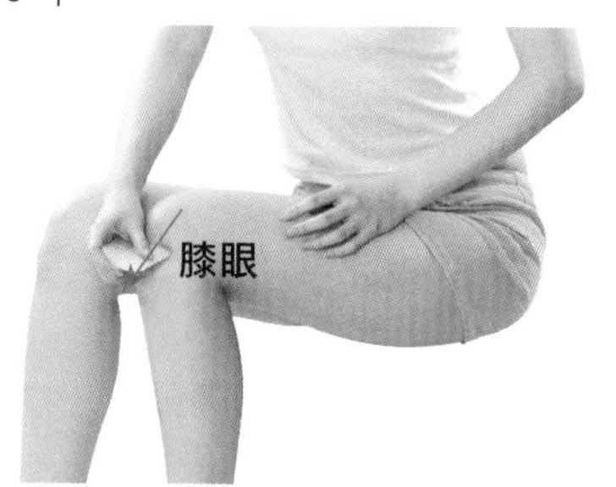

刮拭膝眼穴時力度要適中，以免過度損傷皮膚。

家用養生

散寒活血、祛風除濕

由風寒濕導致的關節冷痛應以散寒活血、祛風除濕為治療原則，代表食療方有川芎白芷燉魚頭。

川芎白芷燉魚頭

川芎、白芷各 4 克，鱅魚頭 1 個，薑片、蔥段、料酒、鹽各適量。將所有材料放入鍋中燉熟，最後加鹽調味。

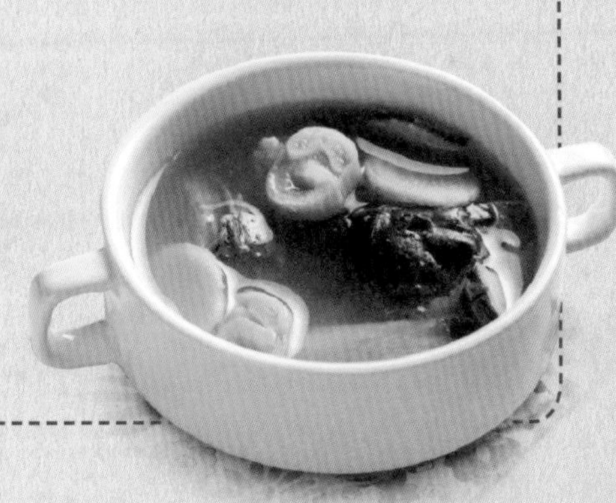

此湯可以祛風散寒、活血通絡。

艾灸膝關節散寒止痛

艾灸膝關節有溫陽補氣、舒經通絡、散寒止痛的作用，對治療因寒濕造成的關節冷痛有很好的緩解和治療效果。艾灸時主要以取足三陽經穴位為主。可用溫和灸法，每次灸至皮膚紅暈為宜。

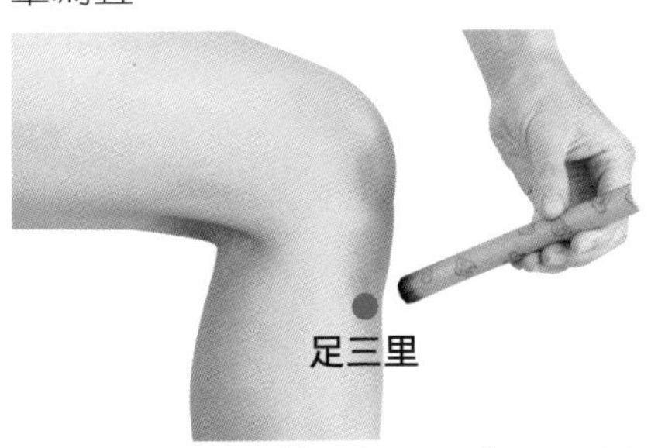

每次灸 10~15 分鐘，每日 1 次，14 日為 1 個療程。

隔薑灸肩部緩解肩關節冷痛

肩部關節冷痛是由肩部感受風寒所致，故又名「漏肩風」。肩周部位多為陽經分布，故可取手三陽經在肩部的諸多穴位施灸，如肩井穴、肩中俞穴、曲池穴等。隔薑灸以上穴位，每次灸 3~5 壯。

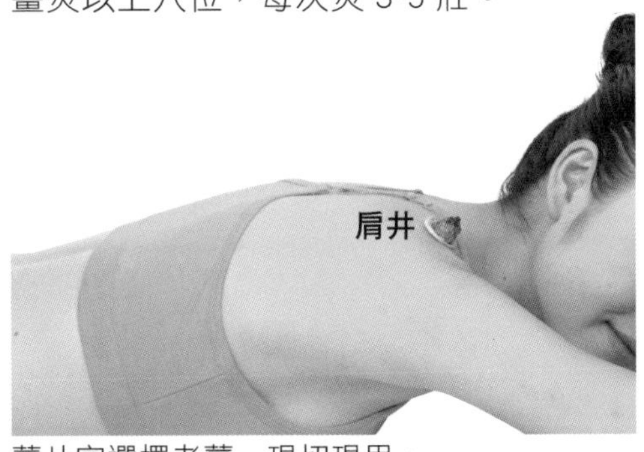

薑片宜選擇老薑，現切現用。

痛經

痛經是女性常見的婦科疾病症狀之一，指經期前後和經期中出現小腹疼痛、墜脹，腰部酸軟等症狀。中醫認為，女性若體內氣血不足、胞宮虛寒，或寒濕侵襲、瘀血阻滯，就有可能引發子宮收縮導致痛經，治療的關鍵是溫經散寒、行氣活血。

典型醫案分析

女，18歲，平時痛經屬於可接受範圍，到夏天後每次月經期小腹冷痛，還伴有嘔吐、腹瀉、渾身乏力、精神不振等症狀，嚴重時會面色發白、出冷汗。這是由過食生冷、寒涼食物導致的痛經。夏天來臨，該女孩貪吃冷飲，又沒有很強的自制力，容易多吃，再加上天熱容易食慾不佳，也很少吃熱食，所以導致寒凝血瘀，氣血阻滯，月經不規律，痛經加劇。飲食調理最重要的是減少寒涼、生冷食物的攝入，多食用溫熱食物。

痛經的穴位療法

由寒濕侵襲導致瘀血阻滯的痛經，穴位療法應選擇按摩和艾灸。另外，痛經病因複雜，易反覆，器質性病變引起的痛經艾灸效果不佳，應及時就醫。

3種穴位療法

緩解經前、經期不適，可根據症狀對症調理。

經前灸腎俞穴，經期灸氣海穴

女子以血為本，但氣為血帥，經血的下泄，離不開陽氣的推動。因而痛經者在月經來臨前，可灸腎俞穴、命門穴、腰陽關穴、八髎穴、長強穴等陽經之穴；月經來臨時，如果腹痛依舊、經血排泄不暢，此時可灸氣海穴、關元穴、石門穴、中極穴、三陰交穴等陰經之穴。

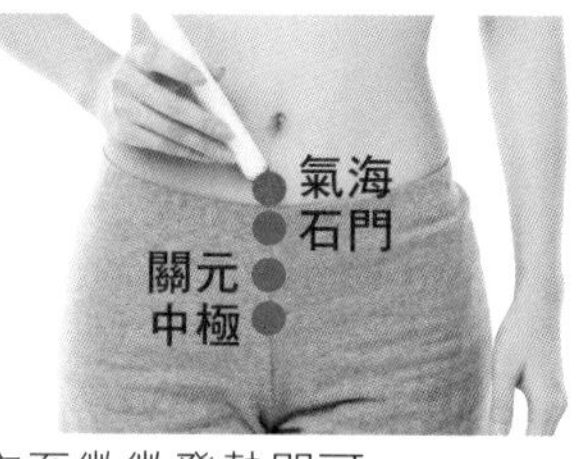

艾灸氣海穴至微微發熱即可。

家用養生

溫經散寒、行氣活血

寒涼入侵導致的痛經應以溫經散寒、行氣活血為治療原則，代表食療方有龍眼肉蓮子八寶粥。

龍眼肉蓮子八寶粥

赤小豆、花生仁、核桃仁、龍眼肉各 40 克，蓮子 10 克，糯米 100 克，糖桂花適量。將所有材料煮成粥即可。

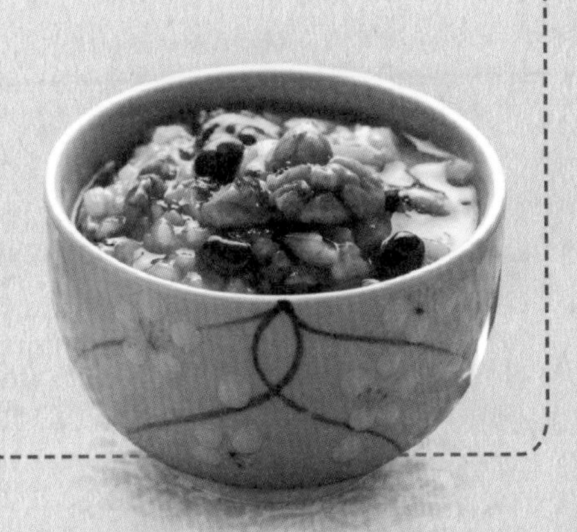

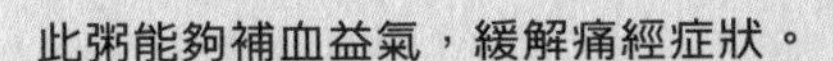

此粥能夠補血益氣，緩解痛經症狀。

按摩合谷穴能止痛

痛經常呈痙攣性，子宮前為膀胱，後為大腸，所以痛經時還可掐揉手陽明大腸經合谷穴，以解子宮痙攣之痛。合谷穴是大腸經的原穴，刺激該穴還可補充大腸經上的氣血。

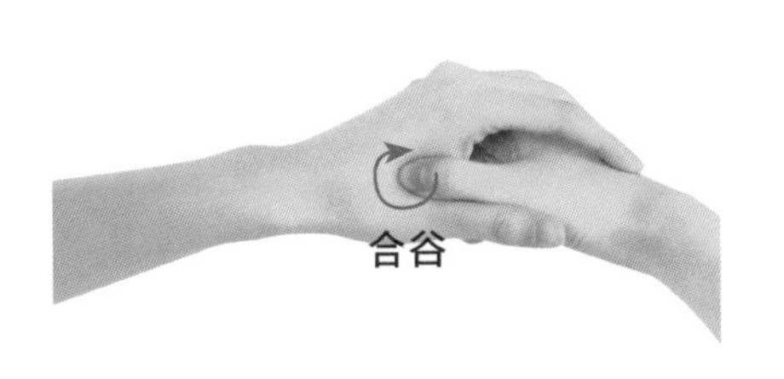

用拇指掐揉合谷穴，持續 2~3 分鐘。

按摩小腹緩解疼痛

痛經嚴重者想要迅速緩解疼痛可用暖暖包放在腹部，或把手掌搓熱，放置在小腹上，均勻且用力適中地按摩。若是這些方法都不管用的話，可以用一些具有溫宮、補腎作用的中藥。

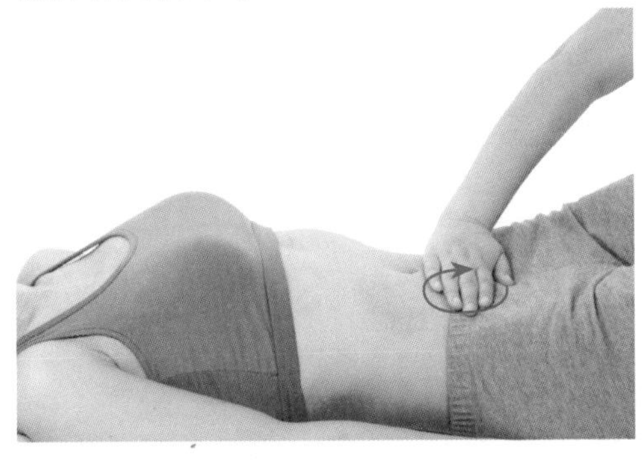

按摩至小腹發熱為宜。

月經推遲

若月經週期延後 7 天以上，甚至數月以上，就稱之為「月經後期」或「閉經」。女性氣血若陰寒阻滯，常會有月經延後、經色暗、經量少、夾有血塊、小腹冷痛、畏寒肢冷等表現；胞宮虛寒者，往往會出現月經延後、經量少、經色暗、腹痛綿綿、腰脊酸冷等表現。

典型醫案分析

女，25 歲，因為工作較忙，飲食不規律，導致月經延遲，有時會兩個月只來 1 次，來後經量偏少、顏色偏暗，還夾有血塊，伴隨著腹部冷痛、面色蒼白的症狀。

這是典型的陰寒阻滯、氣滯血瘀導致的月經推遲。患者工作忙、壓力大、精神不暢，就容易產生氣滯，氣滯引發血瘀，再加上飲食不規律，不注意保暖，導致外寒入體，引發小腹冷痛等症狀。

月經推遲的穴位療法

中醫認為，造成月經推遲的原因有虛有實，首先要分清虛實，區別對待。虛者多因腎虛、血虛、氣虛導致精血不足，衝任不充，血海不能按時溢滿而經遲；實者多因血寒、氣滯等導致血行不暢，衝任受阻，血海不能如期溢滿，致使月經推遲。

3 種艾灸療法

活血通經，要根據不同的發病原因，選擇不同的穴位艾灸。

艾灸太陽經散寒，陽明經化濕，厥陰經解鬱

陰寒阻滯、痰濕凝結胞宮、肝鬱氣滯這三類患者的重點是寒、濕、鬱，可灸太陽經以散寒，灸陽明經以化濕，灸厥陰經以解鬱。

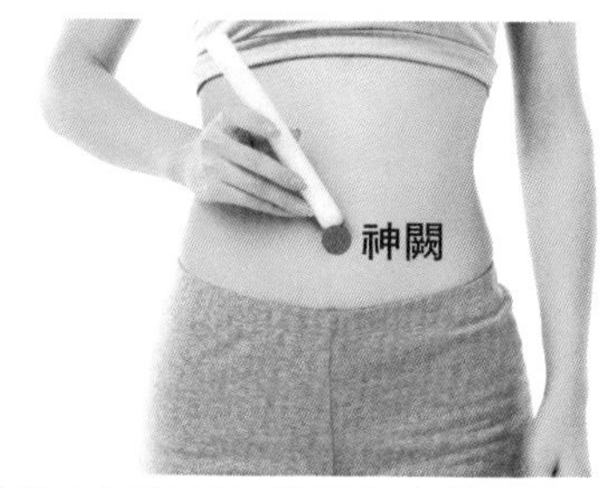

神闕穴屬於足厥陰肝經上的穴位。

家用養生

活血化瘀、理氣散寒

氣滯血瘀、陰寒阻滯型月經延遲應以活血化瘀、理氣散寒為治療原則，代表食療方有桃仁當歸粥。

桃仁當歸粥

桃仁 10 克，當歸 6 克，白米 100 克。

桃仁洗淨碾碎；當歸煎煮取汁。鍋中放入所有材料，小火熬煮成粥即可。

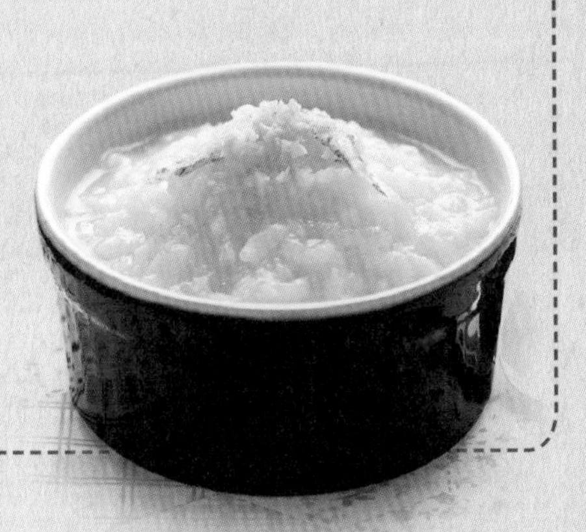

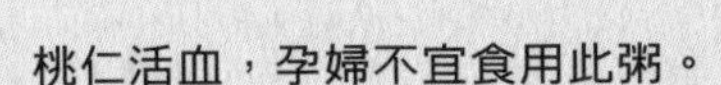

桃仁活血，孕婦不宜食用此粥。

艾灸任脈、脾經補虛祛寒

胞宮虛寒患者的重點是虛和寒，應灸任脈上的關元穴、氣海穴，脾經上的公孫穴、商丘穴、三陰交穴，以補足其虛。

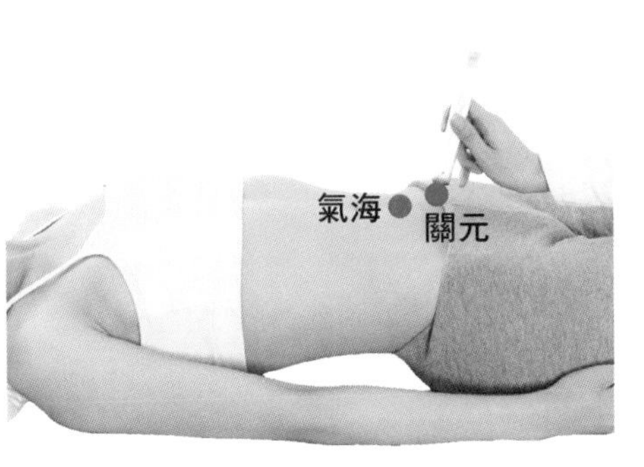

刺激關元穴可補充陽氣。

艾灸督脈、腎經壯陽

氣血虧虛類患者本質是虛，應艾灸督脈上的大椎穴、至陽穴、命門穴，腎經上的湧泉穴、太溪穴、大鐘穴等，以壯其陽，促進氣血循環。

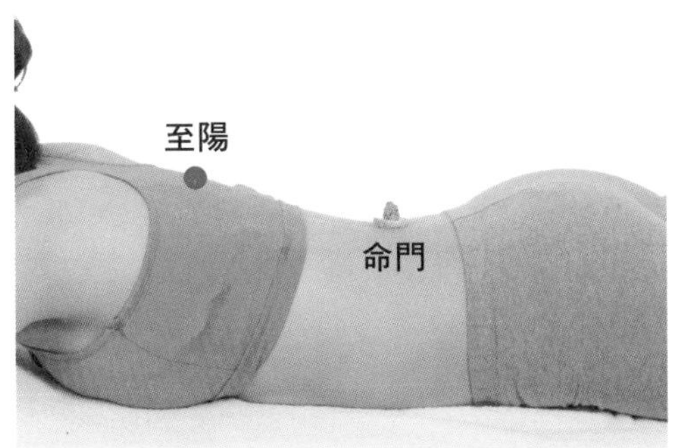

隔薑灸命門穴。

宮寒

中醫所說的「宮寒」，並不只是子宮處在低溫的物理狀態那麼簡單，而是因腎陽不足、胞宮失溫所導致的一種疾病，包括生殖系統、內分泌系統等功能的嚴重低下。

典型醫案分析

女，32 歲，結婚幾年後一直想要孩子，但總是懷不上，平時月經期會小腹冷痛，還伴有月經週期延遲、白帶清稀增多、腰膝酸軟、性慾降低等症狀。這是宮寒所致的孕育困難，宮寒可由外來之寒邪或是人體脾腎陽虛所生之內寒停滯在女性胞宮內所致。治療時要辨證施治，虛寒者要從調理脾腎陽虛方面著手，健脾補腎，補充人體陽氣；實寒者要注意保暖，盡量避免處於寒涼之地，少吃寒涼之物，多吃溫熱食物。

宮寒的穴位療法

宮寒用艾灸療法效果最好，艾灸的純陽之火能夠祛除胞宮內的寒氣，艾灸之前輔以按摩，能夠達到更好的治療效果。

4 種
穴位療法

對宮寒都有很好的調理作用，可每日 1 次。

艾盒灸腎俞穴

先用拇指指腹按揉腎俞穴 3 分鐘，再用艾盒灸腎俞穴，可培補腎元、充足腎氣、益氣生血。

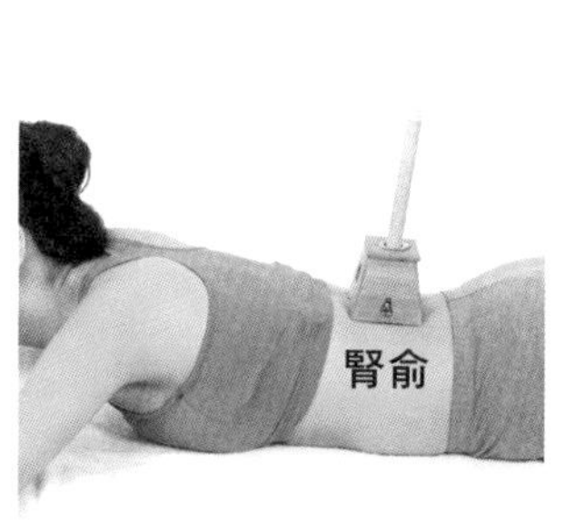

先按摩再艾灸。

溫和灸肝俞穴

用艾條溫和灸肝俞穴 10~15 分鐘，每日 1 次，能起到疏肝理氣、降火退熱、益肝明目、行氣止痛的作用。

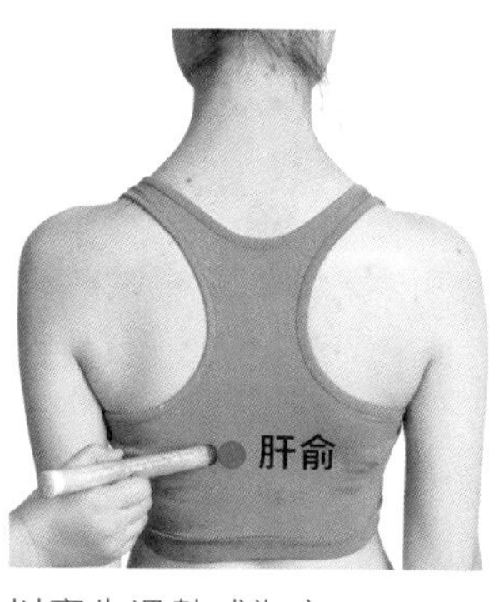

以產生溫熱感為宜。

注：圖片僅為示意，艾灸時不隔衣。

家用養生

祛寒暖宮、滋陰補血

宮寒調理時應以祛寒暖宮、滋陰補血為治療原則，可用補血養血的藥物做成藥膳，代表食療方有阿膠粥。

阿膠粥

阿膠 10 克，糯米 80 克，黃酒、紅糖各適量。阿膠用黃酒浸泡化開，再和剩餘材料一起煮成粥即可。

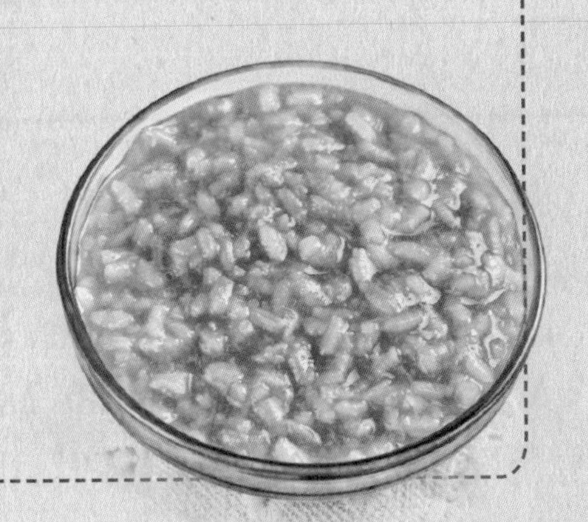

阿膠滋陰補血，與糯米同食，可緩解宮寒。

溫和灸脾俞穴

脾俞穴是脾經的背俞穴，有益氣健脾的作用。經常刺激該穴位可增強脾臟的運化功能，促進消化吸收。先用拇指指腹按摩 3 分鐘，再用艾條溫和灸 10~15 分鐘，每日 1 次。

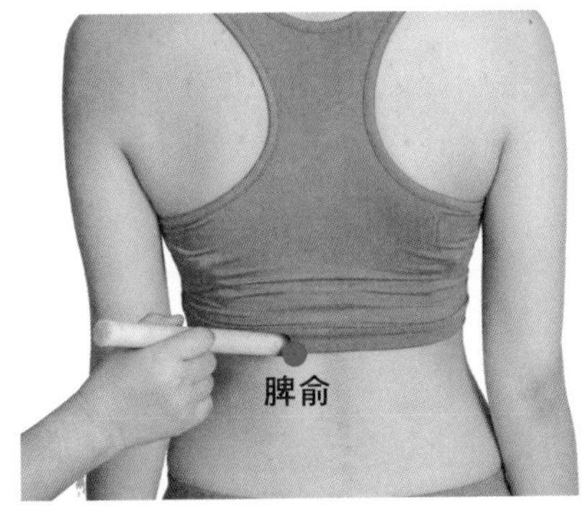

堅持艾灸此穴，可增強免疫力。

艾盒灸關元穴

當身體元氣虛弱時，可以透過刺激關元穴來補充元氣。艾灸時可把艾條點燃放進艾盒中，灸 10~15 分鐘，每日 1 次。艾灸前可先用拇指指腹按摩 3 分鐘。

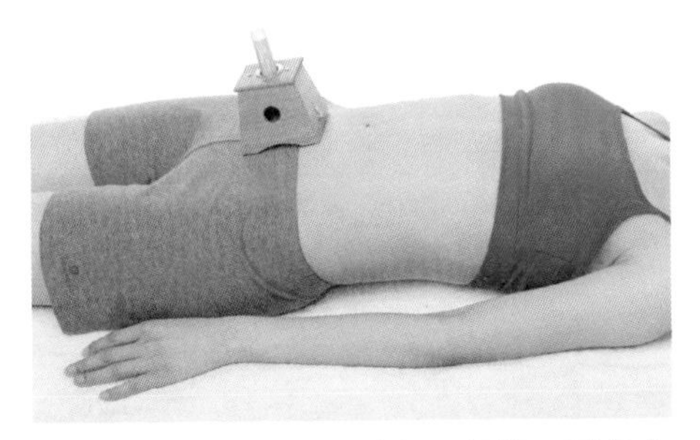

關元穴在腹部，較易受寒邪侵襲，引起人體元氣不足，所以平時要注意腹部保暖。

陸

濕氣重的人，
身體肥胖易水腫

中醫認為，濕為百病之源。俗話說：「千寒易除，一濕難祛。」濕邪容易滲透，在不知不覺中傷人，且容易和其他外邪結合，狼狽為奸，對人體的危害很大。因此生活中不僅要注意預防外感濕邪，還要積極排濕。

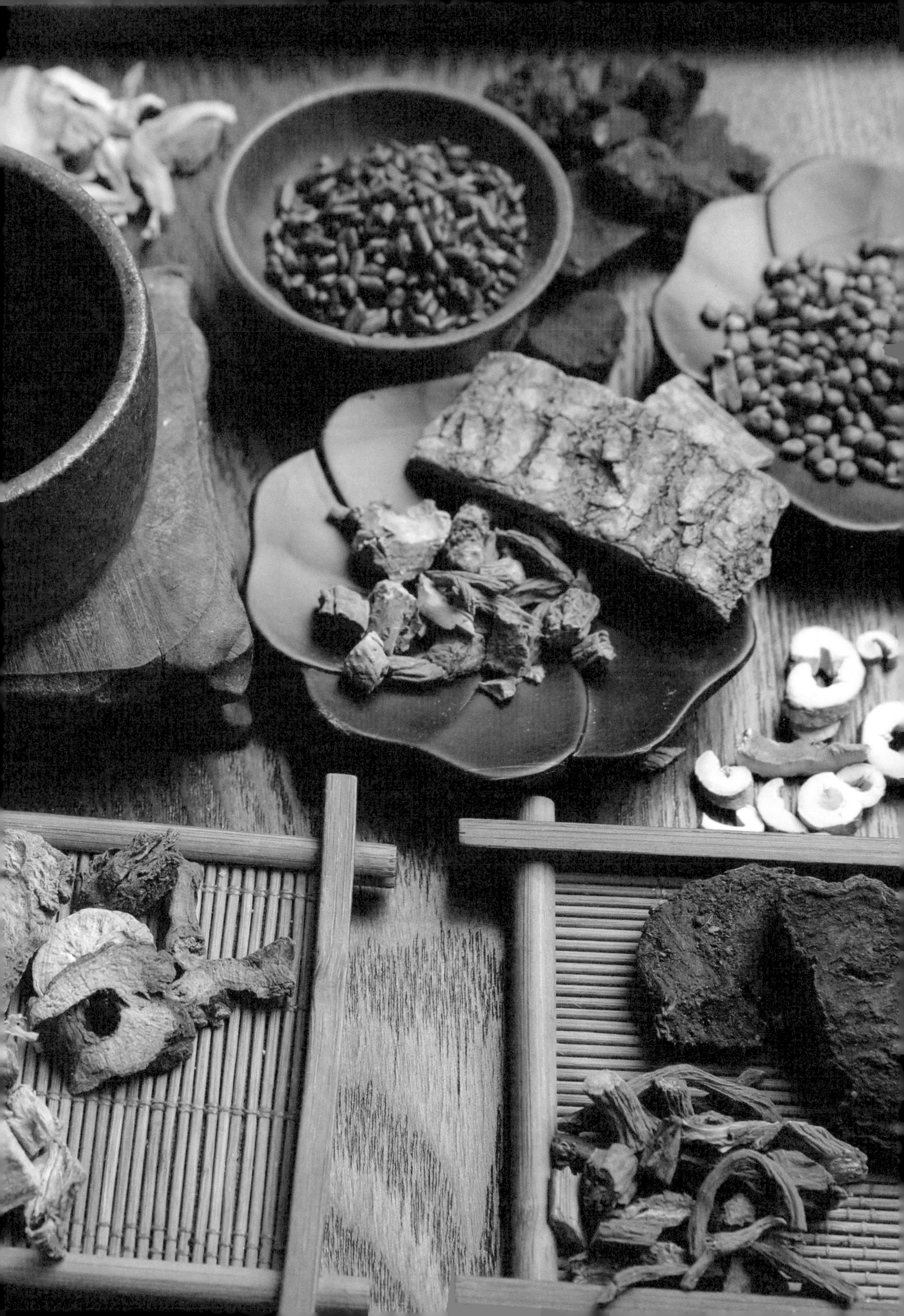

我體內濕氣重嗎

《黃帝內經・素問・生氣通天論》中有言「因於濕，首如裹」。即濕邪纏身，則會頭重如裹，身體感覺沉重、無力，易犯困，做什麼事情都沒有力氣。濕有內外之分，跟身體多個臟腑相關，如果身體臟腑特別是脾的運化功能出了問題，就會導致體液過多，積聚在身體裡，形成濕邪。

典型醫案分析

男，38 歲，形體肥胖、大腹便便、臉部油膩、眼泡微浮、身體水腫；經常睡不醒，醒了還是累；還伴有腹脹、食慾不振、舌體胖大、舌苔厚膩。

這是典型的痰濕體質，主要是由於體內濕邪無法代謝出去造成的。可能是吃多了肥甘厚味等油膩不易消化的食物，或者是辛辣刺激食物，或者飲食不規律，造成脾虛，無法消化吸收食物，進而導致水液失於布散而生濕釀痰。痰濕溢於臟腑，形成水腫或虛胖；溢於肌表，所以經常油光滿面。

快速判斷我是哪種濕

中醫講濕邪易與其他外邪結合，又分為寒濕、濕熱、暑濕、風濕和痰濕等，不同類型有不同的症狀表現。

5種
濕重體質

較為常見且比較好判別的是痰濕和濕熱。

寒濕

面色發白、發青、發暗、發黑，四肢關節疼痛，頸肩酸痛，肩周炎，腰酸背痛，舌苔發白，畏寒肢冷，腹痛泄瀉，形體水腫。

濕熱

口臭，體味大，面色黃暗、油膩，舌苔、牙齒都發黃，牙齦紅腫，情緒急躁，大便乾結或黏滯，小便發黃、味大，身重頭昏，噁心嘔吐，胸悶脘痞。

老中醫為你開藥方

健脾祛濕

痰濕體質者應以健脾祛濕為治療原則，可選用一些化痰燥濕的藥物，代表方劑為二陳平胃散。

二陳平胃散

製半夏、茯苓、陳皮、甘草、製蒼朮、厚朴各 6 克，水煎服。

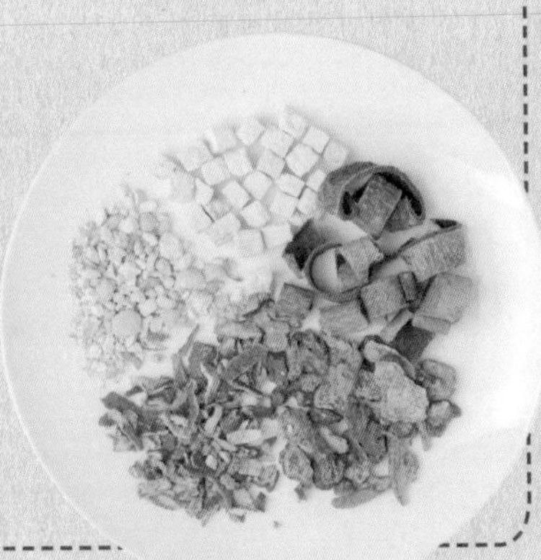

此方主治痰濕中阻，有健脾燥濕、化痰、理氣和中的作用。

暑濕

頭痛、心煩、口渴、身熱、舌苔黃膩、身重體倦、肢體酸痛、脘痞胸悶。多發生於夏季暑濕俱盛之時，尤以南方多見。

風濕

關節紅腫疼痛、發熱、畸形、僵硬、有功能障礙，容易疲勞乏力，畏寒怕風，遇陰雨天氣症狀加重。

痰濕

體形肥胖、腹部肥滿、四肢水腫、身重如裹、容易困倦、面色淡黃、面部油膩長痘、舌體胖大、舌苔滑膩、大便不成形。

哪些壞習慣容易造成濕氣重

「脾為生痰之源，肺為貯痰之器」，體內濕氣重的根源主要在於脾和肺。濕是脾肺兩虛、脾不健運的病理產物。那究竟哪些因素會導致脾肺出現問題呢？一起來看看。

好食肥甘厚膩，易生痰濕體質

現在有不少人每頓飯離不了肉，但俗話說「魚生火，肉生痰」。中國人的飲食歷來以五穀雜糧和蔬菜為主，已經習慣了消化五穀雜糧的脾胃，現在變成以消化肉食為主，顯然要消耗脾胃更多的能量。當脾胃功能已經不能徹底將其消化、吸收、傳輸時，就會積聚在經脈不順暢的部位，久而久之就易生痰濕。

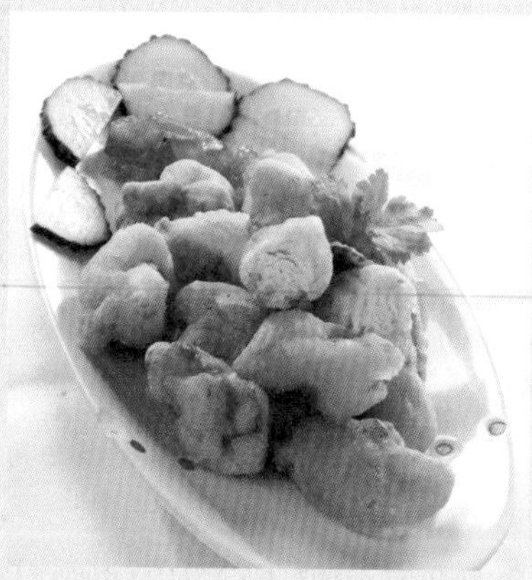

濕氣重的人少吃油炸食品。

長期居住在濕氣大的地方

濕又叫濕邪，有內濕和外濕之分。脾陽失運，濕由內生是內濕；而外濕多因氣候潮濕、涉水淋雨、居處潮濕所致。夏季濕氣最盛，故多濕病。

由於工作或其他的原因，有些人或住地潮濕，或以水為事，或淋雨涉水，時常會受到濕邪的侵襲。中醫認為，濕性屬水，其性陰寒，可導致體內陽氣阻遏。一方面，水濕黏滯重濁，容易造成人頭重如裹、身體困倦、四肢無力、胸脘滿悶等；另一方面，水濕會困擾脾土，阻礙脾胃的消化吸收功能，出現食慾缺乏、大便溏瀉、噁心嘔吐的症狀。

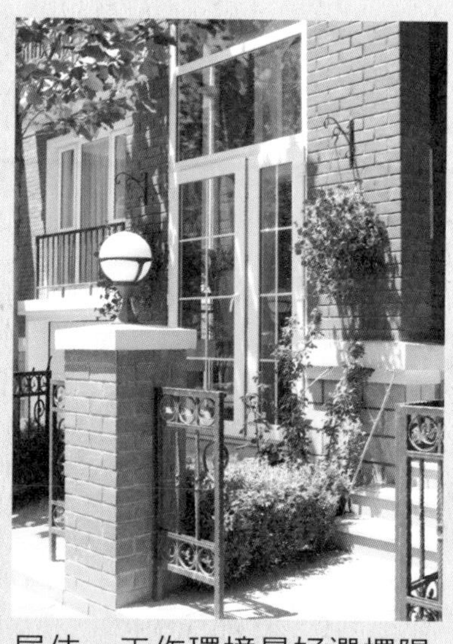

居住、工作環境最好選擇陽光充足、通風良好的位置。

憂思過多，傷脾生痰

中醫認為，「憂思傷脾」。思慮過多，總是處於一種憂慮、壓抑的狀態，就會傷脾。脾傷就會沒有食慾，運化功能也就下降了，於是水濕和痰飲就產生了。所以，注重心理放鬆也是養生很重要的一個方面，特別是對於濕氣重的人，要從多方面愛護脾臟，盡量不要給自己的脾臟增加負擔。

過量吃海鮮，寒濕入侵損脾陽

脾胃作為消化器官，是食物的加工廠。根據中醫理論，食物有寒、熱、溫、涼之分。雖說攝入過於溫熱的食物，也會損傷脾胃中的津液，影響脾胃的運化功能，但攝入過於寒涼的食物，對脾胃造成的傷害會更大。

許多人以為中醫所說的食物寒、熱、溫、涼，就是指食物的溫度，如有些女性在月經前和月經期，會注意不食用直接從冰箱拿出來的食物。這種做法雖然對，但是不夠全面。中醫所講的食物寒、熱、溫、涼這四種特性是指食物本身的自然屬性，是中醫對食物作用於人體後發生反應的歸納與總結。

中醫認為，蟹性較寒，與它烹飪、儲藏、食用時的溫度關係不大。經烹飪後，大閘蟹的溫度即便是熱的，但其仍屬於寒性食物，大量食用照樣會傷及脾陽。因此那些愛吃海鮮的人就要注意了，大部分的海鮮產品其性都偏寒涼，如果長期吃，吃的量又比較大，就容易造成陰寒入裡，脾陽被遏。實際上我們的祖先對此早有對策，在食用寒性食物時，加一些熱性的食物或祛寒的藥材，如蒸螃蟹時用紫蘇葉同蒸，食用時蘸一些薑汁，調料中加一點芥末，再喝少許黃酒，都是為了保護脾胃中的陽氣。

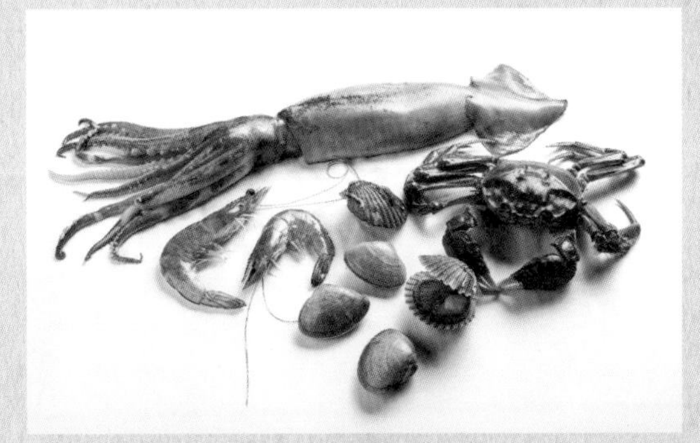

食用海鮮時最好搭配熱性的食物，如生薑、紫蘇葉等。

祛濕食療方，健脾利濕

濕氣重的人要少吃肥甘厚膩的食物，多吃祛濕食物，如薏仁、赤小豆、山藥、冬瓜等可多吃。辛香之物善於走竄流通，有行氣除濕之效，所以脾虛濕重者，可將蔥、薑絲、蒜泥、陳皮等香料添加到食物中以促進體內氣血和脾胃的運行。

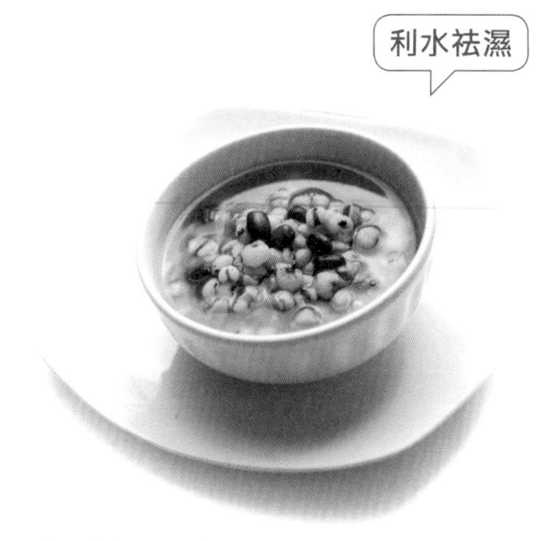

濕氣重的人可以每天將此粥作為早餐食用。

薏仁赤小豆粥

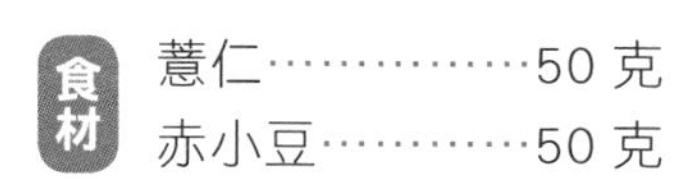

食材

薏仁……………50 克
赤小豆…………50 克

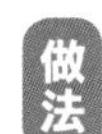

做法

1 薏仁、赤小豆洗淨，用清水浸泡 6~8 小時。
2 將泡好的薏仁、赤小豆放入鍋中，加適量清水，大火煮沸後，轉小火煮至熟爛即可。

功效

薏仁、赤小豆都是祛濕的佳品。此粥不僅可利水祛濕，還能清熱消腫，夏季食用較好。

健脾利濕

鯽魚有健脾利濕之功效，且味道鮮美，可常食。

陳皮鯽魚湯

食材

鯽魚……………1 條
陳皮……………5 克
料酒、白胡椒粉、薑、蔥、鹽各適量

做法

1 鯽魚切塊；薑切片；蔥切段；陳皮泡開，撕條。
2 上述材料放入砂鍋中，加料酒，大火煮沸轉小火煲 1 小時，再加白胡椒粉和鹽調味即可。

功效

陳皮可健脾理氣，鯽魚可健脾利濕、溫中和胃，兩者搭配祛濕效果更好。

清熱利尿

蒜蓉空心菜

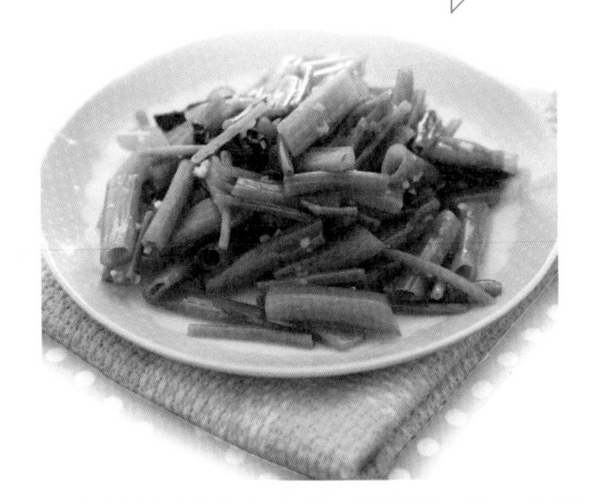

空心菜的菜汁有抑菌作用，可預防感染、防暑解熱、涼血排毒。

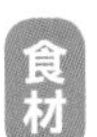

大蒜……………5 瓣
空心菜…………350 克
油、蔥末、鹽、香油各適量

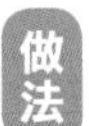

1 空心菜洗淨切成長段；大蒜剁成蒜末。
2 鍋中放油燒至六分熱，放入蔥末和一部分蒜末熗鍋，加入空心菜炒至八分熟。
3 加入鹽、香油翻炒至入味，出鍋前加入剩下的蒜末炒勻即可。

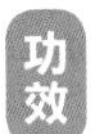

此菜清熱排毒，可預防夏季痢疾。

健脾利濕

山藥冬瓜湯

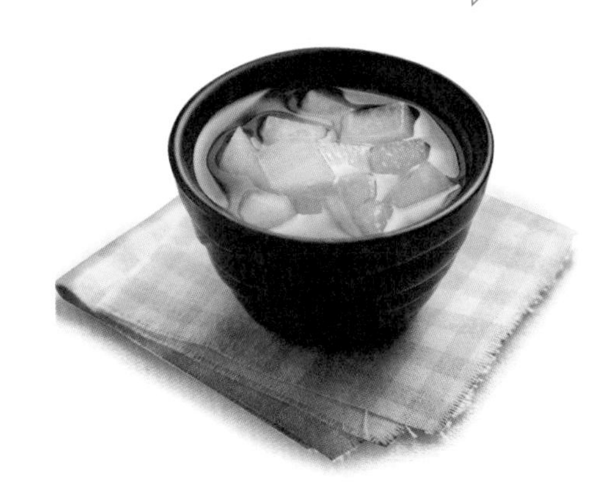

冬瓜味甘、性寒，有消熱、利水、消腫的功效。

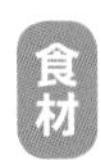

山藥……………50 克
冬瓜……………150 克
鹽適量

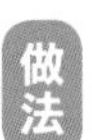

1 山藥去皮，洗淨，切塊；冬瓜洗淨，去子，切塊。
2 將山藥塊和冬瓜塊一起放入砂鍋中，大火煮沸後轉小火煲 30 分鐘，加鹽調味即可。

功效

山藥健脾，冬瓜利水消腫，此湯健脾利濕、消腫效果較好。

穴位療法，利濕化痰

拔罐是祛濕較好較快的方法，凡是跟濕沾邊的疾病，如痰濕、濕熱、寒濕，都可以選擇拔罐。拔完後，罐體內的水霧就是從身體裡面散發出來的濕氣。濕氣重的人居家調理時首選拔罐，再配合艾灸或刮痧調理。

拔罐豐隆穴、足三里穴，可化痰通絡

豐隆穴是足陽明胃經的絡穴，同時又聯絡脾經，刺激豐隆穴可以調理脾胃。足三里穴是一個強壯身心的大穴，是足陽明胃經上的合穴，也是人體重要的保健穴位之一，古人稱之為「長壽穴」，經常刺激能健脾和胃。取足三里穴時站位彎腰，同側手虎口圍住髕骨上外緣，其餘四指向下，中指指尖處即是。

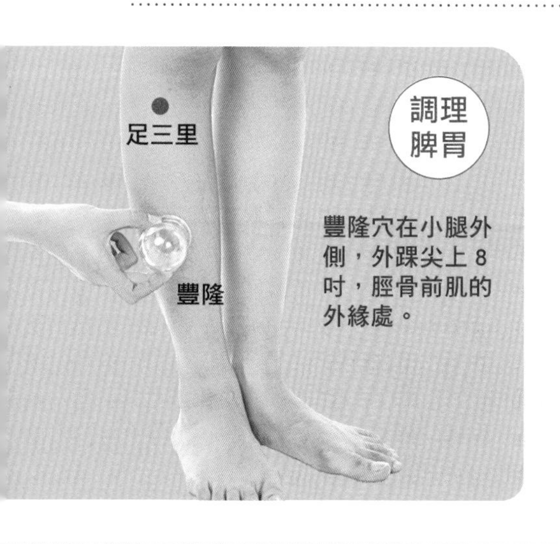

拔罐豐隆穴、足三里穴

按摩時間……………5~10 分鐘

按摩方法……………留罐法

操作手法

用火罐留罐 5~10 分鐘。拔罐豐隆穴可以除濕祛痰、通經活絡。拔罐足三里穴可以疏風化濕、通經活絡、扶正祛邪。

建議：寒濕者宜先拔罐再艾灸，濕熱者宜先拔罐再刮痧。

拔罐陰陵泉穴，祛除濕氣

陰陵泉穴是足太陰脾經上管理身體水液的穴位，經常刺激陰陵泉穴，能夠快速祛除體內的濕氣，從而治療因體內濕氣過重所導致的諸多疾病。

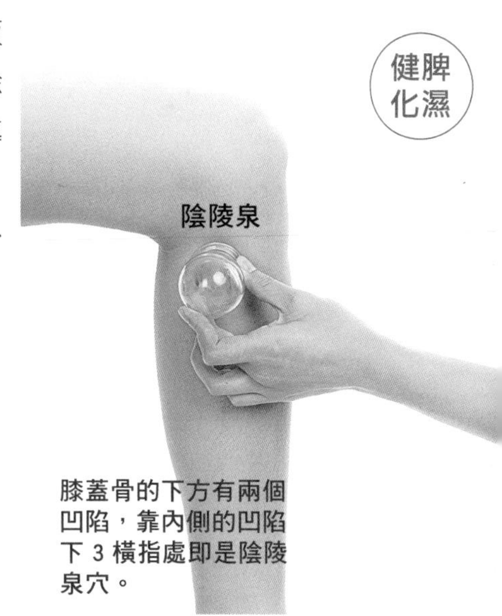

膝蓋骨的下方有兩個凹陷，靠內側的凹陷下 3 橫指處即是陰陵泉穴。

拔罐陰陵泉穴

按摩時間……………5~10 分鐘

按摩方法……………留罐法

操作手法

用火罐留罐 5~10 分鐘。拔罐陰陵泉穴可以清利濕熱、健脾理氣，主治脾運失健所致的腹脹、腹瀉、水腫、小便不利等症狀。

按摩承山穴，可振奮陽氣

承山穴是除濕氣大穴，當碰到空氣潮濕或自身壓力過大時，揉按承山穴，不僅可健脾祛濕，還能減輕壓力，緩解疲勞。

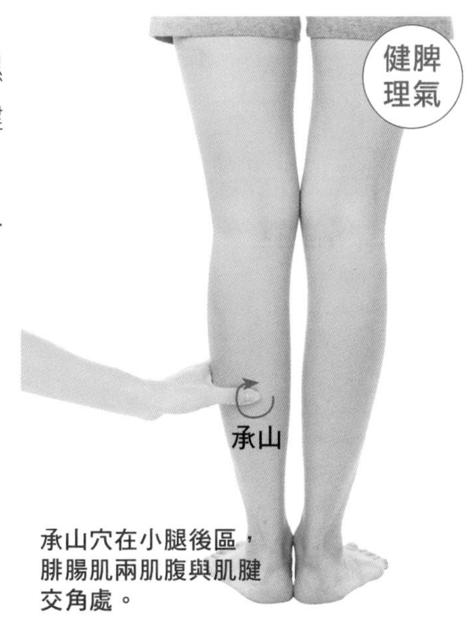

承山穴在小腿後區，腓腸肌兩肌腹與肌腱交角處。

按摩承山穴

按摩時間……………3~5 分鐘

按摩方法……………按揉法

操作手法

用拇指指腹按揉承山穴 3~5 分鐘，以產生酸脹感為宜。按摩此穴位可運化水濕、固化脾土，振奮膀胱經陽氣，主治便祕、痔瘡、小腿抽筋等。

經典藥方，健脾除濕

濕氣重的人可以根據自身濕氣屬性來吃對症的中藥進行調理，也可吃一些加有藥材的藥膳或喝一些由藥材泡成的茶飲。

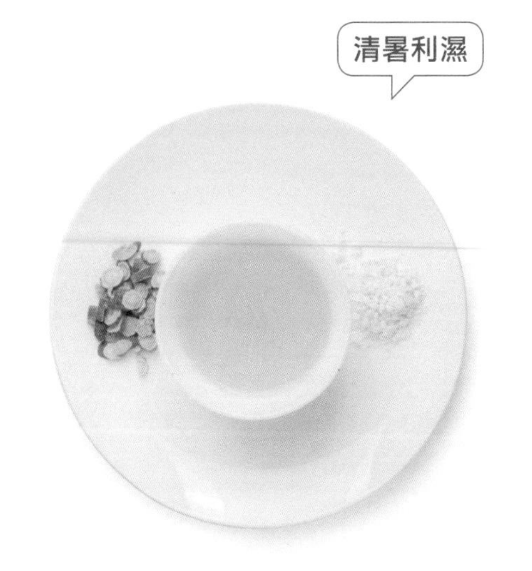

清暑利濕

六一散有甘草甜味，手撚有潤滑感，外用能治痱子。

暑濕者，就選六一散

藥材
滑石⋯⋯⋯⋯⋯⋯⋯600 克
甘草⋯⋯⋯⋯⋯⋯⋯100 克

做法
為淺黃白色的粉末，調服或煎服，1 次 6 克，1 日 1~2 次。

功效
暑濕所致的發熱、身倦、口渴、泄瀉、小便黃少等。

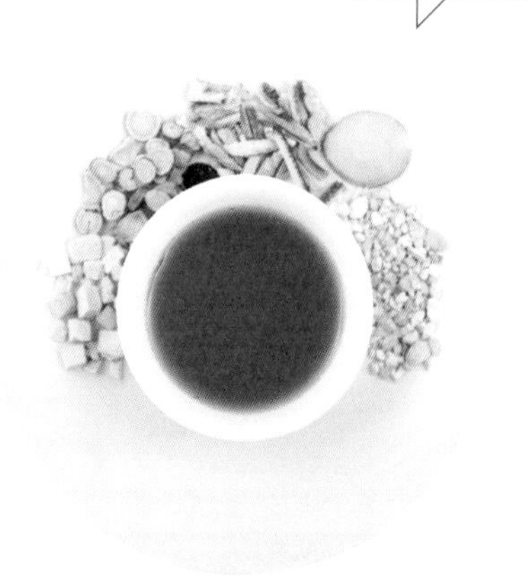

燥濕化痰

本方性燥，陰虛、血虛者忌用。

痰濕者，就用二陳湯來調理

藥材
半夏、橘紅⋯⋯各 10 克
茯苓⋯⋯⋯⋯⋯9 克
炙甘草⋯⋯⋯⋯4.5 克
生薑⋯⋯⋯⋯⋯7 片
烏梅⋯⋯⋯⋯⋯1 個

做法
水煎溫服。

功效
此方有燥濕化痰、理氣和中的功效，主治痰飲為患，或嘔吐噁心，或頭眩心悸，或心中不快，或發為寒熱，或因食生冷，脾胃不和。

清熱化濕

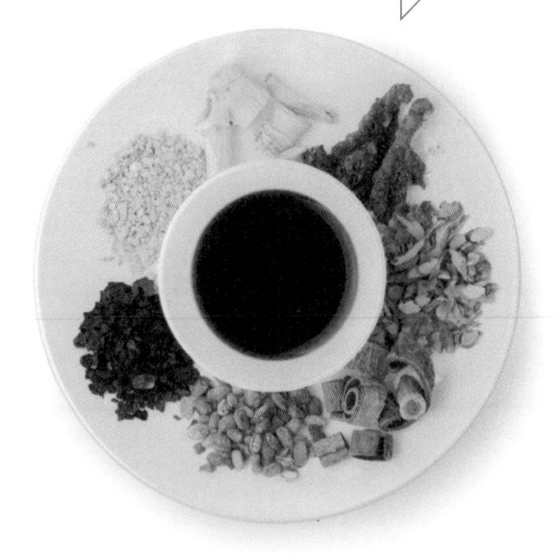

本方主治濕熱霍亂以吐為主者，若腹瀉重者，可加白扁豆、薏仁以滲濕止瀉。

濕熱者，可選連朴飲

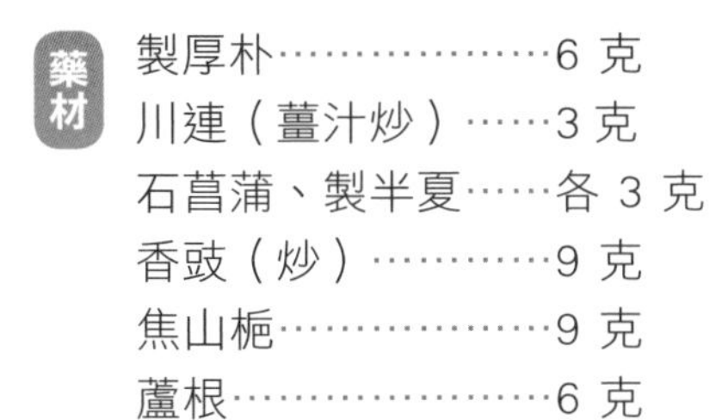

藥材

製厚朴……………………6 克
川連（薑汁炒）……3 克
石菖蒲、製半夏……各 3 克
香豉（炒）…………9 克
焦山梔………………9 克
蘆根……………………6 克

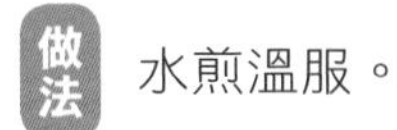

做法 水煎溫服。

功效 此方具清熱化濕、理氣和中的作用，主治濕熱蘊伏、霍亂吐利、胸脘痞悶、口渴心煩、小便短赤、舌苔黃膩。

祛風除濕

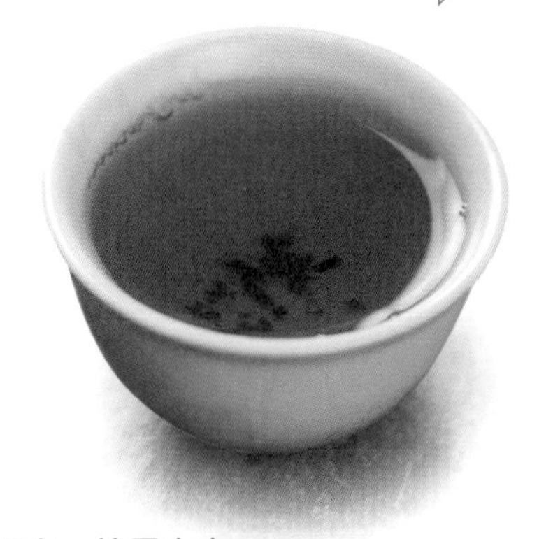

陰虛火旺者，慎用本方。

風濕者，首選桂枝附子湯

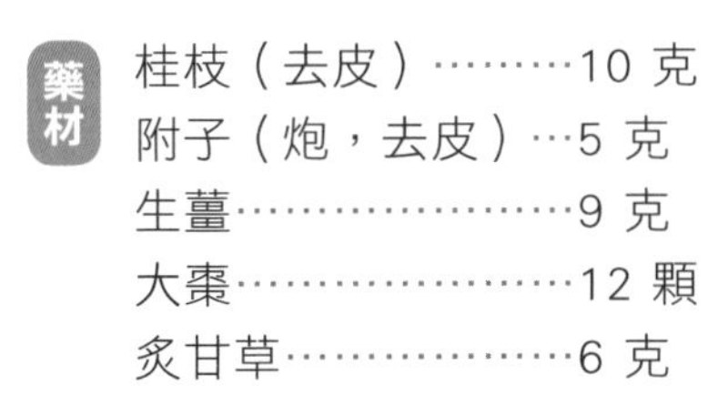

藥材

桂枝（去皮）………10 克
附子（炮，去皮）…5 克
生薑……………………9 克
大棗……………………12 顆
炙甘草………………6 克

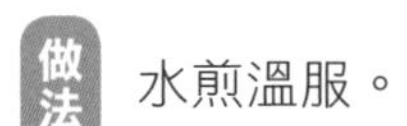

做法 水煎溫服。

功效 此方有祛風除濕、溫經散寒的作用，主治風濕相搏、身體煩疼、風濕性關節炎、坐骨神經痛等。

溫腎利水

寒濕者，可用香砂六君丸調理

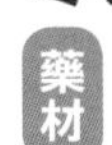

木香、砂仁、黨參、炒白朮、茯苓、炙甘草、陳皮、製半夏、生薑、大棗。

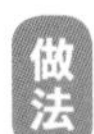

棕色的濃縮丸；氣微香，味微甜、辛。口服，1 次 12 丸，1 日 3 次。

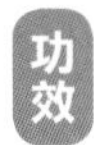

用於脾虛氣滯、消化不良、噯氣食少、脘腹脹滿、大便溏瀉。（注意：服藥期間忌食生冷油膩、不易消化的食物。）

注意生活起居，排出濕氣一身輕鬆

有濕氣的人若不注意生活細節，就會加重濕氣症狀，影響日常生活與工作。起居中應注意多開窗通風、盡量避免淋雨等；也可以在室內擺放一些乾燥除濕劑，或點燃檀香和藏香等。

春夏多吃薑，平時少飲酒

俗話說：「冬吃蘿蔔夏吃薑，不找醫生開藥方。」生薑具有良好的祛濕作用，可暖脾胃、促發汗。夏天氣候炎熱，空氣中濕氣重，再加上人們喜歡喝冷飲、吹冷氣，很容易導致身體濕氣重，所以可以每天喝杯生薑茶，以祛除體內濕氣。

中醫認為，酒性熱而質濕，為濕熱蘊結之品，長期過量飲酒，會使人體產生濕氣。如果體內本來就有濕氣，再大量飲酒的話，就會使濕氣更為嚴重。所以，為了祛除體內濕氣，最好不要喝酒，即便要喝，也要控制好量。

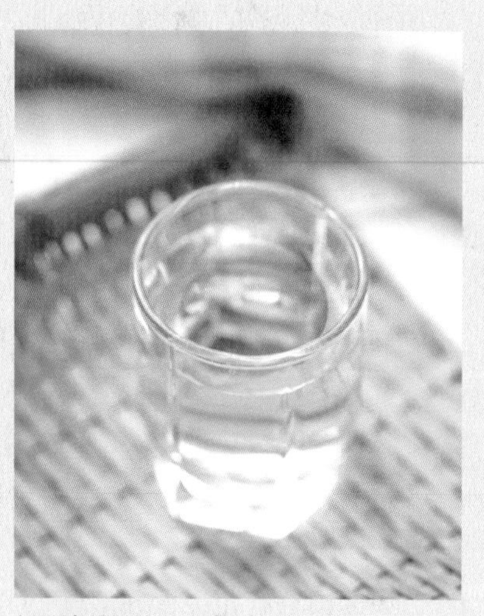

酒助濕邪，應少喝。

每晚足藥浴，輕鬆排出體內濕氣

足藥浴療法對排出體內濕氣效果是很好的，中醫建議體內有濕氣的人，每晚用藥湯泡腳，這對改善體質大有幫助。對不同屬性的濕氣，可以選用不同的足浴方，例如祛除風濕，可用米醋或艾葉 150cc，加入熱水中泡腳，每週 3 次，每次 15 分鐘；除暑濕可用藿香 30~50 克，水煎 2 次，取藥汁混合後泡腳，藥液以泡過腳踝為度，每週 1 次。

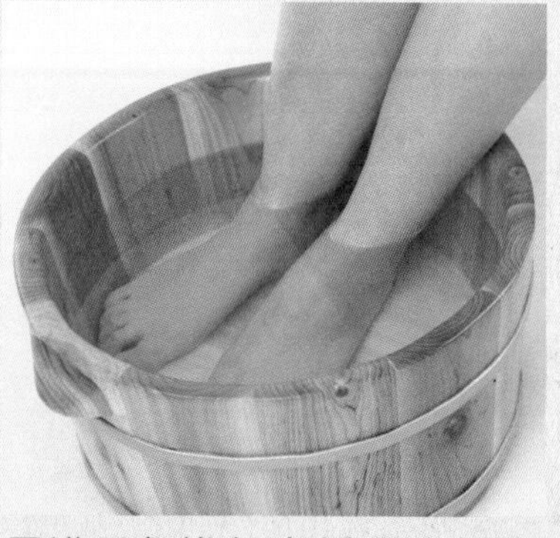

足浴可促進氣血循環，有助於排汗，利於濕氣的排出。

少吃甜食，多運動

痰濕體質者有一個共同的特點就是愛吃甜食，所以形體偏胖或肥胖會引起一系列疾病。中醫認為，脾喜甜惡酸，肝喜酸惡甜，也就是説，脾這個器官，是很喜歡甜味的，但放任自己吃過多甜食，則會傷害到脾，這在中醫上叫「滋膩礙脾」，太膩味了，消化不了，就轉化為痰。此外，若再喜歡吃一些肥肉、油炸食品或喝酒，就會助濕生痰，加重痰濕症狀。

痰濕體質者除了注意要少吃甜食外，還要多運動。治痰先治氣，先保證氣血充足，才能氣血通暢，人體的津液流動起來了，痰濕阻滯的現象就會好轉。運動可以調理氣機，保證氣血通暢，還能促進發汗，幫助濕氣的排出。

多曬太陽，常洗熱水澡

曬太陽能散濕氣，振奮陽氣，尤其是冬天的時候，陽光不烈，很適合每天曬曬太陽，以曬到身體發熱為宜。洗熱水澡最好是泡浴，泡到全身發紅，毛孔張開，這樣有利於發散濕氣，或者三溫暖也可以。但要記得結束後不可以立刻去洗澡，以免水濕從張開的毛孔中進入，加重濕氣。

起居防濕邪，衣物要乾爽

為避免外部濕邪對人體的侵襲，日常居住的房間一定要注意防潮防濕，保持乾燥，不要居住在濕氣重的地下室。也要盡量避開潮濕的環境，不要在潮濕之地久留。平時應穿寬鬆、透氣性好的衣服，不要穿潮濕未乾的衣物，蓋潮濕的棉被。夏天最熱時，也不可直接睡地板，以免地下的濕氣、陰氣傷身。

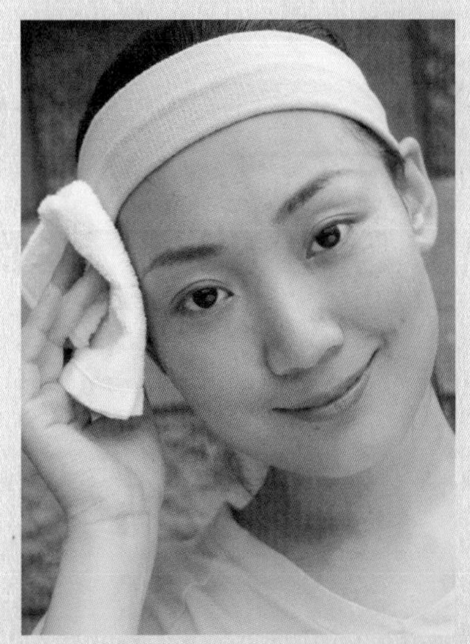

夏季應避免劇烈運動，大汗淋漓；冬季可以多運動，多流微微發汗。

適當出汗，排出濕氣

出汗有利於人體新陳代謝，對排出體內濕氣有好處，但出汗除濕應有度，不能過度追求多出汗的效果，因為一旦出汗過多，反而會損傷人體元氣。出汗後，應注意及時補充水分，擦乾身體，並換上乾爽衣物，以免外邪入侵。

風濕性關節炎

風濕性關節炎臨床上主要表現為關節和肌肉遊走性酸楚、疼痛，可出現急性發熱，受累關節多為膝、踝、肩、肘、腕等部位。風濕性關節炎患者多為陰陽氣血不足，故風、寒濕之邪容易乘虛侵襲，導致氣血痹阻而發病，所以在冬季寒冷、潮濕的環境下更易誘發疾病，加重症狀。

典型醫案分析

男，55 歲，膝關節紅腫、疼痛難忍，遇到冷天、雨天疼痛會加重，伴有全身酸痛、煩躁、食慾缺乏的症狀，有時還會心悸、氣促、心前區疼痛。

這是風濕性關節炎的典型症狀，可能和長期身處寒濕環境有關，風寒濕邪乘虛而入、氣血經絡不通、關節痹阻。此種情況調理時可以飲藥酒舒筋活血，還要注意清淡飲食，湯、粥是很好的選擇。生活中要注意保暖，遠離寒涼濕冷之地。睡前和早晨醒來，可以活動筋骨，做做健身操。

風濕性關節炎的穴位療法

在夏季採用溫陽化濕、補益肝腎的方法積極調治，可以減輕關節疼痛、保護關節功能，對風濕性關節炎具有積極作用。

2 種緩解疼痛

療法簡單方便，適合居家治療。

利用三伏天，敷貼疼痛關節處

穴位敷貼對關節痛證具有獨特療效。利用人體在三伏天陽氣易達於表、毛孔開放、血流加速的特點，選用辛溫祛寒、宣痹通絡、益氣補腎類中藥粉末或膏藥貼敷關節部穴位，既能除寒濕、祛瘀通脈，還能益氣養血、補腎壯骨，增強機體免疫力。

白芥子粉：白芥子 60 克，微炒搗碎，與蔥、生薑各 30 克共搗成茸，外敷關節痛處致發熱為宜。可散寒、化痰、止痛，在三伏天貼敷，可減輕冬天遇寒疼痛的症狀。

家用養生

舒筋活血、祛濕止痛

風濕性關節炎應以舒筋活血、祛濕止痛為治療原則，可喝對症治療的藥酒，代表藥酒有竹黃酒。

竹黃酒

竹黃 50 克，白酒 500cc。將兩者共置入乾淨附蓋的容器中，密封浸泡 7 日。每日 1 次，每次 15~20cc。

竹黃酒可以祛風通絡、溫中止痛。

隔薑灸膻中穴、中脘穴、足三里穴

隔薑灸能行氣活血、疏風散寒。堅持艾灸，疼痛會趨於消失，關節紅腫也會得到改善。穴位分兩組：膻中穴、中脘穴、足三里穴為一組；膈俞穴、肝俞穴、脾俞穴、命門穴為一組。將艾炷置於上述穴位上，中間隔薑片。每次灸 4 壯，兩組穴位交替使用，每日灸 1 組穴位，50 次為 1 個療程，每個療程結束後停止 10~15 天繼續下 1 個療程。

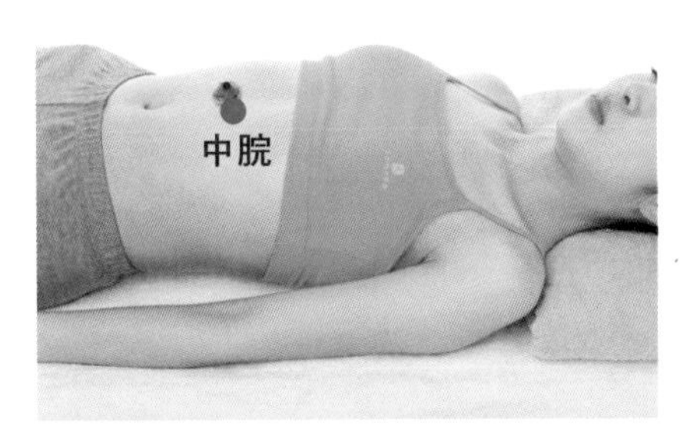

用牙籤或針在薑片中間扎數個小孔，可加強治療效果。

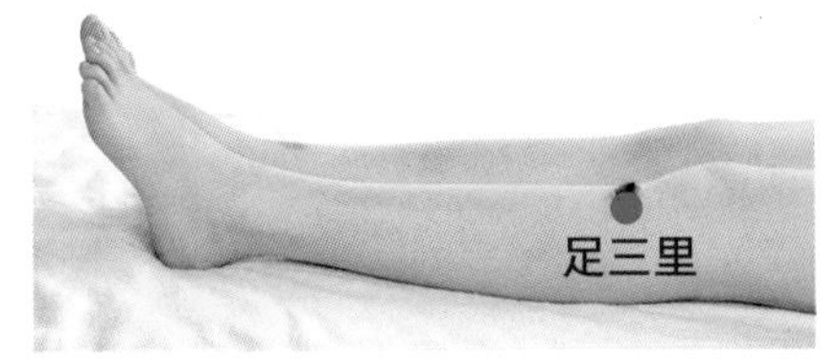

若施灸過程中不慎灼傷皮膚，致皮膚起透明發亮的水泡，要塗抹藥膏防止感染。

氣管炎

濕氣重的人很容易患氣管炎、慢性咽炎、支氣管哮喘等病，經常會咳吐出有形之痰。因為按照五行相生的原理，脾土生肺金，正常情況下脾化生的精微物質可以使肺氣得到補充。但是因脾虛不運而產生痰濕時，也最容易送到肺，故有「脾為生痰之源，肺為貯痰之器」的說法。

典型醫案分析

男，52 歲，多年煙齡，一直都有氣管炎，每逢天氣變化，咳嗽、喘息會加重，還有發熱、頭痛、痰多、全身不適等伴隨症狀。

這是由於濕寒造成的氣管炎病情加重，患者生活在濕氣重的地方，天氣變冷，濕寒一起襲來，早晚反覆咳嗽。治療時要先止咳平喘、祛痰，再調理體內濕寒。平時要注意保暖，盡量少抽煙，多運動，增強身體抵抗力。

氣管炎的穴位療法

針對氣管炎的調理，可用艾灸療法以祛除寒濕，若痰濕化熱，可加刮痧療法以清熱。

3種 穴位療法

祛寒除濕、清熱化痰、理氣通肺。

體內有寒用艾灸

如果咳吐出的痰清稀且有鹹味，患者還怕冷、口淡不渴，說明體內寒濕較重。要想溫化寒痰，就要對肺俞穴、脾俞穴、腎俞穴、足三里穴、豐隆穴進行艾灸治療。

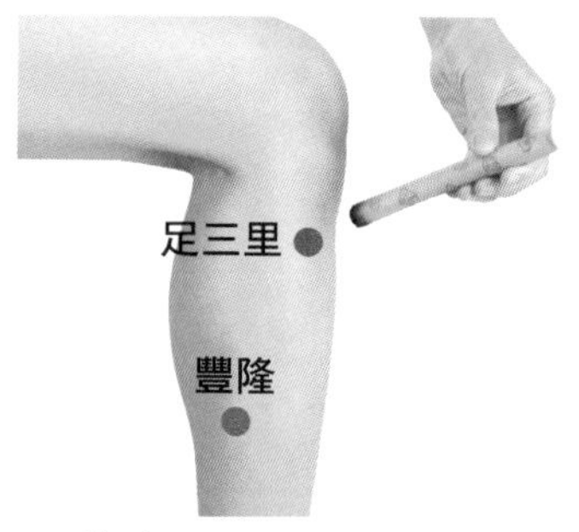

可艾灸 10~15 分鐘，以皮膚感到溫熱為宜。

家用養生

止咳平喘、化痰除濕

寒濕型氣管炎應以止咳平喘、化痰除濕為治療原則，可吃些甘草等化痰止咳，代表食療方有甘麥大棗粥。

甘麥大棗粥

甘草 5 克，小麥 20 克，白米 50 克，大棗適量。將甘草煎煮，去渣取汁，和剩餘材料一起煮成粥即可。

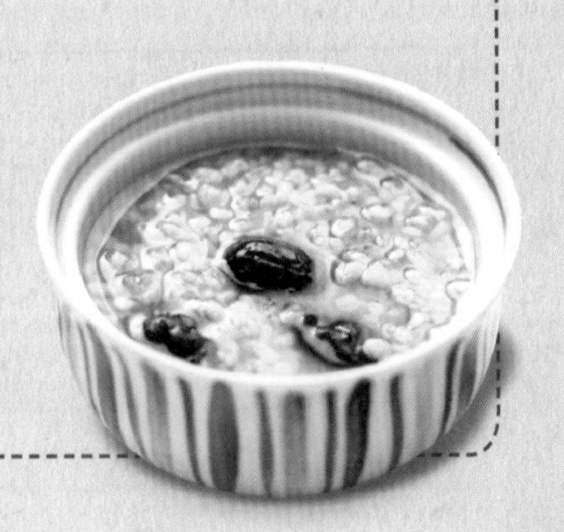

甘草含有鎮咳的成分，是健脾祛痰、止咳平喘的良藥。

體內偏熱用刮痧

體內偏熱者可以對下列穴位進行刮痧：背部肺俞穴、脾俞穴；腹部上脘穴至中脘穴；上肢肺經列缺穴至太淵穴；下肢胃經足三里穴至豐隆穴，脾經陰陵泉穴至三陰交穴。

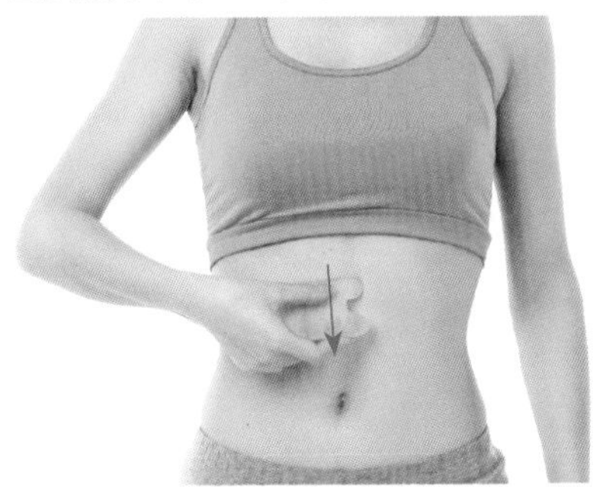

由上脘穴刮至中脘穴。

按摩足部反射區

氣管炎患者可以按摩足部的肺、支氣管、氣管、咽喉、心等反射區，每次按揉 3~5 分鐘，可以調整器官功能的狀態。

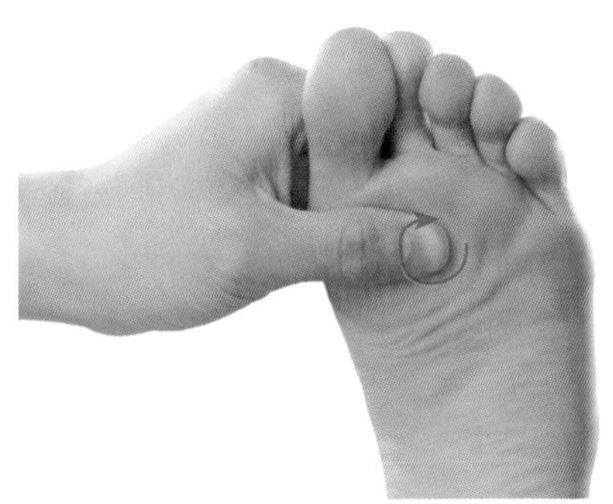

稍用力按揉。

濕疹

濕疹是由多種因素引起的一種具有多形性皮損和有滲出傾向的皮膚炎症反應。其臨床表現具有對稱性、滲出性、瘙癢性、多形性和復發性等特點。濕疹的發作常常與氣候環境變化、化學物質、過度的精神緊張、生活節奏過快等關係較為密切。

典型醫案分析

女，38 歲，身上皮膚出現乾燥、瘙癢、紅斑，剛開始以為是過敏，治療月餘，後來未見效果，皮膚還出現了破損、水泡、化膿等症狀。

這是濕疹的表現，濕疹有急性和慢性之分，顯然這種情況屬於慢性。出現濕疹後應盡量找出發病原因，然後從根源上杜絕不良因素。飲食上宜多吃一些清熱利濕的食物，如薏仁、綠豆、赤小豆、冬瓜、黃瓜、芹菜、白菜等。

濕疹的穴位療法

中醫將濕疹稱之為「濕毒瘡」或「濕氣瘡」，為外感風濕等病邪或脾虛濕困等所致，故穴位調理時可從這兩方面著手。

2種 穴位療法

內外同治，快速緩解不適症狀。

艾灸阿是穴，溫經活血

艾灸可以有效地排出體內毒素、清熱利濕、養血、祛風止癢。但皮膚濕疹、紅腫、熱痛的患者不宜進行艾灸療法。此類患者可取病變發生部位的阿是穴進行艾灸，以溫經活血、疏風通絡，從而控制病情的發展和蔓延。

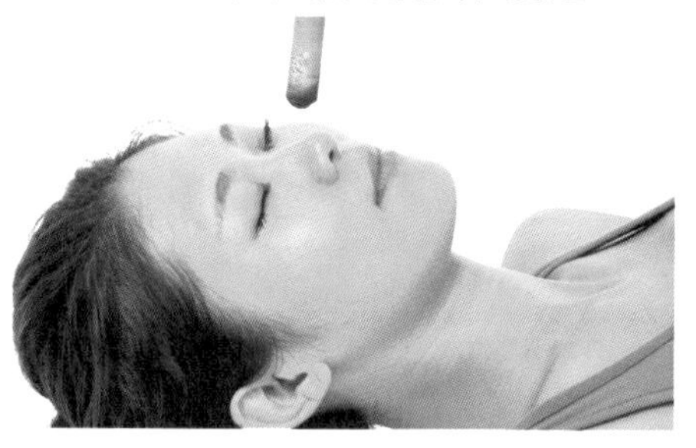

阿是穴隨病而定，取穴方法以痛為腧。

家用養生

清熱利濕、止癢解毒

濕疹調理應以清熱利濕、止癢解毒為治療原則，可用止癢外用藥，內食清熱利濕之品，代表食療方有海帶冬瓜粥。

海帶冬瓜粥

海帶絲50克，冬瓜塊150克，白米100克，鹽適量。鍋中放入所有材料煮成粥，再加鹽調味即可。

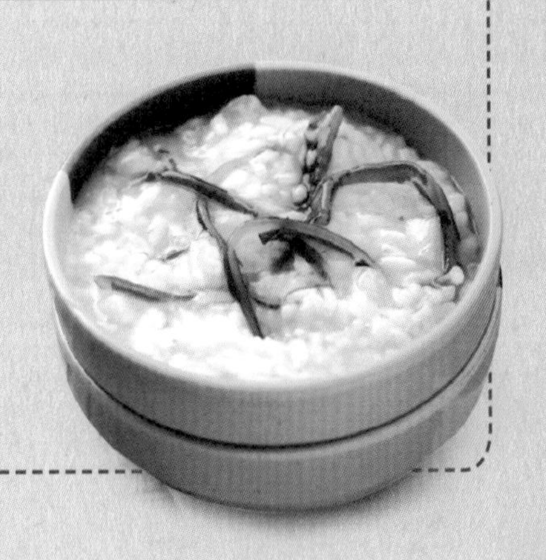

冬瓜清熱利水，海帶含有大量的碘，一同食用有助於排出體內毒素，緩解炎症。

艾灸脾俞穴、肺俞穴，根除病源

濕疹之症，雖病發於皮膚，其根在脾肺，所以還可取肺俞穴、脾俞穴等，調理主管肌膚的各自內臟機能。然後，可配以足太陰脾經、足陽明胃經的足三里穴、血海穴等健脾化濕、益氣養血、滋潤肌膚。

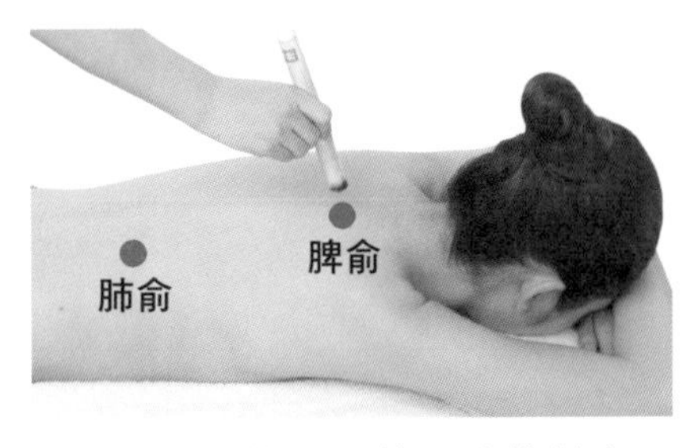

肺俞穴在脊柱區，第 3 胸椎棘突下，後正中線旁開 1.5 吋處。

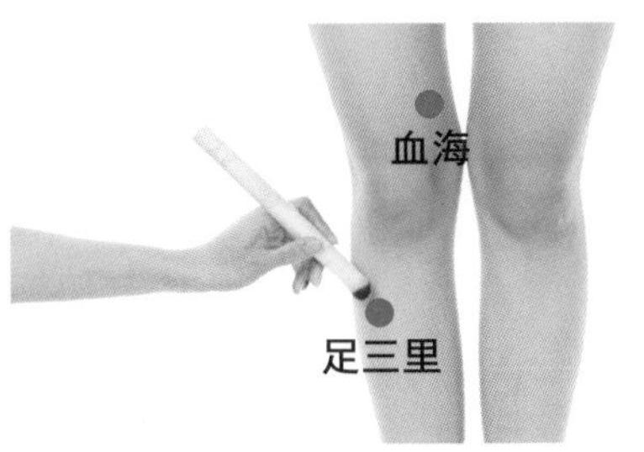

溫和灸 10~15 分鐘。

濕熱型便祕

身體有濕的常見症狀之一就是大便不成形，容易黏在馬桶上，而且不易擦乾淨。但實際上，體內有濕熱，便祕也是常見的症狀之一，這種便祕較難治療，治療原則是除濕清熱、健脾養胃、清腸潤腸。

典型醫案分析

女，36 歲，平日有大便黏膩不成形，腹脹厭食，小便短赤，伴有嘔吐，身目發黃或寒熱往來，臉部油膩、有粉刺，經常口渴，口苦納呆等症狀。

這是濕熱型便祕，多是由於不良飲食習慣和所處濕熱環境所致。脾主運化，體內一旦濕重，就會影響脾的運化功能，造成脾弱，再加上熱，人就會得病。濕熱者要改變生活不良習慣，運用飲食、穴位、中藥等療法進行綜合治療。

濕熱型便祕的穴位療法

濕熱型便祕在濕氣重的人中比較常見，此種情況除了飲食上清熱除濕外，刺激穴位也可以起到輔助調理作用。

3 種 按摩方法

要每日堅持，有助於清熱排濕。

按摩曲池穴

用拇指指腹按揉曲池穴，剛開始會感到很酸痛，慢慢地酸痛感減輕，便祕也會隨後減輕。按摩曲池穴還可以幫助身體排毒，並且還具有減肥的功效。

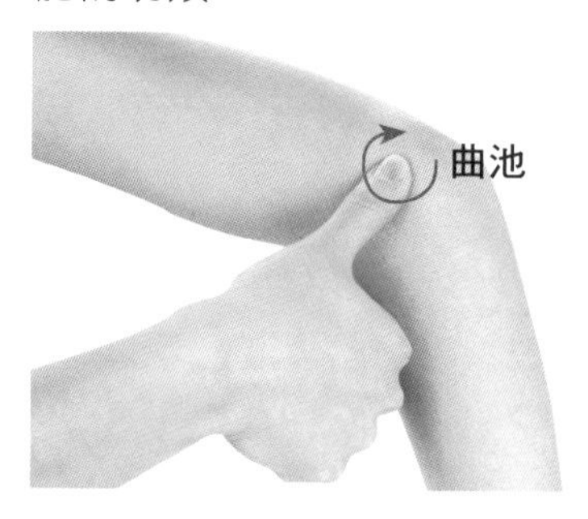

曲池穴有清熱解表、調和氣血、疏經通絡的功效。

家用養生

清熱利濕、潤腸養胃

濕熱型便祕應以清熱利濕、潤腸養胃為治療原則，可選擇一些中藥做成藥膳，代表食療方有蘆筍薏仁粥。

蘆筍薏仁粥

蘆筍段 40 克，薏仁、白米各 50 克，鹽適量。薏仁提前浸泡 6~8 小時，鍋中放入所有材料煮熟即可。

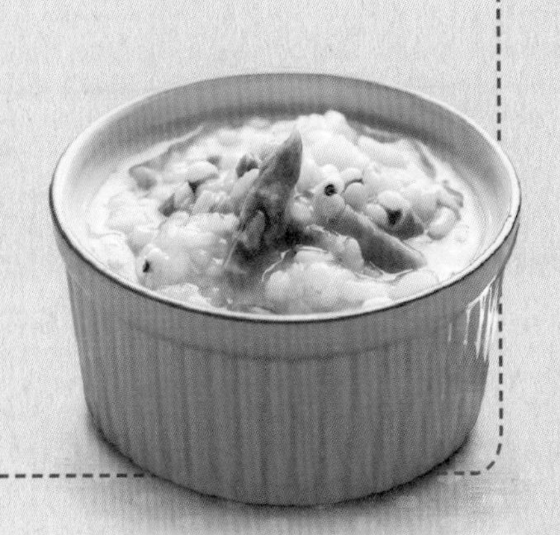

薏仁有清熱利水的功效，能排出體內濕氣；蘆筍含有膳食纖維，能改善便祕。

按摩天樞穴

刺激天樞穴可以改善腸腑功能，消除或減輕因腸道功能失常而導致的各種症狀。按摩天樞穴能夠促進腸道蠕動、增強胃動力，緩解便祕、腹脹、腸鳴等。

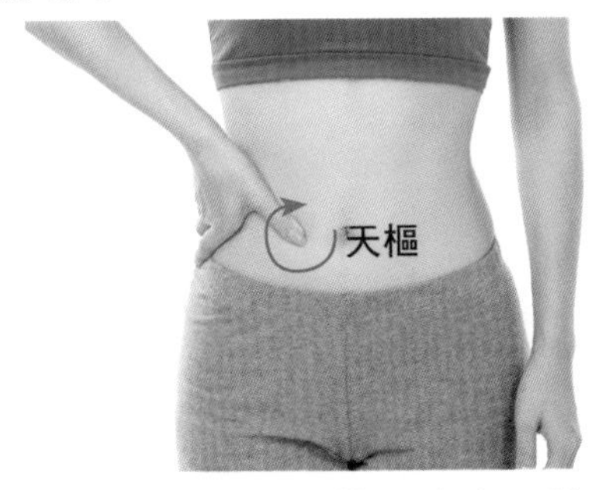

天樞穴位於腹部，橫平臍中，前正中線旁開 2 吋處。

按摩足三里穴

如果身體出現了消化不良、便祕、腹瀉、胃痛、胃脹、噁心想吐、水腫以及心悸氣短等，可以刺激足三里穴。足三里穴有調理脾胃、補中益氣等作用。

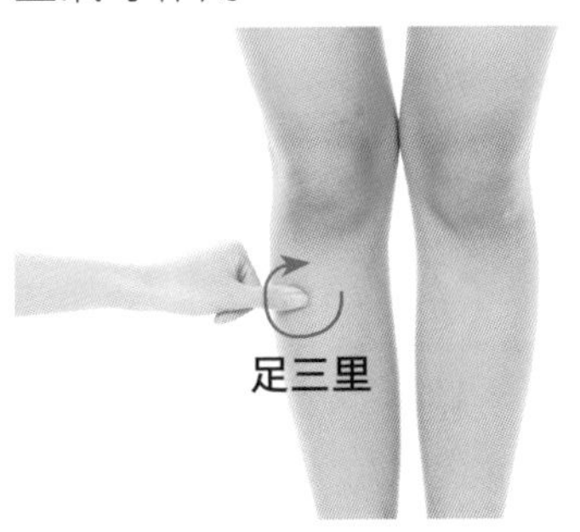

每天按摩足三里穴 3~5 分鐘，長期堅持，療效更好。

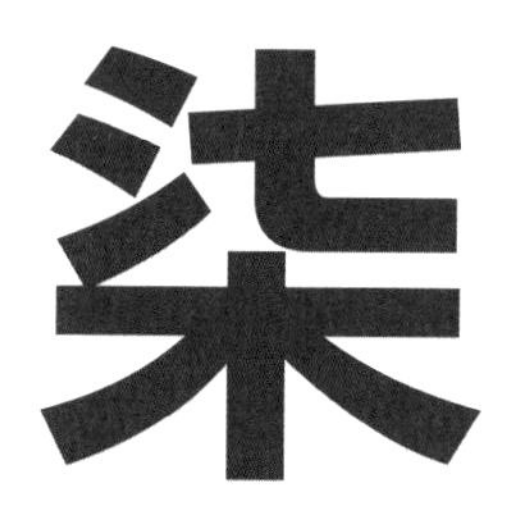

體熱的人，煩躁上火易便祕

體熱，簡單來説就是上火了，體內有火會灼傷津液，人就會出現口渴、喉嚨痛、眼澀、大便乾等症狀。這時候就需要透過清熱來調理。熱往往喜歡與濕連結，時間久了，就會形成濕熱體質。

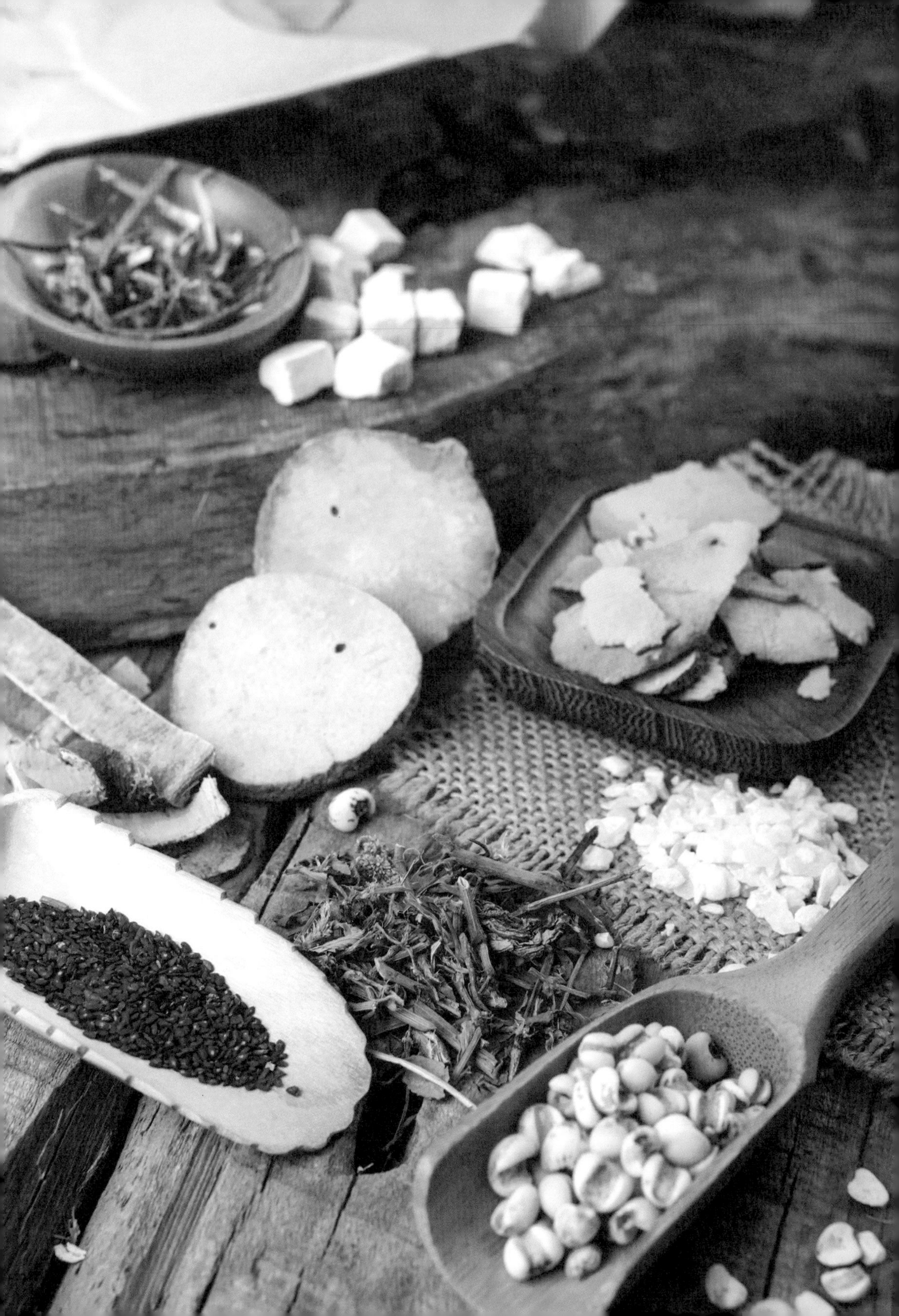

我體內有熱嗎

人體內陽氣過盛，內環境就會偏熱，堆積不洩，容易形成火。火會消耗人體的水液，使人體出現某些熱性的症狀。體內有熱的人較為顯著的特點是喜冷怕熱。常見症狀有咽喉腫痛、口腔潰瘍、眼睛乾澀、大便乾燥、陰囊潮濕、白帶發黃等。

典型醫案分析

男，38歲，最近一段時間感覺體內總有股火氣，燒得眼睛赤痛，而且經常脾氣暴躁，容易發火，趕上工作壓力大，需要熬夜加班時，還會有頭暈、頭痛、耳鳴的症狀，而且還容易失眠多夢。

這是典型的肝火旺的表現，該患者熬夜、工作壓力大，都是導致肝火旺的原因。火有外火和內火兩種病因。外火是指飲食過於油膩、辛辣，或情緒起伏大、生悶氣等；內火是指體內氣血、津液及臟腑功能失調。

快速判斷我屬於哪種熱

在中醫理論中，火有虛實之分、臟腑之分，每個臟腑都可能會有虛火或實火，所表現出來的症狀也是不一樣的。

5種

體熱證型

表現出不同症狀，治療時要注意辨證施治。

肝火旺

眼紅腫痛或眼澀、煩躁易怒、脅肋部疼痛、頭暈脹痛、血壓上升、耳鳴耳聾、口乾口苦、舌燥咽乾、失眠多夢、月經提前、咳血、吐血、鼻出血、小便短赤、大便乾結等。

心火旺

舌尖紅或舌紅少津、失眠多夢、五心煩熱、午後潮熱、兩顴潮紅、盜汗、口渴、口苦或口乾、小便短赤、大便乾、吐血、鼻出血等。

老中醫為你開藥方

清肝瀉火，佐以滋陰

肝火旺的人不管是實熱還是虛熱，以清肝瀉火，佐以滋陰為治療原則，代表方劑為龍膽瀉肝湯。

龍膽瀉肝湯

龍膽草、木通、柴胡、甘草各 6 克，黃芩、梔子、生地黃、車前子各 9 克，澤瀉 12 克，當歸 3 克。水煎服。

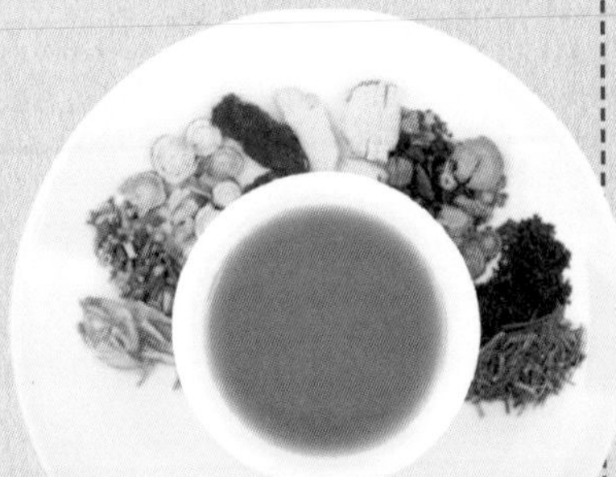

也可製成丸劑，每次服 6~9 克，每日 2 次。

肺熱

發熱，惡寒，鼻塞流黃涕，咳黃痰或乾咳無痰、少痰，唇、舌、咽、鼻、皮膚乾燥，胸痛，咯血，五心煩熱，潮熱盜汗，大便乾燥，面部有痤瘡等。

腸火盛

腹痛下痢、裡急後重、大便帶血、暴注下瀉、肛門灼熱、便祕或溏滯不爽、小便短赤、納呆嘔惡、胸脘滿悶、舌苔黃膩等。

胃熱

舌紅苔黃、口臭、嘴角長痘、口腔潰瘍、齒痛齦腫、大便乾燥、口渴喜飲、腹脹、腹痛、噯酸氣、小便短赤等。多因胃受熱邪侵襲，或過食辛溫香燥、嗜酒、嗜食辛辣食物等引起胃火。

哪些原因會造成體熱

體熱多因嗜食辛辣厚味，或感受濕邪、暑氣，或寒邪化熱，或氣鬱化火，或積滯化熱而形成的。

先天陽盛是主因

中醫理論中有「陰」和「陽」的概念。「陰」是指有形的、冷的、暗的、靜的東西，具體到人體，就是血、精、津等。而「陽」是指無形的、熱的、明亮的、動的東西，具體到身體，則是器官、組織的功能，也被稱為「陽氣」。

火屬陽，是一種有形無跡的熱力，具有急、烈、炎、熱的特性。《溫熱經緯》中記載的「火之為病，其害甚大，土遇之而焦，金遇之而熔，木遇之而焚，水不能勝則涸，故《易》曰，燥萬物者，莫熯乎火」，已充分說明火的特性。根據「火曰炎上」來看，火具有的溫熱、向上、升騰的抽象特點，也是它有助於人體新陳代謝的最大原因。人體的脈、五臟的心、五官的舌、形態的笑、情志的喜也都屬於火；生理功能所表現的正常體溫和熱力也屬火；《黃帝內經》中說「南方生熱，熱生火，火生苦，苦生心」，病理過程所反映的亢進現象也屬火。大多數體內有熱的人都是先天陽盛所致。

常食辛辣燥熱食物，等於火上澆油

肝火旺盛時一定要注意避免食用辛辣的食物，因為辛辣的食物容易助長體內火熱，使上火症狀更加嚴重，不利於病情的恢復。辣椒、薑、茴香、花椒、大蒜、胡椒、桂皮等都屬於辛辣燥熱的食物，體熱者應少吃或不吃。

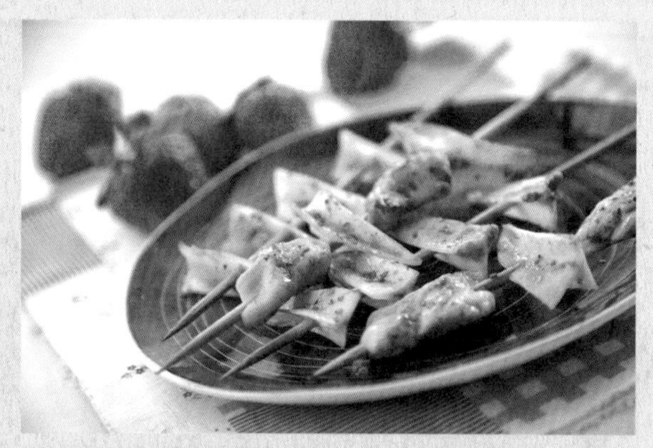

吃辛辣的燒烤食物會加重體熱症狀。

補品吃太多，慢慢變體熱

食用過多的肉類、過濃的牛奶、過甜的飲料、過多的堅果零食等都相當於給身體進補，食物過於精良也等於進補，進補過度就容易導致身體上火。

飲食要根據個人的體質、氣候和季節來做相應的調整。本身體質偏熱的人，就不適合吃熱性的食物。同樣，在炎熱的夏天，人本來就容易上火，這時候就適宜吃一些性平或者涼性的食物。

另外，食物的烹調方法也會對食物性質有所影響，油炸、煎烤，吸收了油和火的食物，吃多了都容易導致體內環境偏熱，應該盡量少吃或不吃。

熱證有虛實，補瀉需分清

中醫認為，內熱可分為虛、實兩類，實熱多源於陽氣有餘，或邪鬱化火等，其病勢較急，病程較短，胃腸、心、肝膽多實火，表現出牙齦疼痛、喉嚨乾痛、口舌生瘡、口渴口苦、大便乾結等症狀，多見於青壯年；虛熱多源於精虧血少，陰虛陽亢，虛火上炎，其病勢較緩，病程較長，多表現為肺、腎陰虛，出現燥熱、盜汗、口熱乾燥不欲飲、心煩、失眠、耳鳴、頭暈等症狀，多見於老年人及慢性消耗性疾病者。總體治療原則是實火宜瀉，虛火宜補。

辨別內火中的實火與虛火不能簡單化，具體到某一個人的實際情況更為複雜。例如有的人消化不良造成積滯，鬱而化火，但是他的身體素來虛弱，這就是虛實夾雜的一種情況；反之，有的人幾天沒好好休息，過度疲勞，陰虛火旺，但是他的身體素來強壯，這也是虛實夾雜，這時治療要補瀉兼施。由此可見，對於上火，切忌不管內火外火、虛火實火就投以清瀉降火之劑，需要分清證型再對症調理。

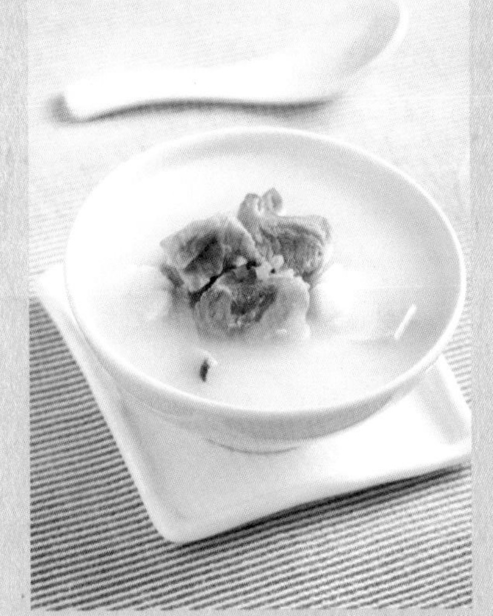

補品不要亂吃，要分清體質後再進補。

體熱食療方，清熱降火

實熱者無須進補，不宜吃人蔘、鹿茸等大溫大補之品，也不宜常用羊肉等溫熱性稍重的食物做主料的膳食，可以吃綠豆、蘆筍、青蒿、黃瓜、苦瓜等一些清熱的食物。

清熱滋陰

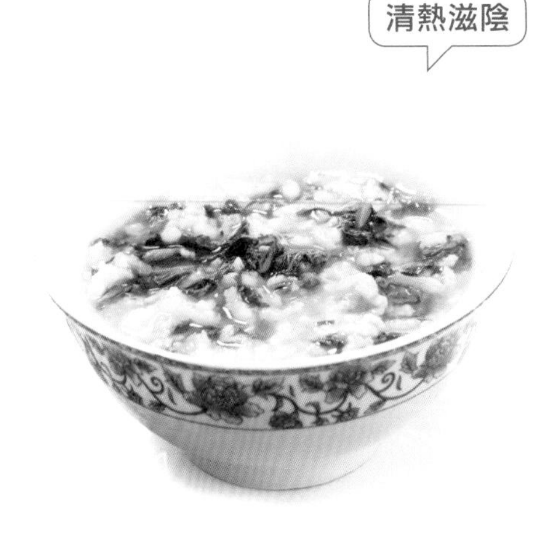

青蒿有清熱、涼血、退蒸、解暑、祛風、止癢的功效。

青蒿粥

食材

白米……………………100 克
鮮青蒿…………………50 克（乾品 30 克）
白糖適量

做法

1 鮮青蒿洗淨，切段；白米淘洗乾淨。
2 將白米和青蒿段放入鍋中，加適量水同煮，大火燒開後，改用小火慢煮。
3 待粥熟後，加白糖攪拌均勻即可。

功效

此粥清熱滋陰、涼血解暑，適合體熱者食用。

清熱利尿

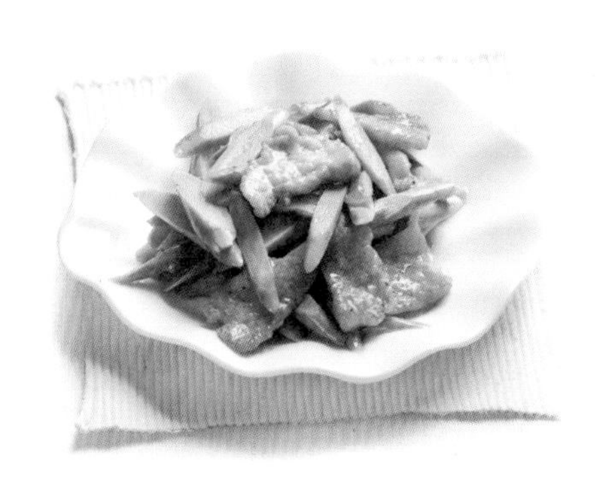

蘆筍富含膳食纖維，可促進腸道蠕動，排出熱毒。

蘆筍炒肉片

食材

豬瘦肉………………200 克
蘆筍…………………100 克
油、鹽各適量

做法

1 將蘆筍洗淨，切片；豬瘦肉洗淨切片。
2 鍋置火上，放入油，燒至五分熱時下入肉片乾炒，再加入蘆筍，翻炒幾次，出鍋前加鹽調味即可。

功效

此菜具有清熱利尿、排毒的功效，同時還可增強機體免疫力。

清熱除煩

清炒苦瓜

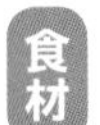

苦瓜……………………………200 克
油、鹽、白醋、淡醬油各適量

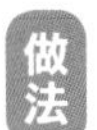

1 將苦瓜洗淨，去瓤，切成片，撒上少許鹽，在清水中浸泡 15 分鐘，以去除苦味。
2 油鍋燒熱，放入苦瓜略翻炒，加入白醋、淡醬油、鹽繼續炒至熟即可。

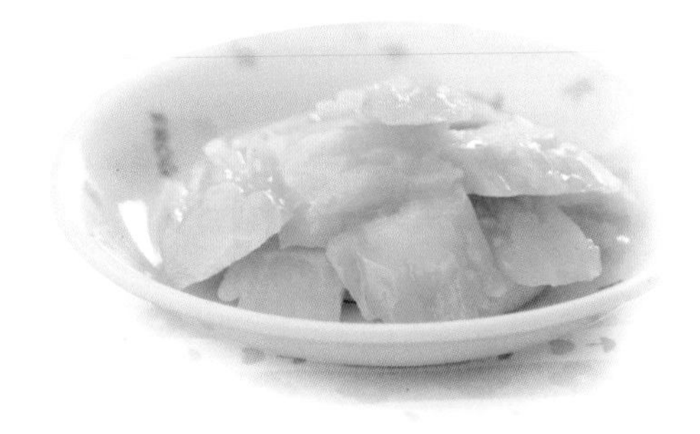

苦瓜涼拌可清肺熱。

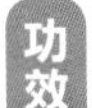

苦瓜性寒涼，具有清熱除煩、養肝滋潤的功效。可輔助治療毒火上湧引起的口舌瘡、咽乾、咽痛、癤腫等。

清熱解毒

綠豆湯

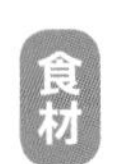

綠豆……………………………250 克
冰糖適量

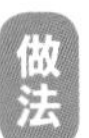

1 先將綠豆用清水浸泡 3 小時，然後洗淨備用。
2 鍋中放入綠豆和適量水，煮 10 分鐘微微開花變成綠豆湯，再煮 20~30 分鐘成綠豆沙，可根據個人口味自行選擇，綠豆煮好後加冰糖略煮調味即可。

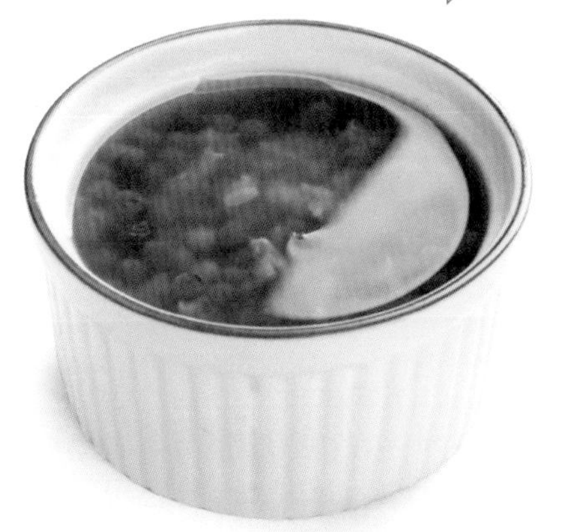

綠豆有解毒的作用，正在服藥的人群不宜飲用。

綠豆性寒味甘，主要功效是清熱解毒，夏天高溫出汗後，喝上一碗綠豆湯，可以清熱解暑。

穴位療法，清熱排毒

要清體熱，按摩和刮痧是很合適的居家調理方法。透過按摩和刮痧刺激經絡穴位，經絡通了，人體化生津液的功能提升了，陰陽就平和了。

去肝火穴位方

按摩太衝穴

太衝穴是肝經的輸穴、原穴，負責調控肝經的總體氣血。「太」是大，「衝」是指氣血衝射的狀態，「太衝」是指這個穴位內的水濕風氣在這裡向上衝行。這個穴位所接納的是行間穴傳來的水濕風氣，到達這裡之後，吸收熱量，以膨脹之氣衝出穴外，所以被稱作「太衝」。

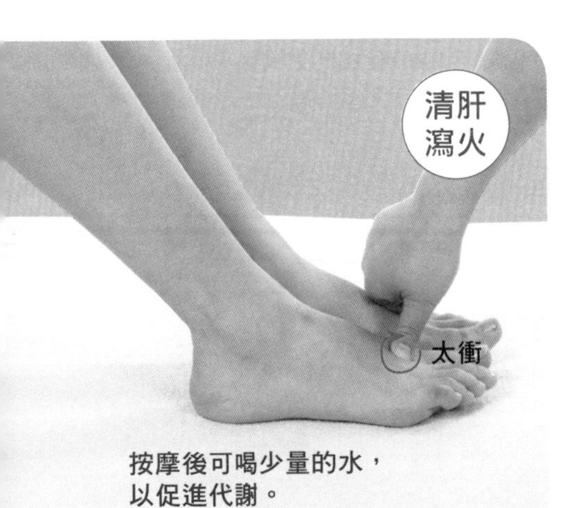

按摩後可喝少量的水，以促進代謝。

按摩太衝穴

按摩時間……………3~5 分鐘

按摩方法……………按揉法

操作手法

用拇指指腹順時針按揉太衝穴 3~5 分鐘，以產生酸、麻、脹感覺為佳。此穴位可以清肝瀉火，緩解肝火旺導致的頭痛、眩暈、耳鳴、脅痛等。

按摩陽陵泉穴

陽陵泉穴是膽經的合穴，亦是筋之會穴，可以治療臟腑病證、筋的病證、經脈通絡上的病證。陽陵泉穴在小腿外側，腓骨頭前下方凹陷中。

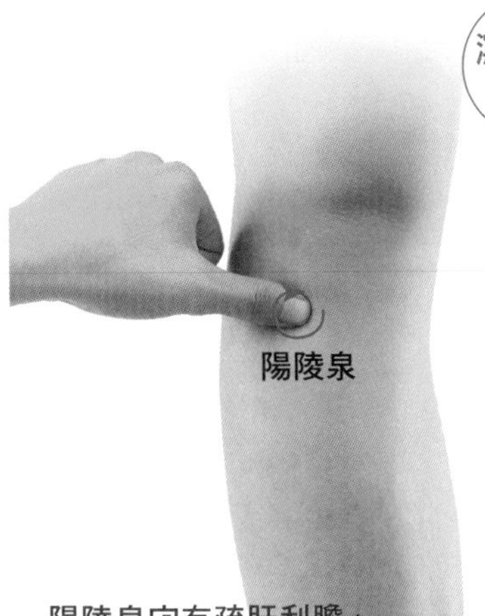

陽陵泉穴有疏肝利膽、通調少陽、清瀉肝膽濕熱的作用。

按摩陽陵泉穴

按摩時間……………3~5 分鐘

按摩方法……………按揉法

操作手法

用拇指指腹順時針按揉陽陵泉穴 3~5 分鐘，以產生酸、麻、脹感覺為佳。按摩此穴可緩解肝火旺導致的脅痛、口苦、泛酸水等。

按摩行間穴

行間穴是肝經滎穴，按摩此穴位可以疏通肝經氣血。找行間穴時取坐位，足背部第 1、2 趾之間連接處的縫紋頭處即是。

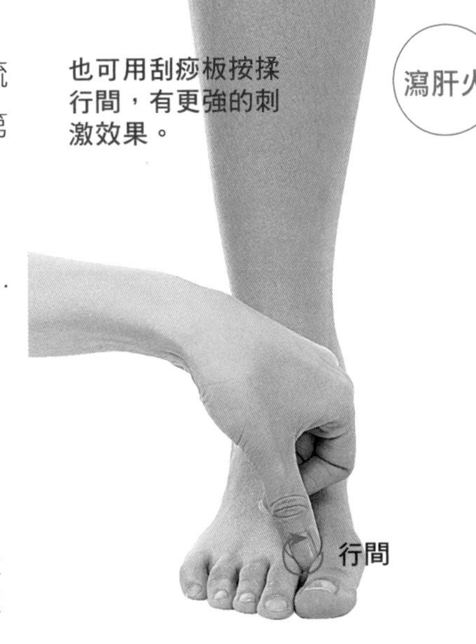

也可用刮痧板按揉行間，有更強的刺激效果。

按摩行間穴

按摩時間……………3~5 分鐘

按摩方法……………按揉法

操作手法

用拇指指腹順時針按揉行間穴 3~5 分鐘，以產生酸、麻、脹感覺為佳。按摩此穴位可以緩解肝火旺盛引起的頭痛、目赤腫痛、脅肋脹痛等。

建議：按摩前可塗些潤滑油，以免刺激皮膚。

去心火穴位方

按摩神門穴

神，是指心神；門，出入的門戶。心藏神，主神明，該穴是心經的輸穴，也是原穴，是神氣出入的門戶，也是心經之動力源泉。神門穴五行屬火，因此心經有火、心火旺盛的人點按此穴，可以起到很好的清火作用。神門穴在腕前區，腕掌側遠端橫紋尺側端，尺側腕屈肌腱的橈側緣處。

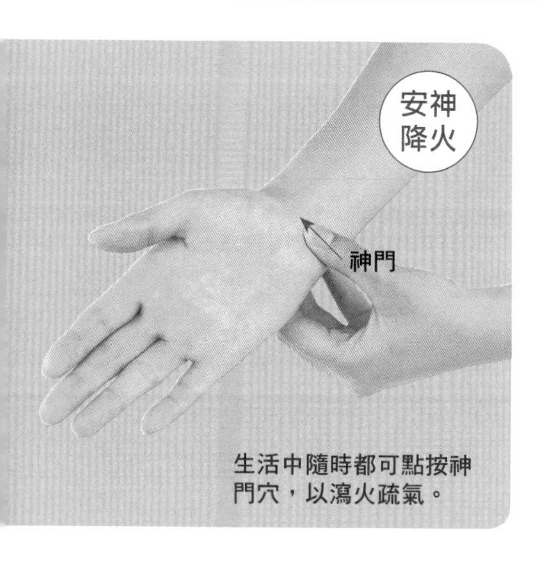

生活中隨時都可點按神門穴，以瀉火疏氣。

按摩神門穴

按摩時間……………3~5 分鐘

按摩方法……………點按法

操作手法

用拇指指腹點按神門穴，力道先輕後重，有節奏地點按 2~3 分鐘，然後再輕揉 2~3 分鐘，以產生酸、麻、脹感覺為佳。按摩此穴位可以清心調氣、寧心安神，緩解心火旺盛引起的心悸、驚悸、失眠、健忘等。

按摩勞宮穴

勞宮穴是手厥陰心包經的滎穴，心包經的作用是保護心臟，滎穴則代表脈氣從此處開始增強，因此刺激勞宮穴可減少外邪對心臟的傷害，從而瀉心火。

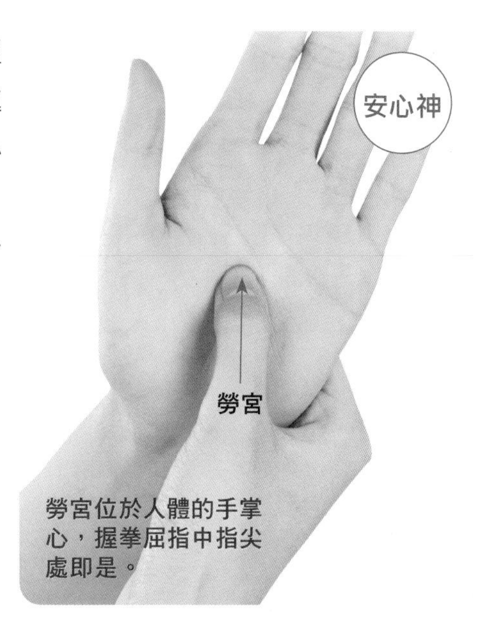

勞宮位於人體的手掌心，握拳屈指中指尖處即是。

按摩勞宮穴

按摩時間⋯⋯⋯⋯⋯3~5 分鐘

按摩方法⋯⋯⋯⋯⋯按壓法

操作手法

用拇指指端稍用力按壓勞宮穴 3~5 分鐘，再按揉 2~3 分鐘，以產生酸、麻、脹感覺為佳。按摩此穴可緩解心絞痛、手指麻木等。

刮心經、心包經

手少陰心經循環於人體的手臂內側，在心經的循行位置上刮痧可直接瀉心火。手厥陰心包經也行走於手臂內側，可緩解與心臟有關的不適症狀。

瀉心火

刮痧後要及時添衣，注意保暖。

刮痧心經、心包經

按摩時間⋯⋯⋯⋯⋯3~5 分鐘

按摩方法⋯⋯⋯⋯⋯平刮法

操作手法

用刮痧板蘸取少量刮痧油，從肩膀內側開始向下刮至腕橫紋處，在肘橫紋處停留，重點刮拭尺澤穴、曲澤穴、少海穴和內關穴。

建議：刮痧分補法、瀉法，要依情況而定。

去肺熱穴位方

按摩魚際穴

中醫認為，肺開竅於鼻，鼻子冒火咽乾，正是肺熱的表現，甚至還會出現咳嗽或氣喘、痰黃黏稠、胸痛等症狀。魚際穴，屬手太陰肺經，還是肺經的滎穴，所謂「滎主身熱」，意思是滎穴主治熱病，所以魚際穴具有很好的清肺瀉火的作用。同時，它還有著「保命穴」之稱，如果突然間出現心悸、心絞痛、胸口憋悶等症狀，馬上用大拇指指尖用力掐揉魚際穴，強力的刺激可緩解心臟的壓力。

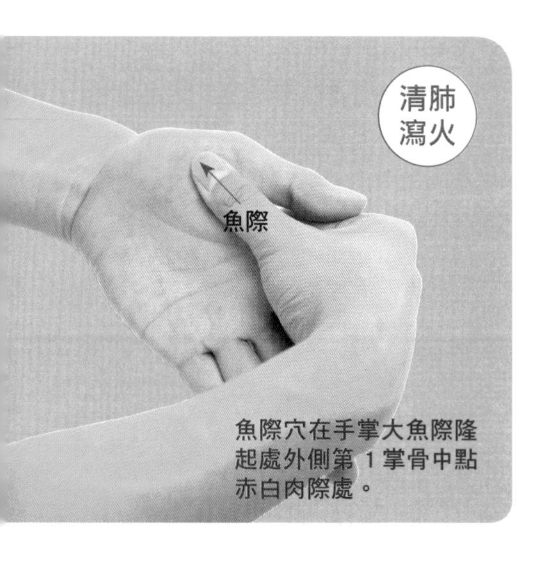

魚際穴在手掌大魚際隆起處外側第 1 掌骨中點赤白肉際處。

按摩魚際穴

按摩時間……………3~5 分鐘

按摩方法……………按壓法

操作手法

用拇指指腹按住魚際穴，稍用力，上下推動按摩 3~5 分鐘。按摩此穴可緩解外感風熱、燥熱傷肺，或陰虛內熱、熱傷肺絡等引發的症狀。

建議：不要在空腹、精神緊張時按摩。

按摩尺澤穴

尺澤穴為肺經之合穴，「合主逆氣而瀉」，又穴性屬水，為本經子穴，根據「實則瀉其子」的原則，凡肺經有熱所致肺氣上逆之咳喘，熱傷肺絡所致的咳血及肺熱上壅所致的喉嚨腫痛等，均可瀉尺澤穴以治之。

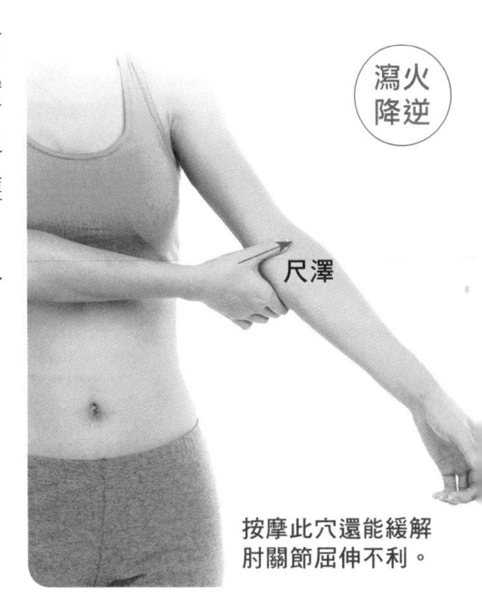

按摩此穴還能緩解肘關節屈伸不利。

按摩尺澤穴

按摩時間……………3~5 分鐘

按摩方法……………按壓法

操作手法

用拇指指腹稍用力按壓尺澤穴 3~5 分鐘，以產生酸痛感為宜。按摩此穴位可以清熱和胃、清肺瀉火，主治咳喘、潮熱等。

刮痧大椎穴

大椎意指手足三陽的陽熱之氣由此匯入本穴並與督脈的陽氣上行頭頸，因此刺激此穴位可以緩解肩頸部和頭部的不適。

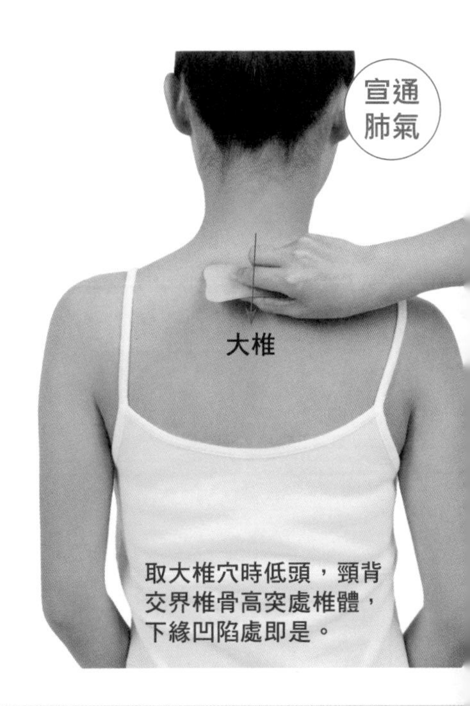

取大椎穴時低頭，頸背交界椎骨高突處椎體，下緣凹陷處即是。

刮痧大椎穴

按摩時間……………3~5 分鐘

按摩方法……………面刮法

操作手法

用面刮法刮拭 3~5 分鐘，用力且快速刮到出痧為止。刺激此穴有宣通肺氣、清退肺熱的作用，主治肺火旺盛所引起的發熱、咽喉腫痛、咳黃痰等。

清胃熱穴位方

按摩內庭穴

內，入也；庭，指門庭。內庭穴位於足背第 2、3 趾間縫紋端。趾縫如門，腧穴在納入門庭之處，故名內庭穴。內庭穴可清胃瀉火，其作用堪比「清胃黃連丸」。內庭穴屬足陽明胃經，是胃經上的滎穴，滎主身熱，即滎穴尤其善於治療熱證，對於由胃火過旺所引發的五官熱性病症皆可找內庭穴來治療。

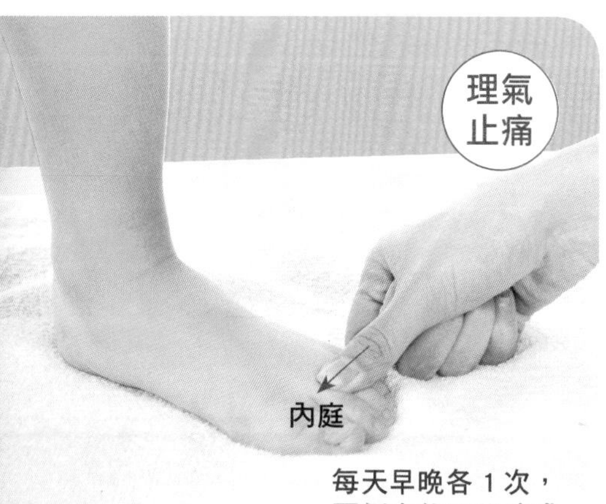

每天早晚各 1 次，兩側穴位可同時或交替進行。

按摩內庭穴

按摩時間……………3~5 分鐘

按摩方法……………按壓法

操作手法

用拇指指腹按壓 3~5 分鐘，力度稍重，以產生酸、麻、脹感覺為佳。按摩此穴位可清胃瀉火、理氣止痛，主治胃火旺引起的牙痛、口臭、喉嚨腫痛、鼻出血、胃脹、腹脹等。

按摩頰車穴

本穴善祛口面風邪而開竅，為治療面部疾病常用穴。按摩此穴還可治療上牙痛。取頰車穴時，上下牙關咬緊，隆起的咬肌高點，放鬆時按之凹陷處即是。

刺激頰車穴有祛風清熱、安神利竅、開關通絡的作用。

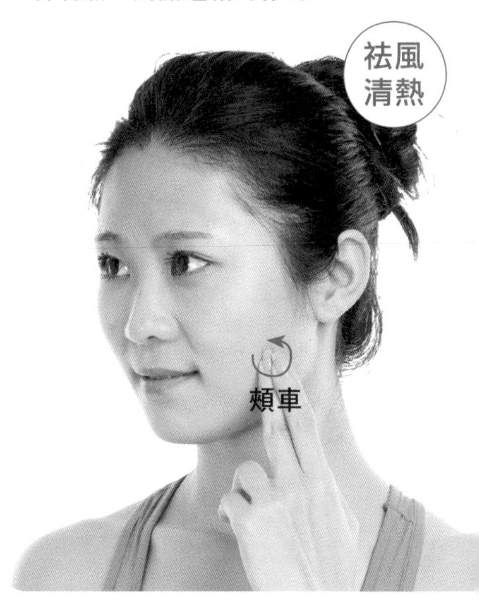

按摩頰車穴

按摩時間……………3~5 分鐘

按摩方法……………按揉法

操作手法

用雙手指腹分別按揉兩側頰車穴 3~5 分鐘，力度由輕漸重，以產生酸、麻、脹感覺為佳。主治胃火所致的牙痛、牙齦出血等。

刮胃經

足陽明胃經分布在身體的正面，從眼部下邊的承泣穴開始向下走，一直到腳部的厲兑穴，貫穿全身，主治本經脈所經過部位之症。

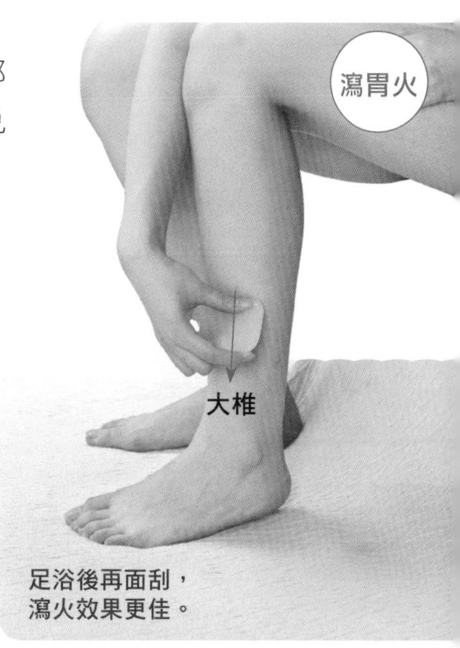

足浴後再面刮，瀉火效果更佳。

刮胃經

按摩時間……………3~5 分鐘

按摩方法……………面刮法

操作手法

用刮痧板蘸取少量刮痧油，從小腿外側的足三里穴刮到條口穴，從上往下刮至出痧即可。3~6 日刮拭 1 次，皮膚痧退後再刮第 2 次。

建議：刮痧後要注意保暖。

清腸火穴位方

拍打大腸經穴、小腸經穴

手陽明大腸經行走於上肢，內屬於大腸、陽氣盛的經脈。主要治療頭面、五官、喉嚨病、神志病、熱病及經脈循行部位的其他病症。治療熱病常取商陽穴、合谷穴、曲池穴。手太陽小腸經屬手太陽支脈，起於小指指端，循手外側上腕，出踝中，直上循臂骨下廉，出肘內側兩骨間，上臂臑外後廉。刺激小腸經有改善消化吸收功能，參與人體水液代謝的作用，瀉小腸經經火時要從臂部向手部操作。

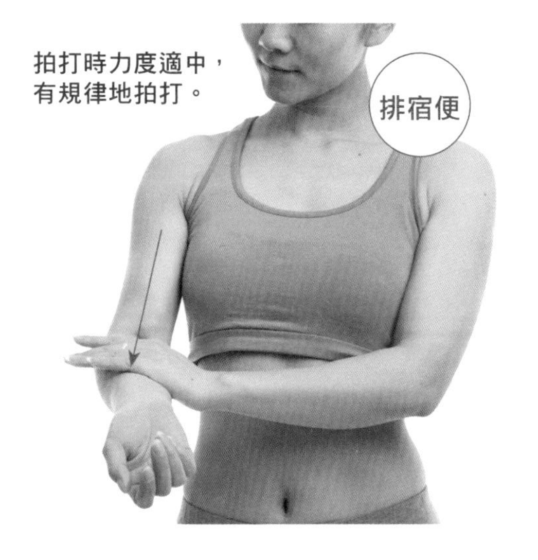

拍打大腸經、小腸經

按摩時間……………3~5 分鐘

按摩方法……………手掌拍打法

操作手法

用手掌輪流拍打兩手臂外側的大腸經、小腸經，每次拍打 5 分鐘，疼痛的地方要反覆拍打。拍打這兩條經脈可以暢通腸道、清熱毒，排出腸道毒素，可改善便祕、痤瘡、色斑等。

建議：注意拍打力度不宜過重或過輕，以免影響效果。

按摩合谷穴、曲池穴

合谷穴即手部虎口處，刺激合谷穴能調經氣，對於胃腑和胃腸道方面的疾病有明顯的緩解作用。曲池穴為大腸經的合穴，既能清外風之熱，又能瀉內之火邪，是表裡雙清的要穴。

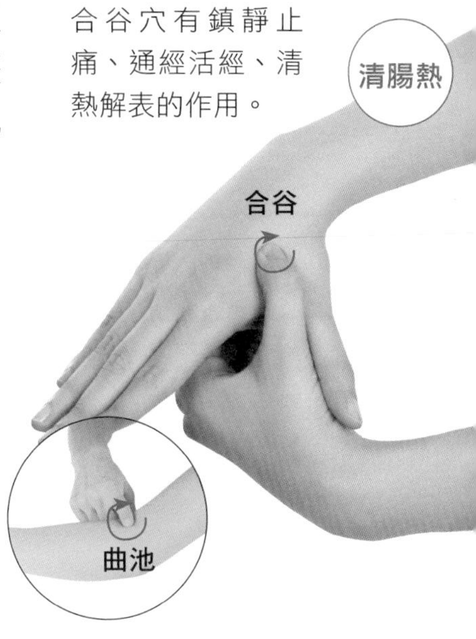

按摩合谷穴、曲池穴

按摩時間……………3~5 分鐘

按摩方法……………按揉法

操作手法

用拇指或食指指腹按揉合谷穴、曲池穴各 3~5 分鐘，以產生酸、麻、脹感覺為佳。主治腸火旺導致的牙痛、喉嚨腫痛、鼻出血等。

拔罐清熱穴位

實熱便祕可選擇清熱穴位天樞穴、大腸俞穴、上巨虛穴、支溝穴拔罐，熱結大腸較重者可加曲池穴和合谷穴同拔。

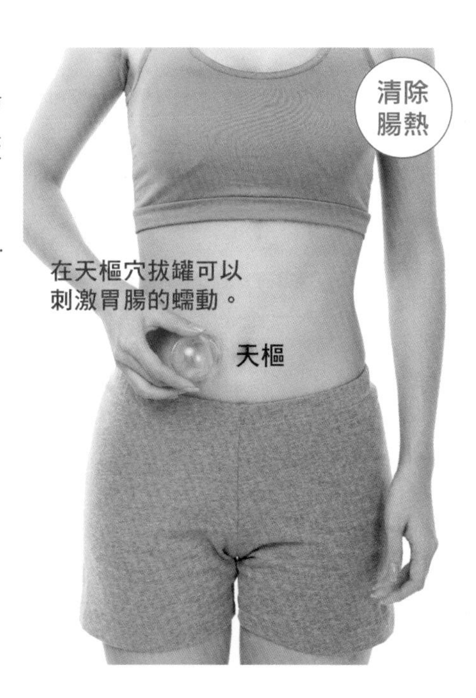

拔罐清熱穴位

按摩時間……………5~10 分鐘

按摩方法……………留罐法

操作手法

選擇大小合適的火罐分別在以上穴位留罐 5~10 分鐘，以皮膚出現潮紅為宜。根據病情的輕重和皮膚的充血情況，可調整拔罐頻率。

家用食療方，清熱又滋陰

體熱者不僅可以根據自己的症狀判斷是哪個器官出現了「火」，還可以分別採用不同的食療方來對症治療。家用食療方見效快，大家可以試著按照以下的食療方對症調理身體。

散熱滋陰

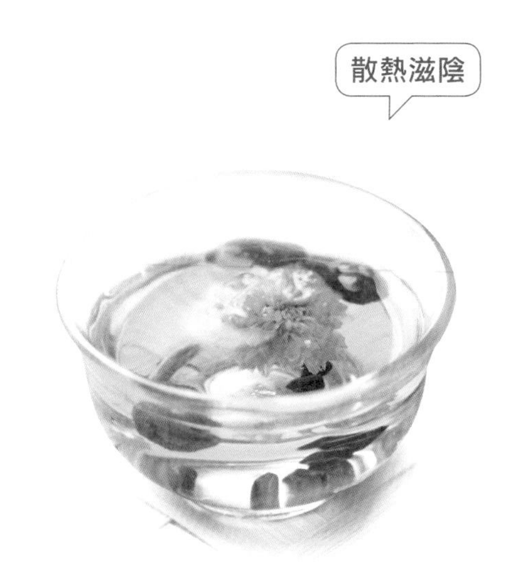

菊花可選用杭白菊中的胎菊，味道純正且濃。

杞菊茶，緩解肝火旺

藥材

菊花……………3 克
枸杞子…………3 克
綠茶……………2 克

做法

將菊花、枸杞子、綠茶一同放入杯中，用熱水沖泡，加蓋悶一會兒即可飲用。

功效

用於緩解易怒、焦躁、眼澀眼痛等。

益胃清熱

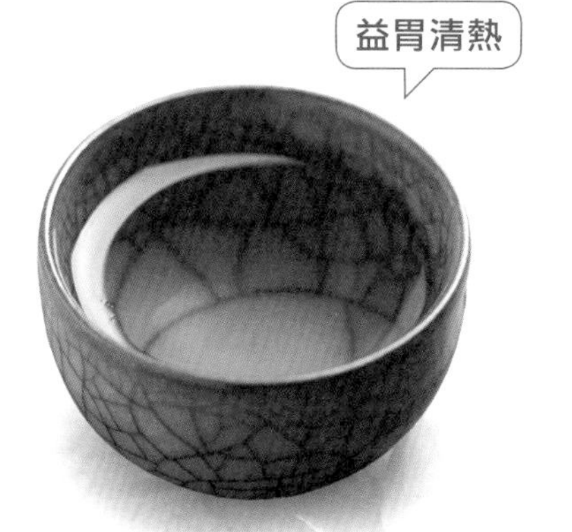

此湯為理氣劑，對於胃虛有熱之打嗝或嘔吐者，較為適宜。

橘皮竹茹湯，可緩解胃熱嘔吐

藥材

橘皮、竹茹……各 12 克
大棗……………5 顆
生薑……………9 克
甘草……………6 克
人參……………3 克

做法

以上 6 味材料，取水 1L，煮取 300cc，溫服 100cc，每日 3 次。

功效

用於緩解久病體弱或吐下後胃虛有熱、氣逆不降、呃逆或嘔吐。

潤肺

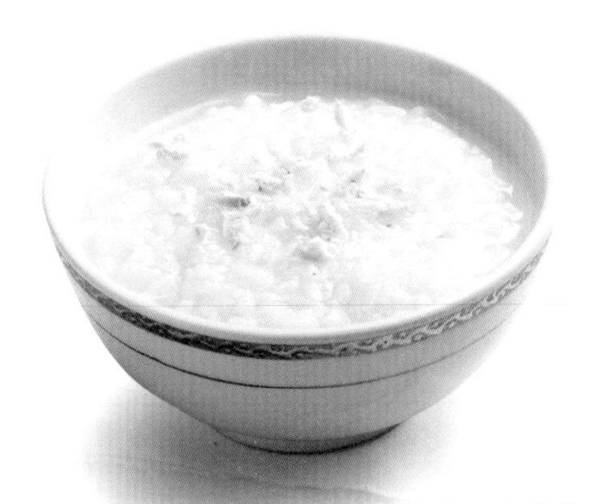

此粥可以潤肺養胃，還適合肺胃陰虛的人食用。

喝點沙參粥，清肺化痰

藥材
沙參……………15 克
白米……………50 克
冰糖適量

做法
1 沙參、白米分別洗淨。
2 先煎沙參，去渣取汁，再放入白米，煮至米熟後加入冰糖，再稍煮即可。

功效
用於緩解肺燥陰虛、口渴舌乾、食慾不振等。

潤腸通便

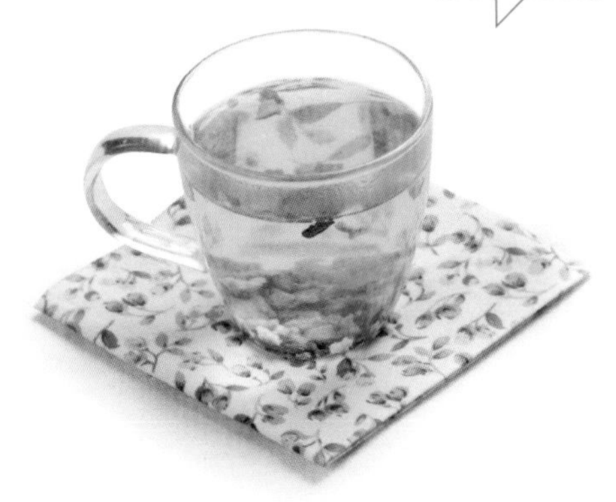

在茶中加入一些山楂效果更好。

陳皮決明子茶，緩解食積腸燥

藥材
陳皮……………10 克
決明子…………20 克

做法
以上 2 味材料同入砂鍋，加水濃煎 2 次，每次 1 分鐘，過濾，合併 2 次濾汁，再用小火煮至 300 克即可。代茶飲用，1 週 2~3 次。

功效
用於緩解脘腹脹痛、習慣性便祕等。

清心熱

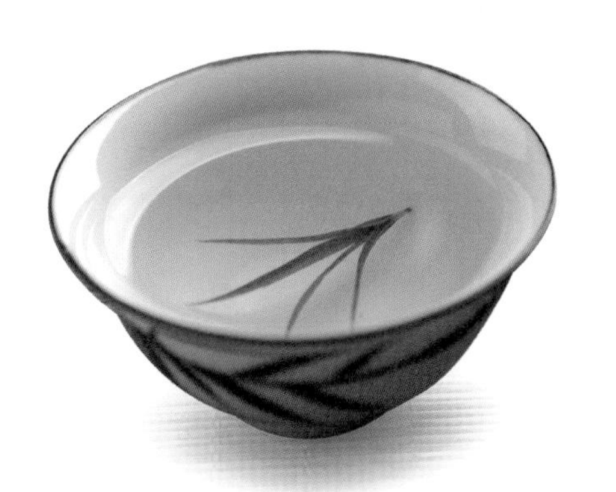

竹葉茶可清心除煩、利尿淋濕。

泡點竹葉茶，可清心除煩

藥材
淡竹葉…………6 克

做法
將淡竹葉用熱水沖泡，加蓋悶約 10 分鐘，即可飲用。

功效
用於緩解虛熱、煩躁不眠、口乾舌燥、小便不通等。

注意生活起居，不上火，體質好

體熱多因生活中的不良習慣引起，所以除了透過食療、藥療、穴位療法調理外，還必須改善之前的不良習慣，注意生活中的清熱小細節，做一些有助於清熱的運動。

不動怒，保持心情舒暢，保護肝氣

情志與肝臟的關係非常密切，《黃帝內經》中說：「喜怒不節則傷肝，肝傷則病起，百病皆生於氣矣。」可見，要養肝首先要注重精神上的調適，控制好自己的情緒，少生氣，保持心情舒暢，才能使肝臟平和、肝氣舒暢。

生活中若碰到生氣、煩躁、壓抑、鬱悶等不良情緒時，可採取一些方法來排解，例如看電影、聽音樂、郊遊、爬山、練瑜伽等，都可以達到很好的怡情養肝的目的。

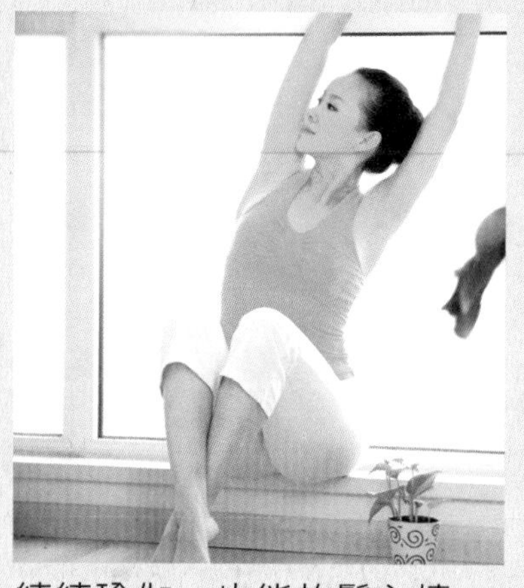

練練瑜伽，也能放鬆心情。

少食辛辣，少飲酒，多喝牛奶

吃辛辣的食物、喝酒會引起胃火旺盛，所以盡量改正這種不良的飲食習慣。如果特別想吃辣，或者有應酬不得不喝酒怎麼辦呢？那就在吃辣、喝酒前喝杯牛奶。喝牛奶能很快撲滅胃裡的「辣椒火」，這是因為牛奶中有一種蛋白質能中和辣椒中的辣椒素，從而降低辣椒助熱生火的本性。

同理，牛奶也能中和熱性的酒，而且在喝酒前喝點牛奶，還能在胃黏膜上形成一層保護膜，使酒精吸收速度減緩，使胃黏膜減少刺激，對胃腸和肝臟的傷害也能相應減輕。

叩齒咽津，可緩解胃熱口渴

中醫理論認為，唾液能促進消化吸收，含有很多有益於人體健康長壽的物質，起到和脾健胃、濡潤孔竅、潤澤四肢五臟、強腎補元、滑利關節、補益腦髓的作用。

叩齒咽津是老子的養生法，他認為靈丹妙藥雖好，但也不如自己的津液（即唾液）有益於自身。後來，這一方法受到唐代名醫孫思邈的肯定，也受到明代名醫龔居中的讚揚，乾隆皇帝也總結了「津常咽」的養生祕訣。

體內有熱的人陽氣太盛而陰液不足，腎屬水，陰液不足就是腎氣不足所致，而叩齒咽津之法能補腎氣。一是「齒者，腎之標」，腎中精氣充沛，則牙齒堅固而不易脫落；腎中精氣不足，則牙齒易於鬆動，甚至脫落。牙齒健康與否是腎健康與否的標誌之一，叩齒能健齒、充腎精，故可健腎。二是腎「在液為唾」，唾為口津，是唾液中較稠厚的部分，叩齒催生唾液，是謂「金津」，又稱「玉液」。「津」通於「精」，為腎精所化，咽而不吐，有滋養腎中精氣的作用，故可健腎。

叩齒咽津是一種非常容易掌握的自我保健方法。一般可於每天早晨及晚間睡前練習，也可以在午間休息、上班休息時間擇時而習，或於上班乘車途中、排隊辦事之時偷閒而習。持續每天做便能達到一定效果。

叩齒咽津的具體做法

①

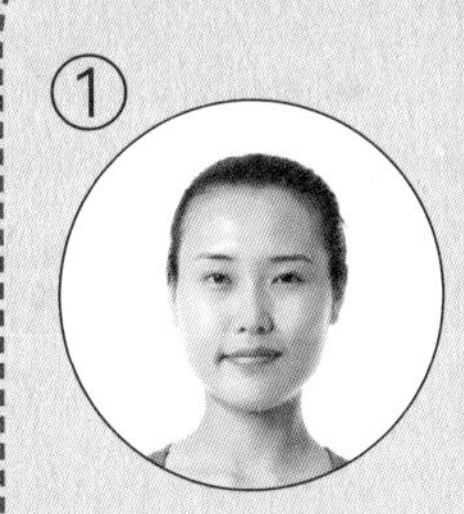

預備式：姿勢採用靜坐、靜臥、站立均可。寧心靜氣，調勻呼吸，鼻吸口呼，輕吐 3 口氣。

②

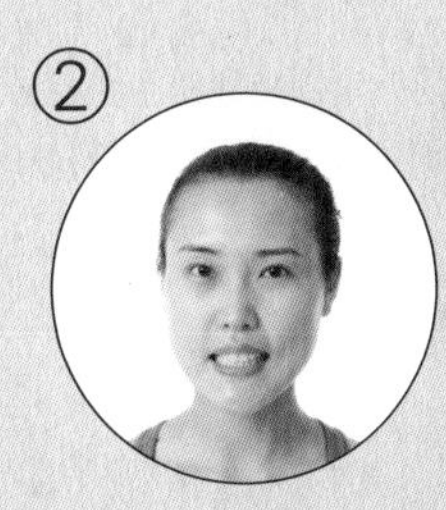

叩齒：口唇輕閉，首先，上下門齒叩擊 9 次，然後左側上下牙齒叩擊 9 次，右側上下牙齒叩擊 9 次，最後上下門齒再叩擊 9 次。

③

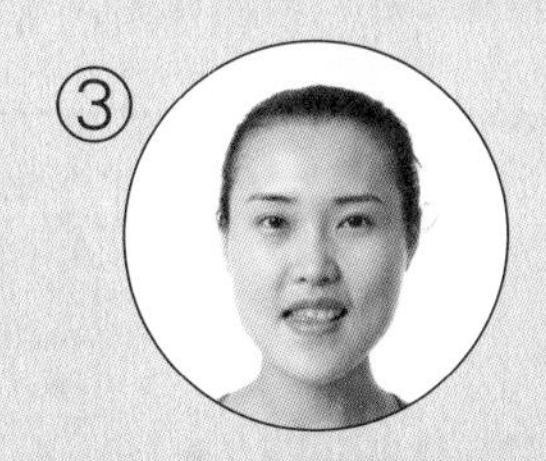

攪舌：即用舌頭貼著上下牙床、牙齦、牙面來回攪動，順時針 9 次，逆時針 9 次，左右各 18 次，古代養生家稱之為「赤龍攪海」。

④

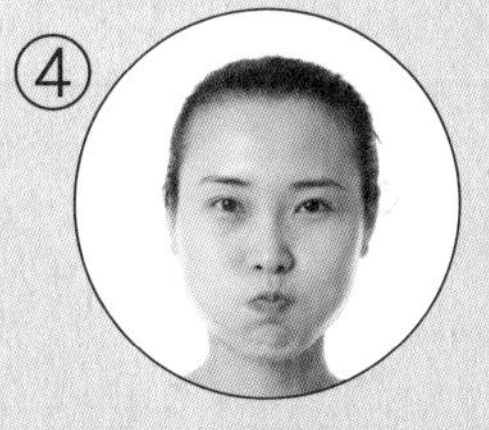

漱津：攪舌後，口中津液漸多，口含唾液，用兩腮做漱口動作 36 次。

⑤

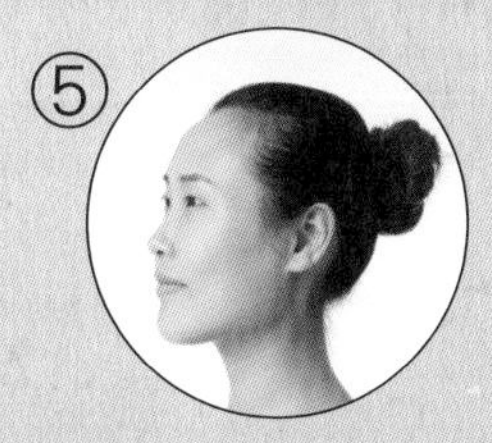

咽津：漱津後，將津液分 3 次緩緩嚥下，在吞嚥時，要注意守丹田，好像把唾液送到丹田一樣。

丘疹膿皰型痤瘡

身體有「熱」，常與「濕」勾結，形成濕熱，濕熱的人很容易患反覆發作的痤瘡，相當於西醫所講的「丘疹膿皰型痤瘡」。典型特徵是臉部皮膚油脂分泌旺盛，毛囊常出現發炎反應，形成點狀圓錐形丘疹，膚色正常。其實就是我們常說的粉刺，頂端黑色的，也叫黑頭粉刺。

典型醫案分析

女，24 歲，從青春期時臉上就開始長粉刺，喜歡用手擠壓粉刺，後來發展成粉刺連片生長，發紅發癢，不長粉刺的地方皮膚也發黃發黑，毛孔粗大，油脂分泌旺盛。

這是粉刺已經發展成為痤瘡了，此種情況和飲食不當、環境濕熱有關。因為濕熱環境的皮膚適合細菌生長，而細菌迅速大量繁殖會刺激毛囊，致使出現此起彼落、反覆發作的痤瘡。高溫的氣候、多脂、多糖及刺激性飲食都會使痤瘡加重。

痤瘡的穴位療法

中醫用穴位治療濕熱型痤瘡可先除濕，再清熱。除濕用拔罐，清熱用刮痧。

3 種 穴位療法

除濕清熱，還要結合飲食輔助調理，才能起到很好的效果。

拔罐大椎穴，清熱排毒消痤瘡

患者正坐或俯臥，頸椎部大椎穴充分暴露，操作者在大椎穴拔罐，留罐 10 分鐘左右。拔罐大椎可瀉肺胃蘊熱，能夠瀉熱散結、活血化瘀，使毛孔通暢，及時排出體內毒素，從而緩解痤瘡。

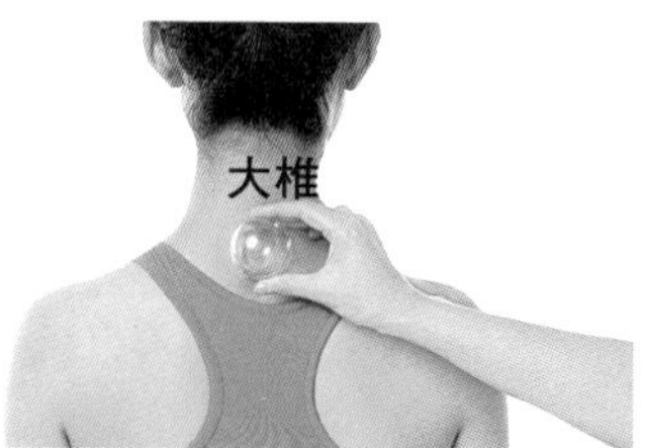

每週 2 次，8 次為 1 個療程。

家用養生

清熱解毒

濕熱體質的痤瘡應以清熱解毒為治療原則，多吃含膳食纖維豐富的蔬菜，代表食療方有苦瓜拌芹菜。

苦瓜拌芹菜

苦瓜條、芹菜段各 150 克，芝麻醬、蒜泥、鹽各適量。將原料燙熟過涼水，加入調料拌勻即可。

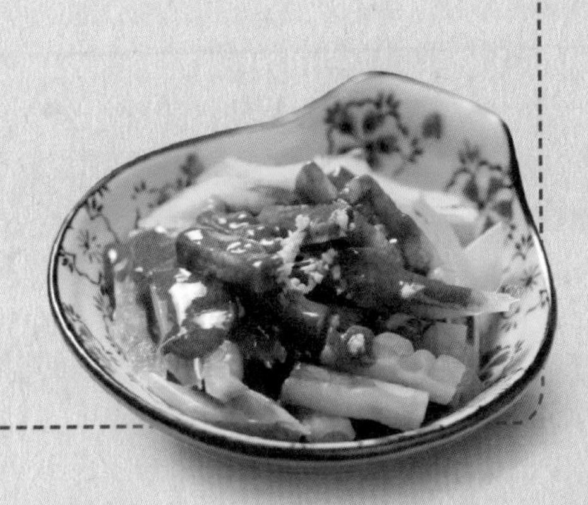

芹菜平肝清熱、祛風利濕；苦瓜是傳統的清熱食材。

拔罐承山穴能除濕，有助瀉熱

承山穴是膀胱經上的除濕大穴，取小罐在承山穴上拔罐 15~20 分鐘，祛濕的效果明顯，進而有助於瀉熱。水濕祛除後，再輔以刮痧，效果更佳。

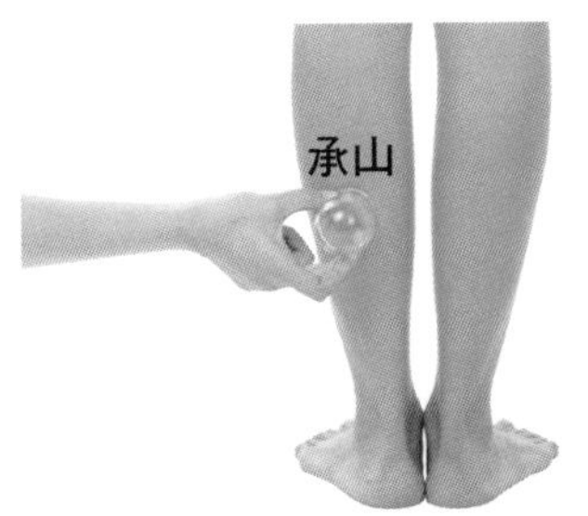

當感覺壓力大時，點按承山穴，也能緩解疲勞感。

刮痧肺經、大腸經、胃經、脾經瀉熱

用面刮法沿著手臂肺經和大腸經的循行部位刮拭，沿著腿部胃經的循行部位從上向下刮拭，沿著下肢脾經的循行部位從上向下進行刮拭。可瀉肺經、大腸經、胃經、脾經之熱。

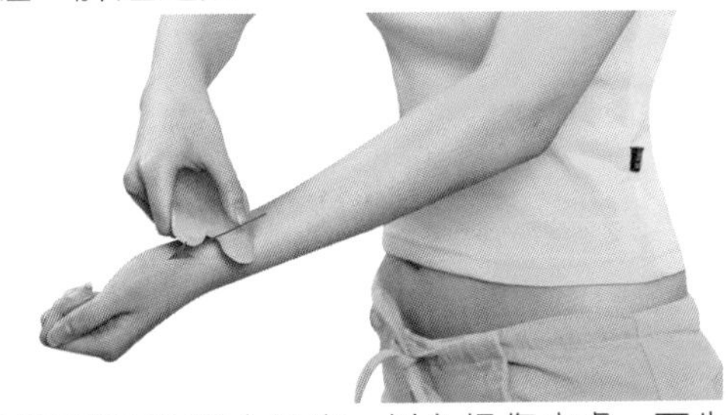

刮痧時不要用力過度，以免損傷皮膚，可先塗點刮痧乳。

腹脹、腹瀉

胃火旺盛者，食慾好，容易餓，狂吃不胖，喜歡吃肥甘油膩和寒涼食物，但是因為脾虛，能吃不能運化，腹部脹滿，重者氣機上逆，會嘔吐，更嚴重時脾乾脆罷工，不再慢慢消化運輸，直接透過腸道就排泄出去了，這種症狀叫「胃強脾弱」。這種腹瀉常伴有腹痛。

典型醫案分析

男，26 歲，經常性感覺胃熱、胃痛、腹脹，還伴有腹瀉、泛酸氣、口臭、嘴角長痘、口腔潰瘍、齒痛齦腫、大便乾燥、口渴喜飲等症狀。

這是胃熱的表現，腹脹、腹瀉就是其中的一種症狀，可能是胃受熱邪侵襲，或過食辛溫香燥、嗜酒、嗜食辛辣食物等引起的胃火。胃強脾弱，腹部發脹，調理時要健脾止瀉，透過睡眠、飲食、作息起居調節，嚴重時配合清熱、涼血等中藥辨證治療。

腹脹、腹瀉的穴位療法

中醫清臟腑熱時可吃藥調理，或者進行穴位刺激療法。胃火也是一樣，可以吃清胃涼血的中藥，也可以透過按摩、拔罐、刮痧等方法緩解。

3種 穴位療法

健脾止瀉，緩解腹脹、腹瀉。

刮痧脾俞、大腸俞

用面刮法從上向下刮拭背部脾俞穴至大腸俞穴，自上而下刮拭50~100次。脾俞穴在背部第 11 胸椎棘突下，後正中線旁開 1.5 吋處。大腸俞穴在背部第 4 腰椎棘突下，後正中線旁開 1.5 吋處。

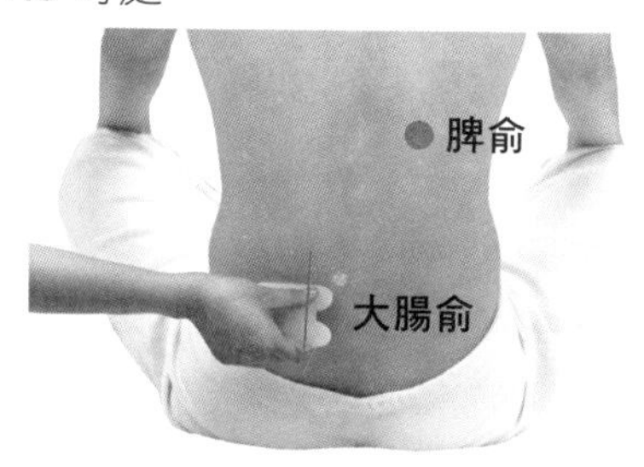

可健脾理氣，散脾臟和大腸之熱。

家用養生

健脾止瀉、清胃熱

胃熱導致的腹脹、腹瀉以健脾止瀉、清胃熱為治療原則。可吃健脾胃、助消化的食物，代表食療方有花生山藥粥。

花生山藥粥

鐵棍山藥 1 根，白米 50 克，花生適量。

鐵棍山藥去皮洗淨，切滾刀塊。鍋中放入所有材料熬煮成粥即可。

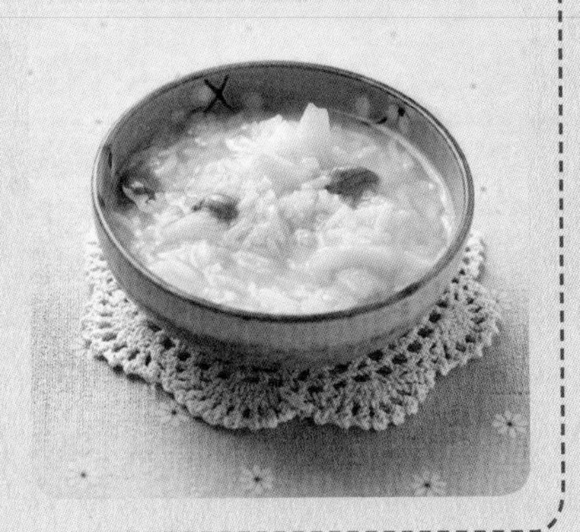

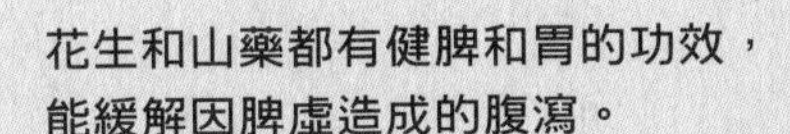

花生和山藥都有健脾和胃的功效，能緩解因脾虛造成的腹瀉。

刮痧天樞穴、氣海穴

刺激天樞穴可以起到調中和胃、理氣健脾的功效，主要用於治療消化系統的病症，如腹痛、腹脹、便祕、腹瀉等。氣海穴可調臟腑之氣、行瘀滯。用刮痧板分別刮天樞穴和氣海穴，以出痧為度，可輔助治療腹脹、腹瀉。

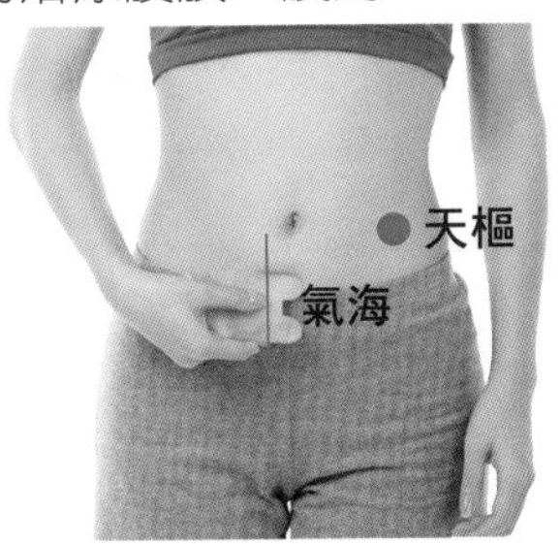

自上而下刮拭腹部氣海穴，力度要適中。

按摩內庭穴，消胃火

內庭穴是足陽明胃經的滎穴，有清降胃火、通滌腑氣的作用，可以說是胃火的剋星。由胃火引起的牙痛、喉嚨痛、口臭、胃酸、便祕，皆可透過按摩內庭穴來緩解。

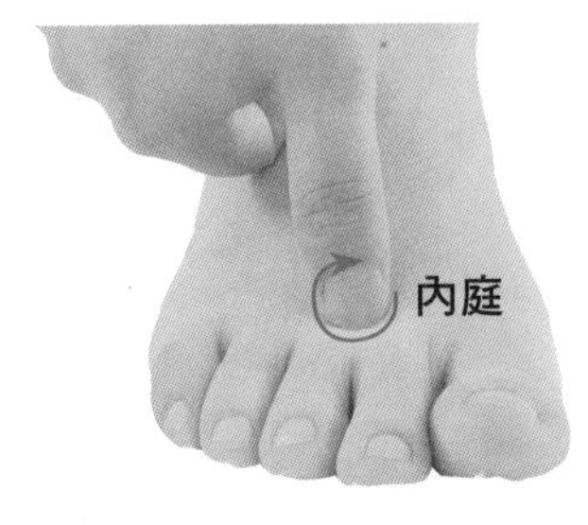

按摩力度可適當加重，時間為 3~5 分鐘。

肝膽疾病

比較典型的熱性肝膽疾病就是面目皮膚皆黃的黃疸性肝炎，而肝膽濕熱是此病的發病原因。體內有熱的人如果總是精神壓力過大或鬱悶不舒，氣機就會不暢，進而影響膽汁的排泄。一旦氣機鬱久化熱，血液中膽紅素增高，皮膚、眼睛都會發黃，多見於急性肝炎等。

典型醫案分析

女，52 歲，身目發黃、脅肋脹痛、陰癢、帶下黃臭、舌紅，苔黃膩，伴有渴喜冷飲、大便乾、小便黃、煩躁、食慾減退、噁心嘔吐等症狀。

這屬於肝膽濕熱證，為濕熱內蘊肝膽功能失常所致的病證。常因感受濕熱之邪或脾虛水濕內生，日久化熱，或長期過食肥甘厚味生濕助熱，影響肝膽功能所致。此種表現熱重大於濕重，調理應以利濕清熱、清肝利膽為原則，方劑可用龍膽瀉肝湯。

肝膽疾病的穴位療法

患有肝膽疾病者日常穴位養生可選擇刺激膀胱經來推動腎陽，促進膀胱經的代謝。透過刺激下肢穴位，還可以疏通經絡，增強身體抵抗力。

2種 穴位療法

拔罐、刮痧清肝膽濕熱。

在膀胱經拔罐或刮痧

取背部的肝俞穴、膽俞穴、脾俞穴、胃俞穴等，每週拔罐或刮痧 1 次。肝俞穴在背部第 9 胸椎棘突下，後正中線旁開 1.5 吋處。膽俞穴在背部第 10 胸椎棘突下，後正中線旁開 1.5 吋處。脾俞穴在背部第 11 胸椎棘突下，後正中線旁開 1.5 吋處。胃俞穴在背部第 12 胸椎棘突下，後正中線旁開 1.5 吋處。

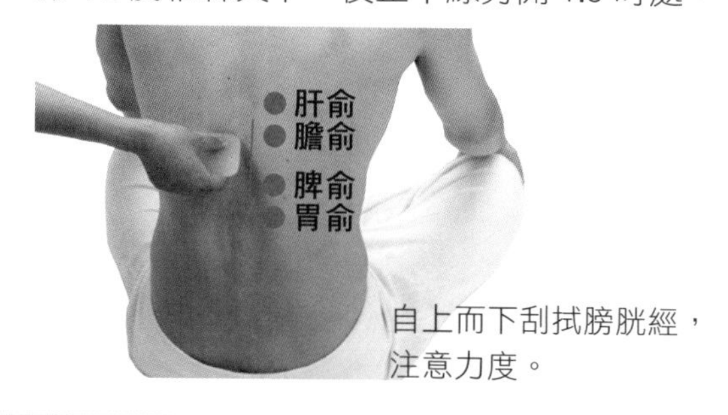

自上而下刮拭膀胱經，注意力度。

家用養生

清熱利濕、清肝利膽

肝膽濕熱證應以清熱利濕、清肝利膽為治療原則，可選擇有這方面功效的食材，代表食療方有蘆筍炒百合。

蘆筍炒百合

蘆筍400克，百合片50克，油、鹽各適量。

油鍋燒熱，放入所有材料迅速翻炒至熟，加鹽調味即可。

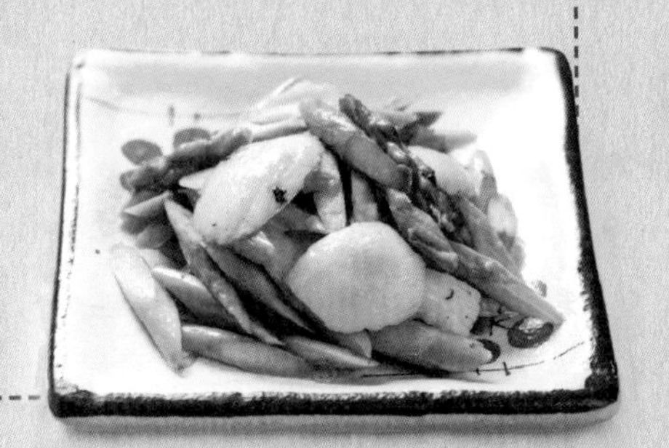

蘆筍富含維生素和微量元素，對治療膽結石、肝功能障礙有益。

在下肢穴位拔罐或刮痧

取下肢足三里穴、內庭穴、膽囊穴、太衝穴等進行刮痧或拔罐，每週1次。內庭穴在足背，第2、3趾間，趾蹼緣後方赤白肉際處；太衝穴在足背，第1、2蹠骨間，蹠骨底結合部前凹陷中，觸及動脈搏動；足三里穴在膝部的正下方，將膝關節彎曲成直角，外側膝蓋骨下方有個凹陷，再往下4橫指處即是；膽囊穴在小腿外側，腓骨小頭直下2吋處。

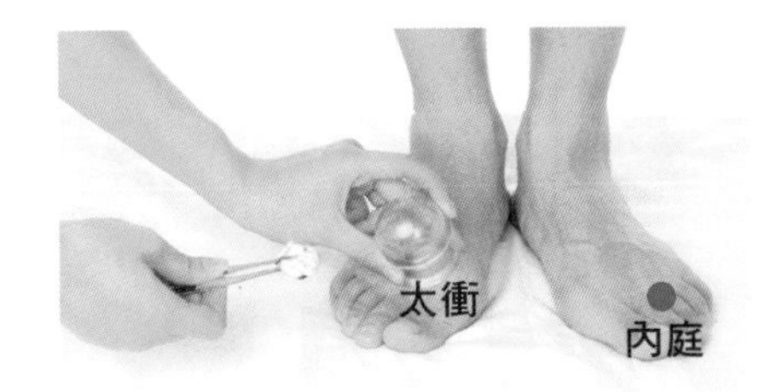

在太衝穴上留罐5~10分鐘。

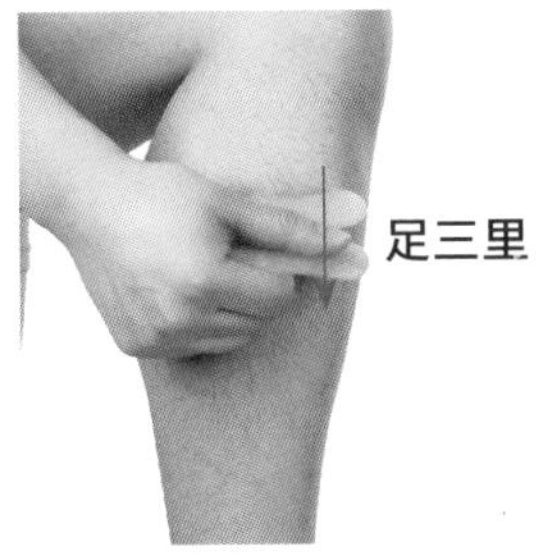

自上而下刮拭足三里穴50~100次。

捌

血瘀的人，
氣血瘀阻愛長斑

有些人面色晦暗，口唇發紫，身上容易青一塊紫一塊，女性月經血塊較多，這就是我們說的由於血液循環不暢導致的血瘀體質。血瘀體質是人體血液溢出經脈外，積存於組織間隙，或血液運行不暢，瘀積於經脈或臟腑組織器官之內，從而出現的一系列體質特點。

血瘀多由七情不暢、寒冷侵襲、年老體虛、久病未癒等病因引起，常因瘀血阻滯臟腑經絡部位不同而出現不同的症狀。應以活血化瘀為總治療原則，平時應注意調護，改善血瘀體質，防止疾病發生。

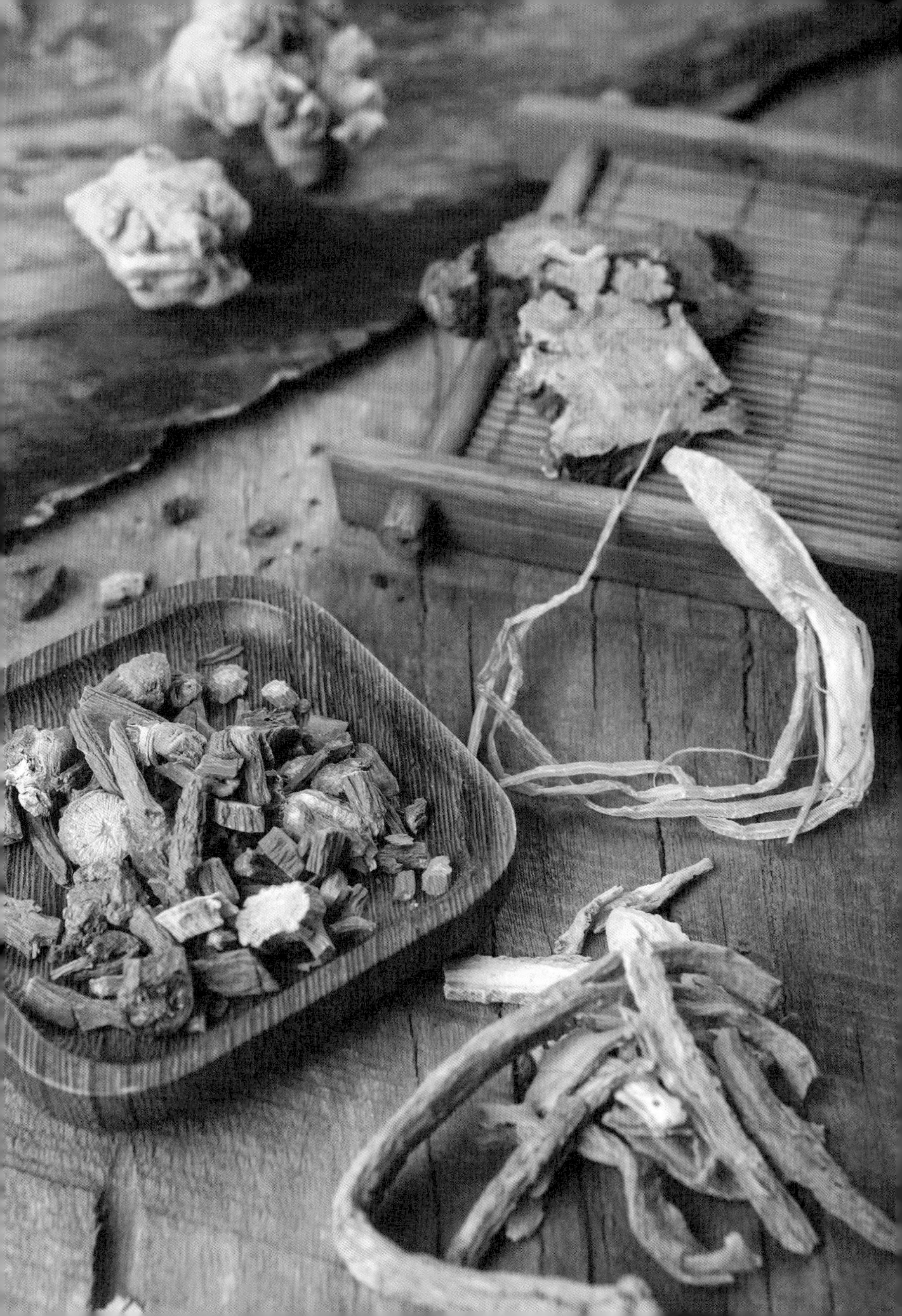

我是血瘀嗎

血瘀體質是指當人體臟腑功能失調時，容易出現體內血液運行不暢或內出血不能消散而成瘀血內阻的體質。簡單來說，就是體內氣血不通暢，「痛則不通，通則不痛」，因此血瘀體質經常表現出來的就是以疼痛為主的疾病，甚至會出現一些瘀青、腫瘤。

典型醫案分析

女，28歲，兩頰有黃褐斑，皮膚粗糙，眼睛裡的紅血絲很多，刷牙時牙齦會出血。月經經期正常，但時常夾有血塊，來時小腹會非常痛。身上莫名出現瘀青，舌質青紫，舌邊有瘀點。

這就是典型的血瘀體質表現，血瘀嚴重的還會導致患者頭部如針刺般疼痛，口唇發暗發紫，心煩易怒等。女性血瘀多由於體質寒涼、情志抑鬱等，調理應以活血化瘀、理氣為原則，生活中少生氣，多運動。

快速判斷我是哪種血瘀

血瘀阻於不同的身體部位，會有不同的症狀表現。

7種

瘀阻臟腑類型

症狀表現多樣，總體治療原則當活血化瘀。

瘀阻於肺

胸痛咳嗽、氣促，甚者喘息不能平臥，胸悶如塞，心悸不寧，舌質紫暗或有瘀斑、瘀點，脈弦澀。

瘀阻於心

胸悶疼痛，痛引肩背，心悸，口唇青紫，舌質青紫或有瘀斑、瘀點，脈澀或結代。

老中醫為你開藥方

活血化瘀，佐以疏肝理氣

血瘀應以活血化瘀，佐以疏肝理氣為治療原則。可選用一些活血化瘀的藥物，代表方劑有桃紅四物湯。

桃紅四物湯

白芍、當歸、熟地黃、川芎、桃仁各 9 克，紅花 6 克，粳米 50 克。將幾味藥材一同煎煮，去渣取汁，再將藥汁和粳米熬煮成粥即可。 每日 2 次。

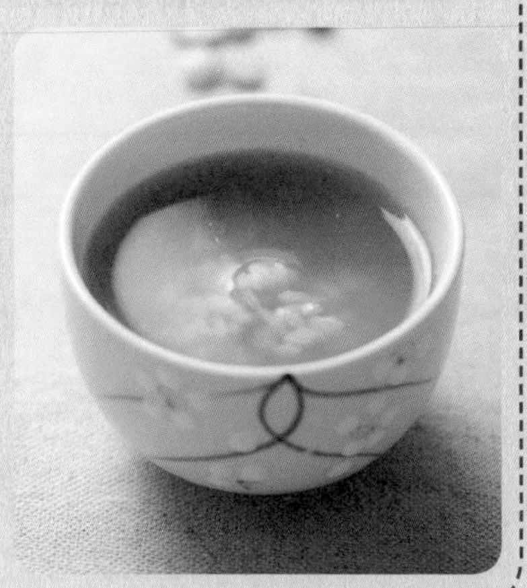

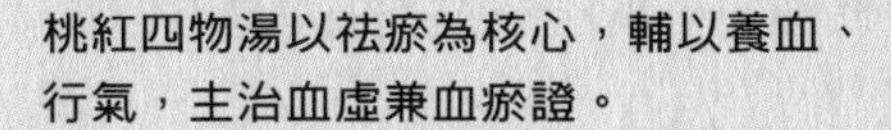

桃紅四物湯以祛瘀為核心，輔以養血、行氣，主治血虛兼血瘀證。

瘀阻於子宮

少腹疼痛，月經不調，痛經，經閉，經色紫黑有塊，或見崩漏，舌質紫暗或有瘀斑、瘀點，脈弦澀。

瘀阻於胃

胃痛，按之痛甚，食後加劇或有包塊，便血，嘔血，舌質紫暗或有瘀斑、瘀點，脈弦澀。

瘀阻於肝

兩脅脹痛或刺痛，脅下、少腹有痞塊，入夜尤甚，舌質紫暗或有瘀斑、瘀點，脈弦澀。

瘀阻於腦竅

眩暈，頭痛經久不癒，健忘，耳鳴耳聾，舌質紫暗或有瘀斑、瘀點，脈弦澀。

瘀阻於肢體

局部腫痛或青紫，舌質紫暗或有瘀斑、瘀點，脈弦澀。

哪些原因會造成血瘀

血瘀體質的形成跟體內有瘀血有關，而瘀血形成原因可能有多個方面，一是外傷、跌撲及其他原因造成的體內出血，離經之血未及時排出或消散，瘀積於體內而為瘀血；二是氣滯而血行不暢，或氣虛、陽虛導致運血無力，以致血脈瘀滯而成瘀血；三是血寒使血脈凝滯，或血熱使血行壅聚，或濕熱、痰濁阻遏，脈絡不通，血液瘀塞而成瘀血。

長期憂鬱，心情不暢，易生血瘀

七情不調、長期憂鬱、愛鑽牛角尖、有不順心的事埋在心裡，容易傷及肝臟。肝臟長期不舒展，影響氣機的運行，易生血瘀，會增加憂鬱症、心肌梗塞等疾病發生的概率。所以建議性格比較內向的人找到自己的發洩管道，而不是瘀積在心裡，損傷身體。

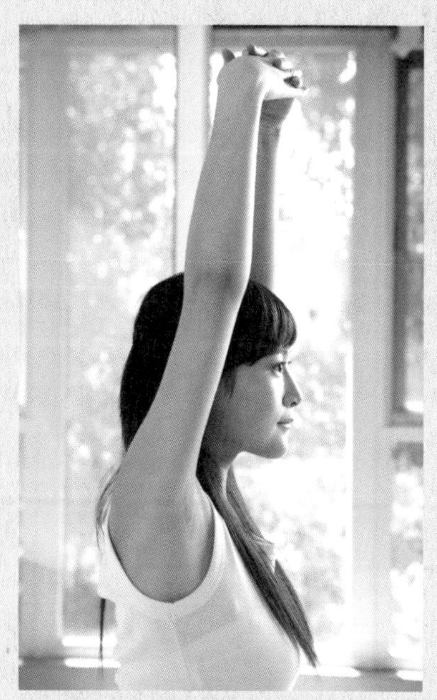
運動可暢通氣血，心情不暢、久病不癒等都可以透過運動來緩解，防止瘀血內阻。

受到嚴重創傷，使體內留有瘀血

受創傷後，體內有時會留有難以消散的瘀血，體質因此發生改變，從而促生了血瘀體質。若得的是慢性疾病，久治不癒，也會使瘀血在微循環系統中得到發展，促生血瘀體質。近代研究發現，各種慢性病會引起局部組織瘀血、水腫、黏連，或病理產物停積於局部，影響氣血運行，久之出現血瘀。

飲食不健康，血液黏稠易血瘀

嗜食油膩、甜食，血脂過高，或飲食過鹹，或飲水不足，均會使血液過分黏稠，導致氣血運行不暢，發生血瘀。

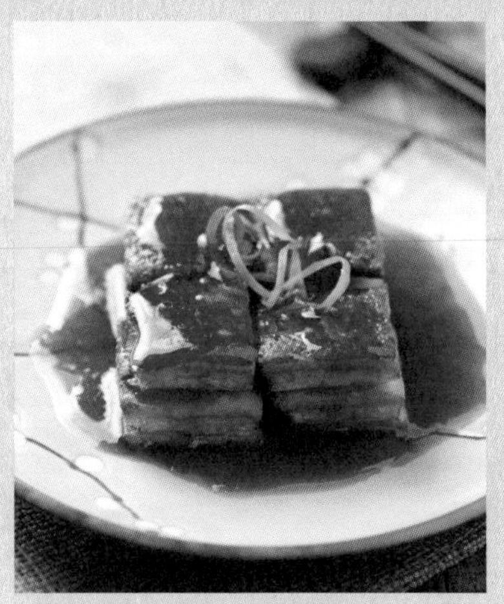
高血脂患者不宜食用。

生活環境寒冷，血脈遇寒則凝

氣候驟冷，久居寒冷地區，寒邪侵襲人體，經脈蜷縮拘急，血液凝滯，即寒凝血瘀。寒冷環境還會導致陽虛，陽虛會使體內氣機不暢，從而引發血瘀。

氣虛、陽虛體質，易促生血瘀

孩子遺傳父母氣虛、陽虛體質或年老體弱之人，身體本身脾胃虛損或腎陽虛衰，氣虛鼓動無力，血液運行不暢，血液瘀滯，就會氣（陽）虛血瘀。對於此種先天或不可逆轉的自然規律，需要在平時生活中慢慢調理，不可操之過急。

缺乏運動鍛煉，影響氣血運行

缺少鍛煉的人，自身的心肌收縮能力也隨之減弱，心臟沒有像經常鍛煉的人那麼有力，這樣血液的運行就不會那麼順暢。另外，睡眠是身體排毒的最佳途徑，所以合理的睡眠是不可少的，如果經常熬夜失眠，毒素不能排出去，必然會產生瘀積，對身體造成傷害。

血瘀食療方，活血化瘀

血瘀者飲食上要以活血化瘀為主。適合吃的食物有赤小豆、海帶、蒟蒻、金針菇、鳳梨、山楂、桃仁、油菜、玫瑰花等。

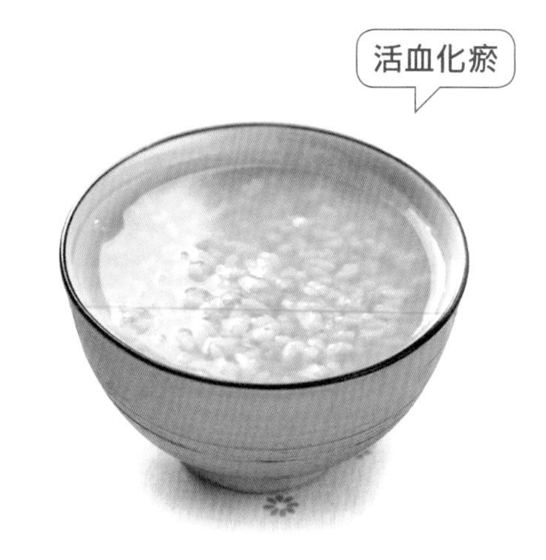

每日 1 次，15 日為 1 個療程。

桃仁山楂荷葉粥

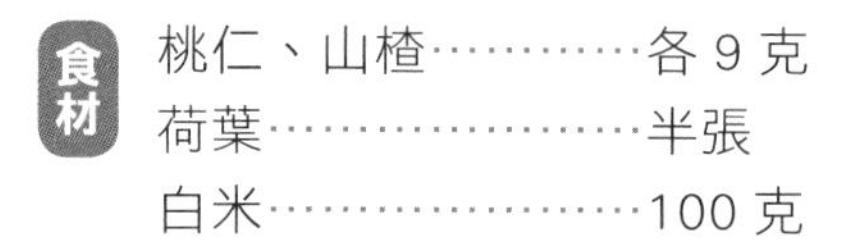

食材
桃仁、山楂…………各 9 克
荷葉…………………半張
白米…………………100 克

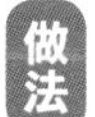

做法
1 山楂、荷葉、桃仁分別洗淨備用；白米淘洗乾淨。
2 將山楂、桃仁和荷葉一同放入砂鍋中，加適量水，大火煮沸，小火煮 20 分鐘，去渣取汁。
3 將白米加入藥汁和適量水一同煮成粥即可。

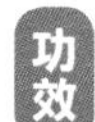

功效
此粥中桃仁、山楂都有活血化瘀的功效，加入荷葉，還能清熱利溼。

疏肝理氣

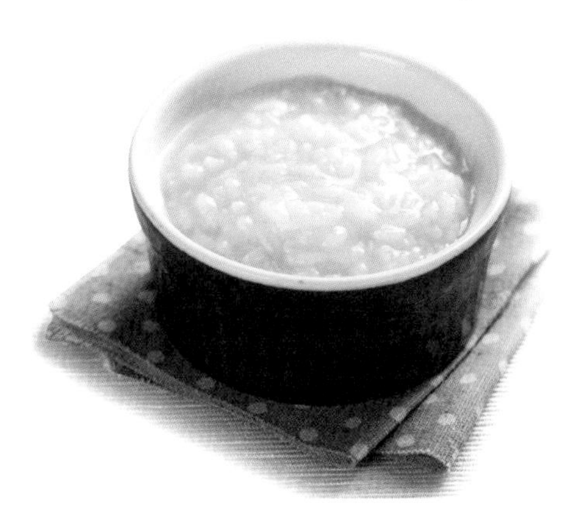

橘核是橘的乾燥成熟果實，有理氣、散結、止痛的功效。

橘核玫瑰花粥

食材
橘核…………………10 克
玫瑰花………………10 克
白米…………………100 克

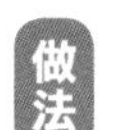

做法
1 橘核和玫瑰花分別洗淨；白米淘洗乾淨。
2 將橘核和玫瑰花加適量水煎汁，去渣取汁。
3 將白米加入藥汁和適量水一同煮成粥即可。

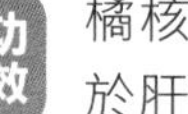

功效
橘核、玫瑰花疏肝理氣效果好，可用於肝氣不通引起的血瘀。

活血散寒

赤小豆紅糖泥

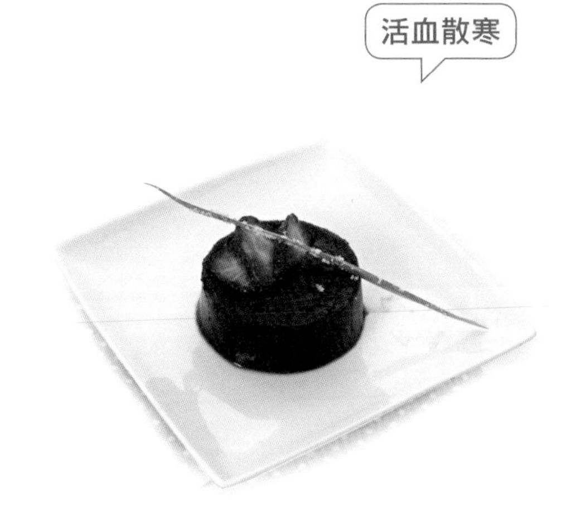

煮赤小豆時加些薑片可以更好地活血散寒。

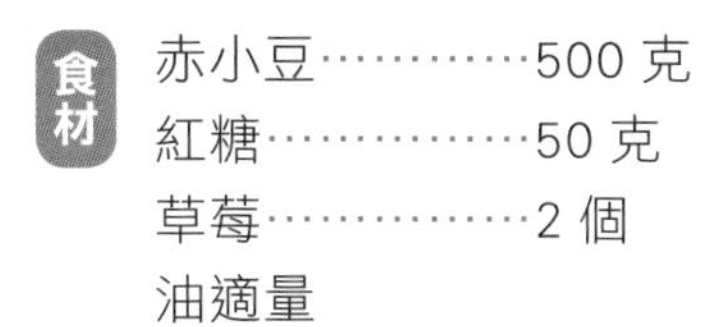

食材

赤小豆…………500 克
紅糖……………50 克
草莓……………2 個
油適量

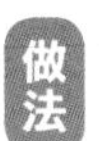

做法

1 赤小豆淘洗乾淨，放入鍋內加水，大火燒開後轉小火燜爛，攪碎成豆沙待用。
2 鍋內倒少量油，下入紅糖炒至融化，倒入豆沙，改用中火炒勻即成，擺盤用草莓裝扮。

功效

中醫認為，紅糖性溫，有化瘀生津、散寒活血、健脾止痛的功效，和赤小豆配搭，可以排膿散血。

疏肝散結

玫瑰花川芎湯

月經過多、有出血性疾病者以及孕婦慎用此湯。

食材

玫瑰花…………15 克
川芎……………5 克
月季花…………10 克
白糖適量

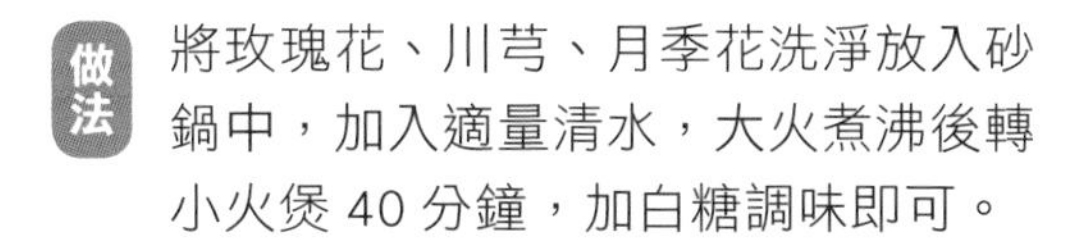

做法

將玫瑰花、川芎、月季花洗淨放入砂鍋中，加入適量清水，大火煮沸後轉小火煲 40 分鐘，加白糖調味即可。

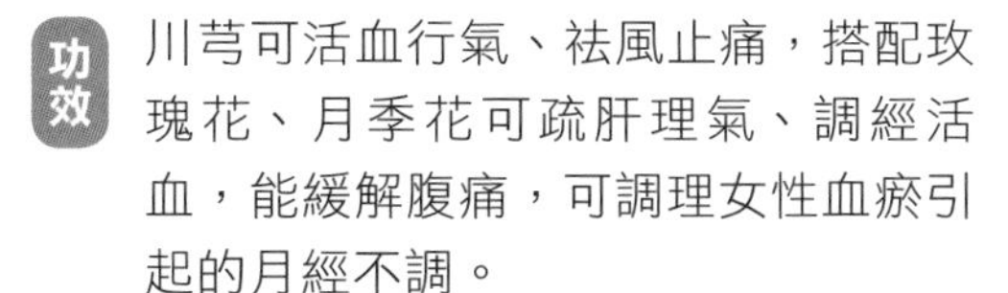

功效

川芎可活血行氣、祛風止痛，搭配玫瑰花、月季花可疏肝理氣、調經活血，能緩解腹痛，可調理女性血瘀引起的月經不調。

穴位療法，行氣活血

血瘀者由於局部經絡長期處於不通的狀態，會出現肢體局部疼痛，可以透過按揉痛處緩解。其實，揉就是揉瘀血，幫助通經活絡，也可選一些具有通經活絡、活血化瘀的穴位進行重點刺激，從而起到調理作用。

常按合谷穴，通經活絡

合谷，別名虎口，屬手陽明大腸經原穴。合，匯也，聚也。谷，兩山之間的空隙也。合谷名意指大腸經氣血匯聚於此並逐漸強盛。中醫認為合谷穴為全身反應的最大刺激點，具有全身的治療作用，是一個急救要穴。合谷穴穴位易找、好操作，是日常保健按摩必選的穴位之一。

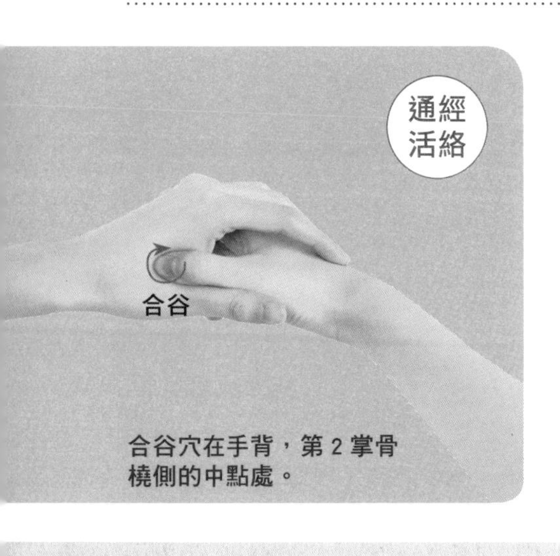

合谷穴在手背，第 2 掌骨橈側的中點處。

按摩合谷穴

按摩時間……………3~5 分鐘

按摩方法……………按揉法

操作手法

用拇指指腹按揉合谷穴 3~5 分鐘，以產生酸、麻、脹感覺為佳。此穴位有鎮靜止痛、通經活絡的作用。主治發熱、頭痛、眼紅腫痛、鼻出血、喉嚨腫痛等。

艾灸三陰交穴、足三里穴，活血調經

由血瘀瘀阻於子宮引起的婦科疾病，可以透過刺激三陰交穴來調理。刺激足三里穴可以調理和治療來自五臟六腑的各種疾病，促進全身健康。

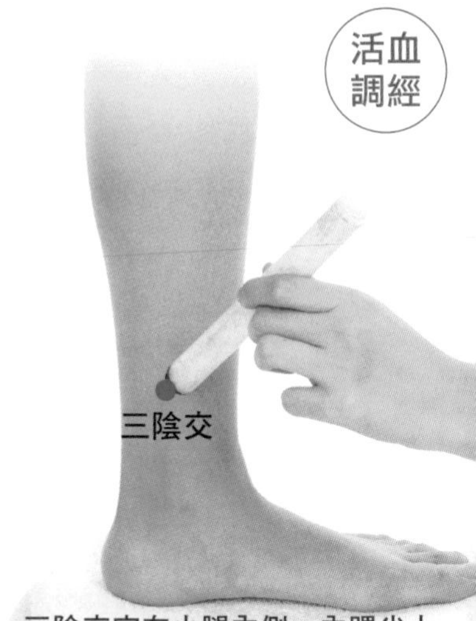

三陰交穴在小腿內側，內踝尖上3 吋，脛骨內側緣後際處。

艾灸三陰交穴、足三里穴

按摩時間……………10-15 分鐘

按摩方法……………溫和灸

操作手法

用艾條溫和灸三陰交穴、足三里穴各 10~15 分鐘，以皮膚感覺溫熱為宜。刺激三陰交穴可以健脾益血，主治月經失調、痛經、帶下、經閉等。刺激足三里穴可以健脾補氣，主治胃痛、嘔吐、腹脹、腹瀉等。

刮痧膈俞穴、期門穴，理氣又化瘀

肝火旺盛的人可以經常按揉期門穴，對於平息怒火、調整情緒有很好的效果。膈俞穴具有很好的補虛活血功效。

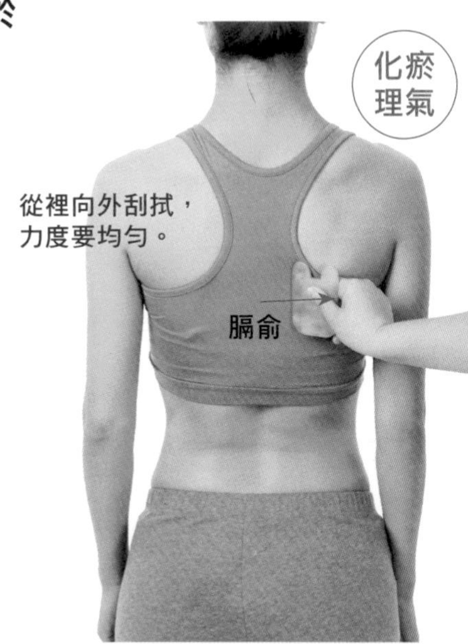

注：圖片僅為示意，刮痧時不隔衣。

刮痧膈俞穴、期門穴

按摩時間……………3~5 分鐘

按摩方法……………面刮法

操作手法

用面刮法刮拭膈俞穴、期門穴各 3~5 分鐘，以皮膚出痧為宜。期門穴有疏肝理氣、化積通瘀的功效，膈俞穴有理氣寬胸、活血通脈的功效。

建議：艾灸前後最好喝一杯溫水，以免缺水口渴。

經典藥方，活血養血

活血養血是血瘀者進行藥物養生的原則，中藥材可選當歸、桃仁、地黃、川芎、紅花、牛膝、桔梗、黃耆等。常用的湯劑藥方有血府逐瘀湯、複元活血湯等。

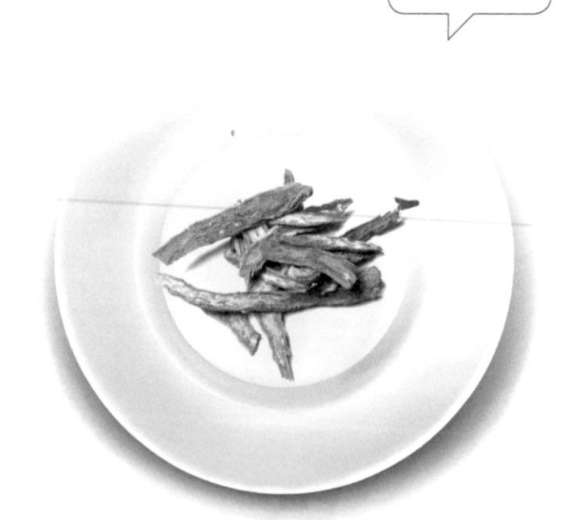

丹參飲，活血祛瘀，行氣止痛

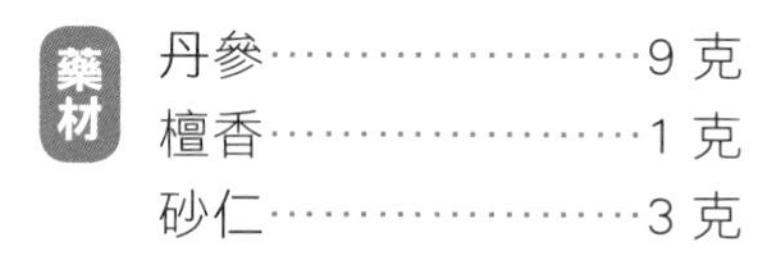

藥材
丹參……………………9 克
檀香……………………1 克
砂仁……………………3 克

做法 加水適量，煎煮 30 分鐘，取 150 毫升，溫服。

功效 心痛，胃脘痛，脅肋疼痛，腹痛等。

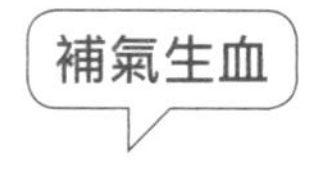

補氣活血，可選當歸補血湯

藥材
黃耆……………………30 克
當歸（酒洗）………6 克

做法 以水 2 碗，煎至 1 碗，去渣，空腹時溫服用。

功效 主治勞傷血虛、產後血脫、瘡瘍潰後膿血過多、外傷大出血等。

此湯是補血劑，若出血不止者，可加煅龍骨、阿膠、山茱萸以固澀止血。

疏肝通絡

復元活血湯，可活血化瘀

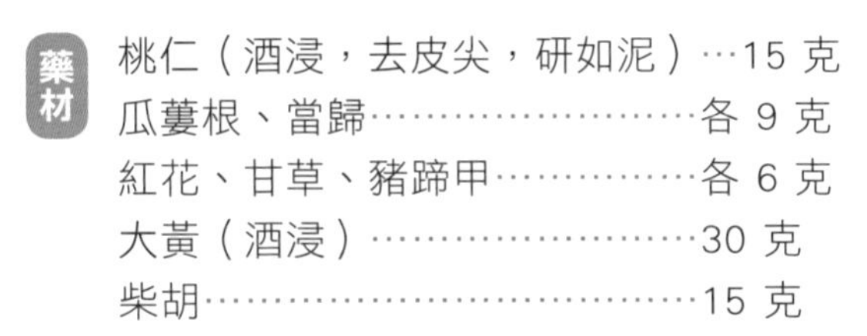

藥材

桃仁（酒浸，去皮尖，研如泥）…15 克
瓜蔞根、當歸……………………各 9 克
紅花、甘草、豬蹄甲……………各 6 克
大黃（酒浸）……………………30 克
柴胡………………………………15 克

做法

將上述藥材共研為粗末，每服 30 克，加黃酒 30cc，水煎服。

功效

主治跌打損傷，瘀血阻滯證；脅肋瘀腫，痛不可忍。

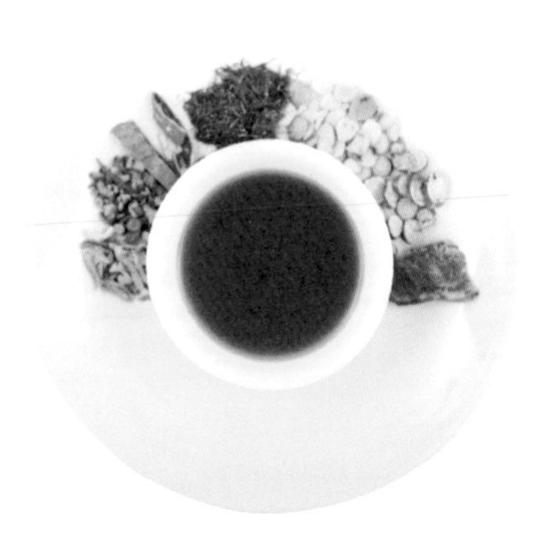

瘀重而痛甚者，加三七或酌加乳香、沒藥、延胡索等增強活血祛瘀、消腫止痛之功。

活血通經

桂枝茯苓丸，治女性痛經

藥材

桂枝、茯苓、牡丹皮、赤芍、桃仁各適量。

做法

以上 5 味藥材，粉碎成細粉，過篩，混勻。煉蜜成丸。

功效

主治女性宿有症塊，或血瘀經閉，行經腹痛，產後惡露不盡。

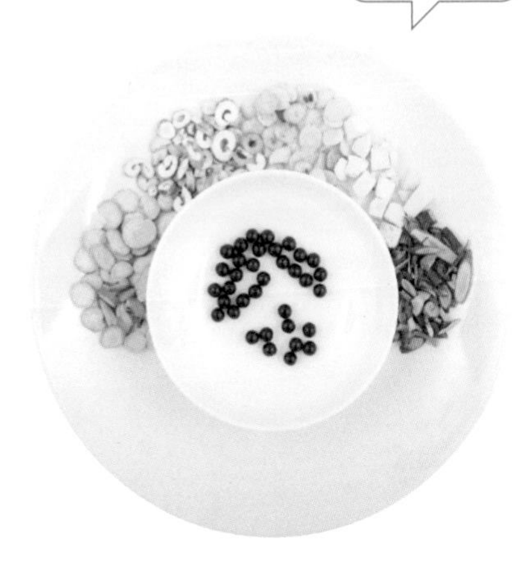

本品為棕褐色的大蜜丸，每服 6~9 克，每日 1~3 服。

全身運動，讓氣血暢通

血瘀體質者大多性格內向不穩定，若季節交替時氣候變化明顯，血瘀體質者容易抑鬱、煩躁、不安，所以要適當增加運動量來調暢氣血，穩定情緒。

全身運動，助氣運行

血瘀體質者透過運動可以使全身經絡、氣血通暢，五臟六腑調和。應選擇一些有益於氣血運行的運動項目，如太極拳、五禽戲、舞蹈、慢跑、健身操等。持續鍛煉，可達到改善體質的目的。

血瘀體質者心血管功能較弱，不適合做強度大、負荷高的體育鍛煉，而應採用小負荷、多次數的鍛煉。慢跑健身能夠促進全身氣血運行，振奮陽氣。血瘀體質者在運動時要特別注意自己的感覺，如果出現胸悶或心絞痛、呼吸困難、疲勞、噁心、眩暈、頭痛、四肢劇痛、膝關節疼痛等症狀，並伴隨兩腿無力、行走困難、脈搏顯著加快時，應立即停止運動休息，或去醫院做進一步檢查。整體來說，血瘀體質者的運動以全身各部都能活動、助氣血運行為原則。

保持心情舒暢，防止氣滯血瘀

大多數血瘀體質者情志不展、心態不佳，會阻礙氣機，加重血瘀，所以保持心情舒暢對血瘀體質者來說非常重要，經常保持心情豁達、開朗、淡定、坦然，肝氣才能舒暢，氣旺則血和，血和則健康，還應多到戶外活動，避免長時間待在室內。還可多做一些拉伸運動，否則肝臟不能正常疏瀉，容易導致氣滯血瘀。

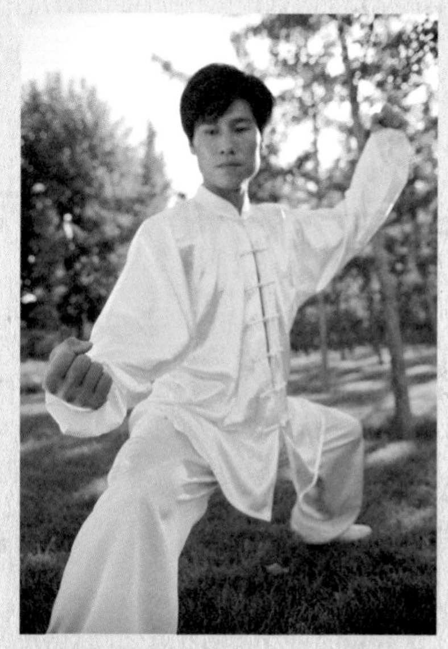

太極拳動作強度小，還可以鍛煉到全身。

年紀偏大的血瘀體質者可能會有孤獨、抑鬱、偏激、多疑等心理問題，子女要多抽時間陪陪長輩，多聊天能讓他們心情開朗豁達；還需提早為他們調理身體，以免誘發心臟疾病、高血壓等疾病。對於遺傳血瘀體質的兒童，父母多陪孩子互動、溝通以培養他們樂觀平和的心態。

春天注意養肝，秋冬注意保暖

春天肝氣主令，而肝臟具有貯藏血液、調節血量的功能。如果肝有病，則會失去藏血的功能，影響人體的正常活動，同時也會出現血液方面的病變。為了充分發揮肝臟的功能，使之行氣調暢，宜穿寬鬆的衣服，以助氣血生成；還可以到戶外走走多呼吸新鮮空氣，以助肝氣疏瀉。

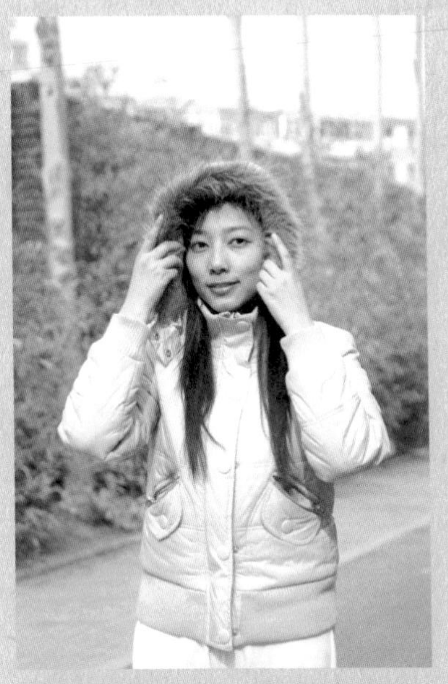

秋冬注意保暖，多曬太陽，多運動，有助於氣血運行。

血瘀體質者在秋冬季節要注意保暖，秋涼、冬寒都會使體內氣血運行不暢，若再受涼、受寒就會促進血瘀的產生。此時可以進補一些活血散瘀的食物，促進氣血順暢運行。血瘀體質者還可以在天氣好的時候曬太陽，讓身體暖起來，這樣氣血運行就會加快，減輕血瘀症狀。

腦卒中

腦卒中在中醫裡又稱「中風」，是一種急性腦血管疾病，包括缺血性和出血性卒中。中醫認為正氣不足、積勞內傷、情志過極、飲食不節、勞慾過度讓身體陰陽失調、氣血逆亂、腦脈為之瘀阻不暢、腦失滋養而形成本病。簡單來說就是「血瘀」導致的。

典型醫案分析

女，68 歲，突發腦卒中造成四肢活動不利、肢體麻木不仁、言語不利、吞嚥困難、口眼歪斜等後遺症。

腦卒中多是由於血瘀發展到了腦部，而不良的生活、飲食習慣是造成血瘀的重要原因，例如吸煙、不健康的飲食、肥胖、缺乏運動、過量飲酒、熬夜等。另外，高血壓是引發腦卒中的獨立因素，所以血壓偏高者要控制好血壓。多吃富含膳食纖維和維生素的水果和蔬菜，可以擴張血管，降低血液凝集作用，減少血瘀的產生。

腦卒中後遺症的穴位療法

按摩有疏通經絡、行氣活血之效，在腦卒中恢復期可控制或減輕不良症狀。

4 種 穴位療法

皆可通經活絡，有助於緩解肢體麻木。

按摩頭部穴位

中醫認為頭為「清陽之府」，五臟之精血、六腑之清氣，皆上注於腦。按摩頭部穴位能疏通氣血。

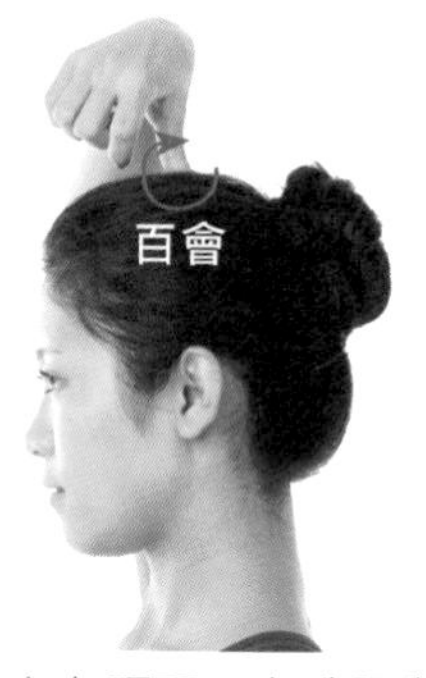

百會穴在頭頂，有升陽舉陷、益氣固脫的作用。

按摩肩頸部穴位

用拇指指腹按揉患者功能障礙側肩頸部的肌肉和肩井穴、天柱穴、啞門穴、風池穴，以通經活絡、活血化瘀。

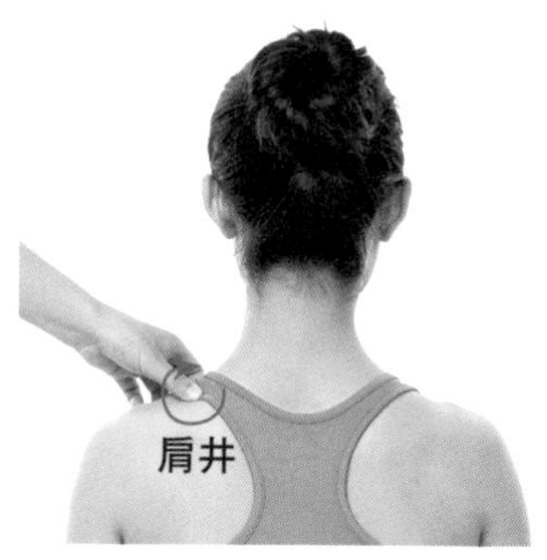

用力稍重，以感覺溫熱為宜。

家用養生

活血散瘀

缺血性腦卒中應以活血散瘀為治療原則，可在食譜中加入地黃、丹參等活血藥材，代表食療方有丹參山楂湯。

丹參山楂湯

丹參 50 克，山楂 30 克，冰糖適量。
將丹參和山楂加水 400cc 共煮，煎至 250cc，濾渣取汁，加適量冰糖服用。

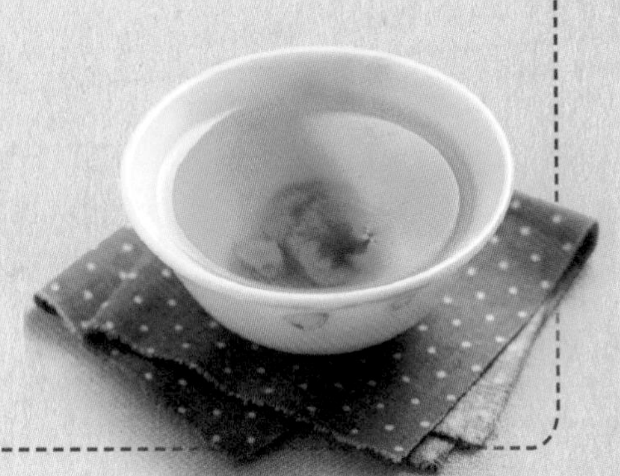

山楂具有顯著擴張血管及降壓的作用，可增強心肌、調節血脂及膽固醇。

按摩上肢部穴位

用拇指指腹按揉患者功能障礙側上肢的肌肉和手三里穴、天府穴、內關穴、合谷穴，用力稍重，以皮膚發熱為宜。

按摩下肢部穴位

用拇指指腹捏揉患者功能障礙側下肢的肌肉和足三里穴、委中穴、湧泉穴，用力稍重，每穴每次按摩 3 分鐘，以皮膚發熱為宜。

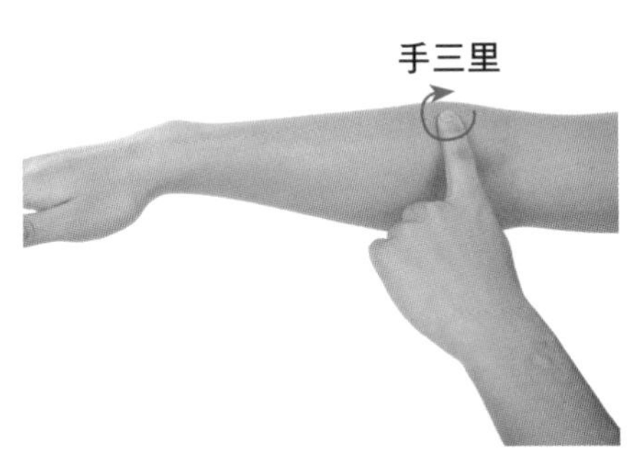

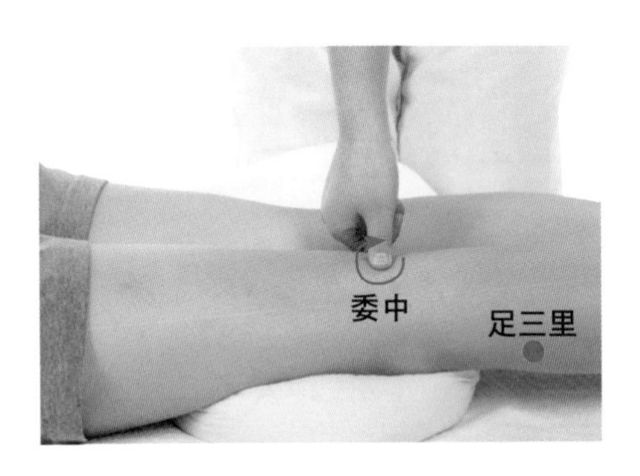

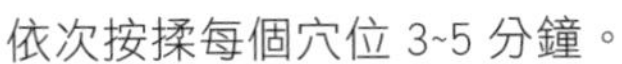
依次按揉每個穴位 3~5 分鐘。

崩漏

崩漏屬於子宮異常出血的範疇，是婦科常見病，具體指經血非時暴下不止，或淋漓不盡，前者稱為「崩中」，後者稱為「漏下」，二者常交替出現，合稱「崩漏」。中醫認為本病的病因主要是腎、天癸、衝任、子宮一連串的嚴重失調。主要分脾虛型、腎虛型、血熱型、血瘀型崩漏。

典型醫案分析

女，32 歲，近幾個月經血突然出現淋漓不盡，下血量變多，或一兩個月沒來後又忽然暴下的症狀，還伴有經血色紫暗有塊，小腹疼痛，血塊排出後痛減。這是血瘀型崩漏的症狀，多因經產後餘血未淨，或因情志所傷，肝鬱氣滯而瘀，或因寒邪侵襲，寒積胞中，經脈瘀血停滯於內，瘀血不去，新血難安，血不歸經而發的崩漏。崩漏發生後要盡快就醫，根據醫囑進行調理，可以在平時生活中多加預防。

崩漏的穴位療法

血瘀型崩漏最好用按摩和刮痧療法，右面這幾個穴位可重點刺激。

3種 穴位療法

簡單方便實用，每日堅持會有很好的療效。

按摩三陰交穴、隱白穴、血海穴

三陰交穴、隱白穴、血海穴有行氣止痛、調經統血的功效。按摩時每個穴位用拇指指腹按揉 3~5 分鐘，以皮膚產生酸、麻、脹感為佳。

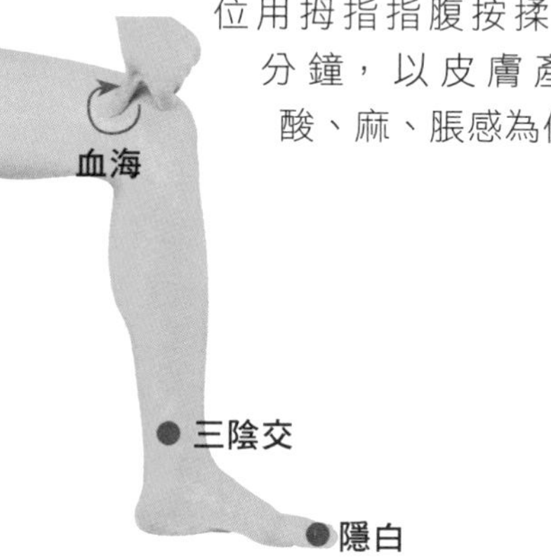

家用養生

活血化瘀、止血調經

血瘀型崩漏應以活血化瘀、止血調經為治療原則，可用當歸、紅花等製成藥膳，代表食療方有紅花當歸雞蛋湯。

玫瑰花當歸雞蛋湯

當歸、玫瑰花各 10 克，丹參 15 克，雞蛋 2 個。將 3 味藥熬煮、去渣、取湯，再在湯中打入雞蛋煮熟即可。

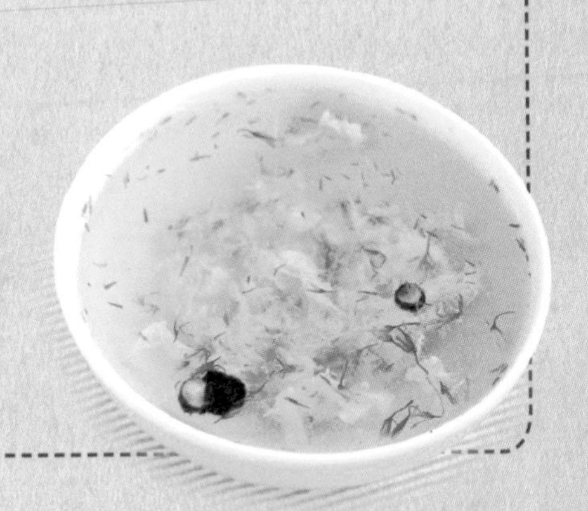

崩漏者要少吃傷氣、涼血的食物，還要多補充營養。

刮痧合谷穴、太衝穴、關元穴

合谷穴、太衝穴、關元穴有疏肝理氣、補中益氣的作用。刮痧時每個穴位用面刮法刮拭 3~5 分鐘，以皮膚出痧為宜。

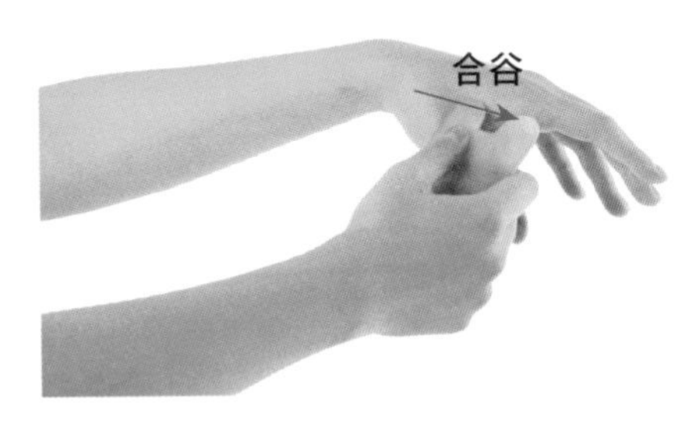

合谷穴位於手背第 2 掌骨橈側的中點處。

按摩膈俞穴、肝俞穴

按摩膈俞穴、肝俞穴有疏肝利膽、活血通脈的作用。按摩時每個穴位用指腹按揉 3~5 分鐘，以皮膚產生酸、麻、脹感為佳。

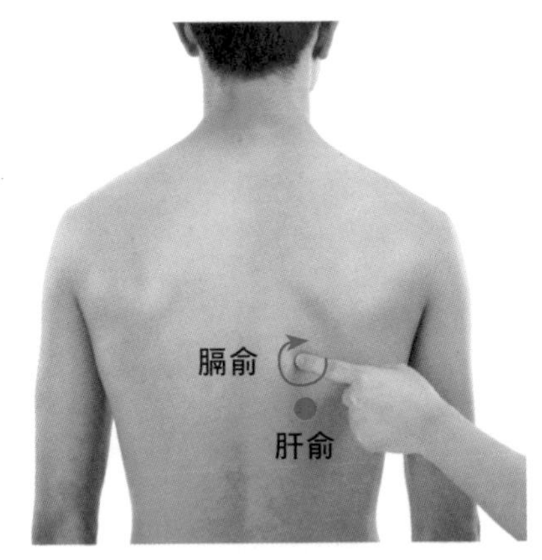

也可用雙手拇指同時按揉兩側穴位。

玖

常見混合體質，綜合調理有良方

現代人精神壓力大，飲食、生活作息經常不規律，很多人的身體處於亞健康狀態，如陽虛體質、氣虛體質，身體體質較差的，會多種症狀同時出現，如氣虛兼血瘀、陽虛兼痰濕等，出現混合體質的症狀後，要分析根本原因再下藥，否則就是做無用功。那混合體質都有哪些呢？又該怎麼調理呢？一起來看看本章的內容吧！

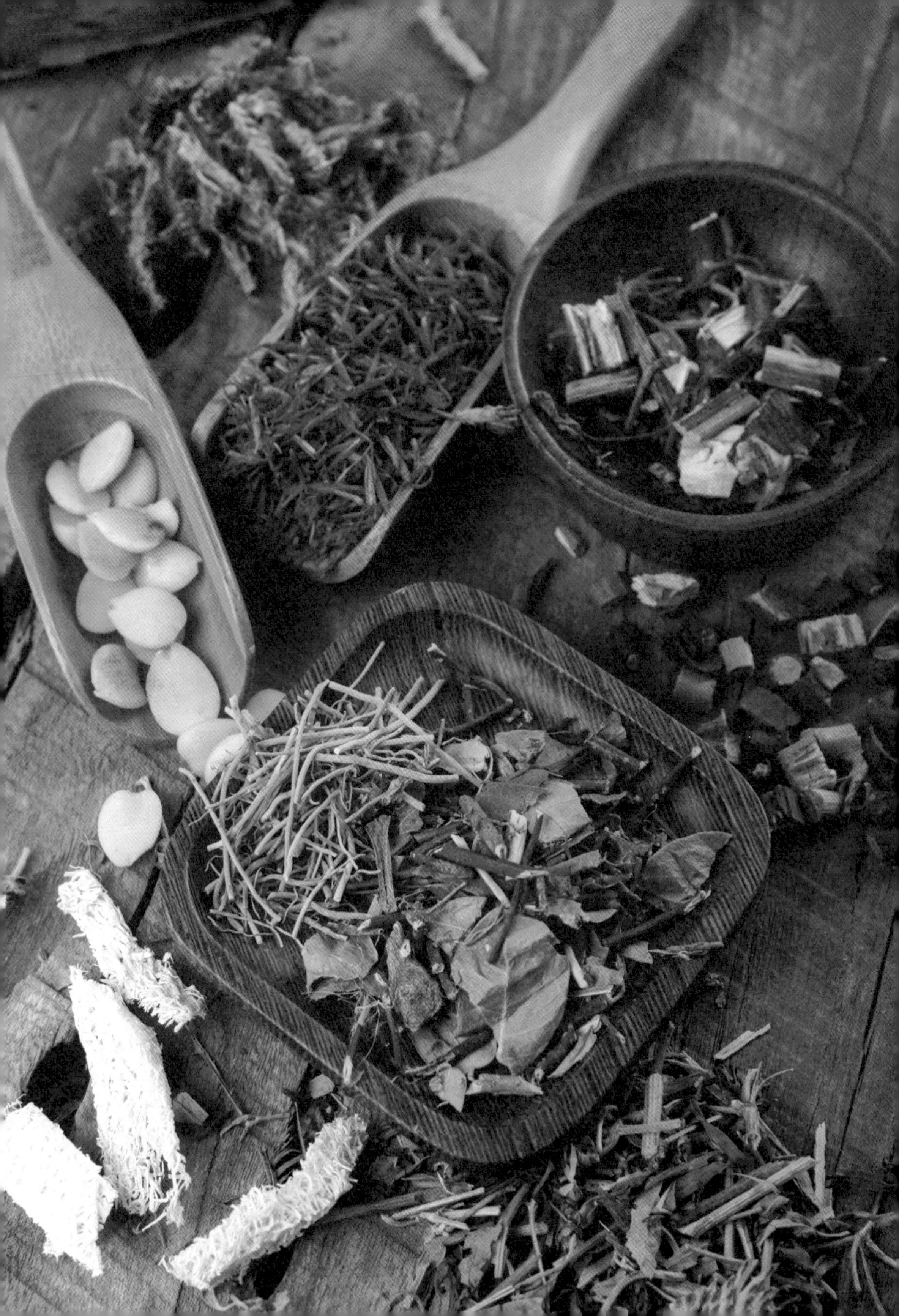

陽虛兼痰濕，溫陽化痰是關鍵

陽虛導致體內水液運化障礙，凝結成痰，與體內濕氣互結，形成痰濕。痰濕阻滯日久，會影響脾胃運化，阻礙陽氣生發，加重陽虛，形成惡性循環，從而導致陽虛痰濕症狀兼雜存在。脾腎陽虛，體內環境偏寒，濕氣重，容易出現寒濕症狀，如皮膚發黑、暗黃，腹脹，腹瀉，身體沉重，四肢無力等症狀。此種混合體質的調理要以恢復陽氣、化痰祛濕、調養脾胃為原則。

多吃薏仁、赤小豆、生薑等，祛濕又補陽

陽虛與痰濕同時存在時，平常要少吃生冷，少食肥膩，以免耗傷陽氣，阻礙痰濕運化。平時要注重平衡膳食，適量攝取肉類，以充養腎氣，昇發陽氣，例如羊肉、牛肉等。還要攝取祛濕食物，如茯苓、赤小豆、薏仁等。祛濕的同時還要強健脾胃的功能，可選擇山藥、蓮子、龍眼肉等健脾胃。

山藥薏仁粥

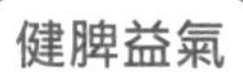

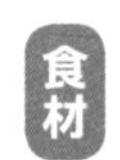

山藥…………60 克
薏仁…………50 克

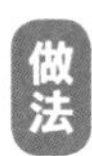

1 山藥去皮，洗淨，切塊；薏仁提前浸泡 6~8 小時洗淨。
2 將薏仁和適量水放入鍋中，大火煮沸後轉小火煮至半熟，再加入山藥同煮至粥熟爛即可。

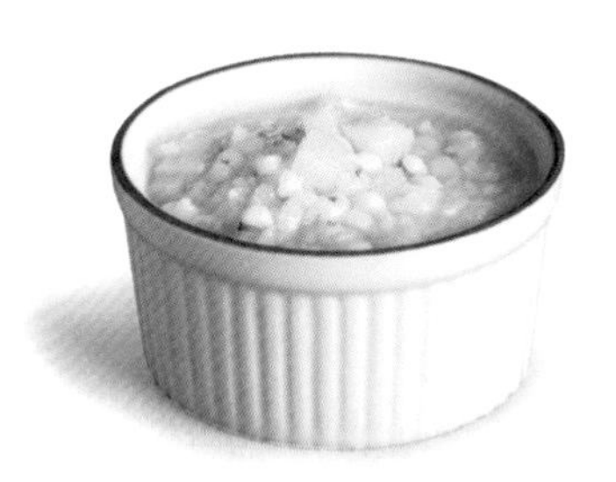

加蓮子、百合、大棗同煮，有清補脾肺、甘潤益陰的作用。

當歸生薑羊肉湯

補虛散寒

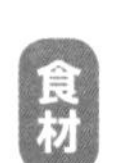

當歸…………9 克
生薑…………15 克
羊肉…………50 克
蔥、鹽各適量

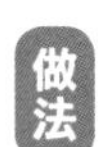

1 生薑洗淨，切片；蔥洗淨切段；當歸洗淨；羊肉洗淨，切塊，入沸水中汆去血水。
2 將當歸與薑片、羊肉塊放進砂鍋，加入適量水，大火煮開後轉小火煮 1 小時左右，再加入蔥段、鹽略煮片刻即可食用。

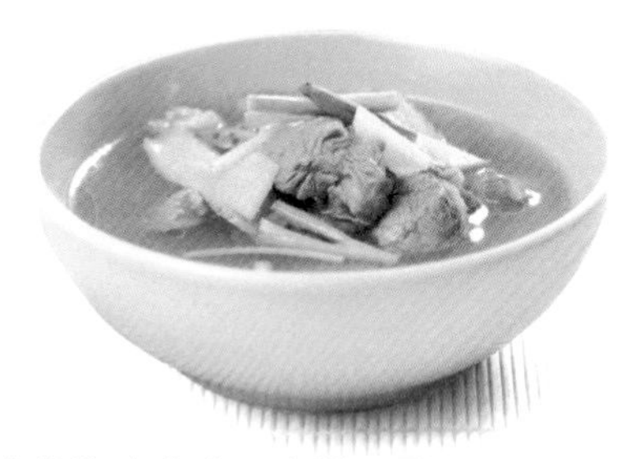

此湯主治腹中寒疝，虛勞不足。

經常艾灸關元穴、足三里穴等，祛濕化痰補陽氣

足三里穴是人體長壽保健大穴，是人體自帶的天然營養補品，可以調理和治療來自五臟六腑的各種疾病，經常按摩或艾灸此穴，能夠起到很好的補中益氣、健脾和胃、疏通經絡、匡扶正氣的作用。

關元穴的元是指元氣，是萬物生長的根本。關元就是元陰、元陽出入的地方。元氣充足，人體才能更加強健。經常艾灸關元穴，可以起到很好的固本培元、補益下焦的作用，對於腎氣不足導致的陽氣不足，具有很好的補益作用。

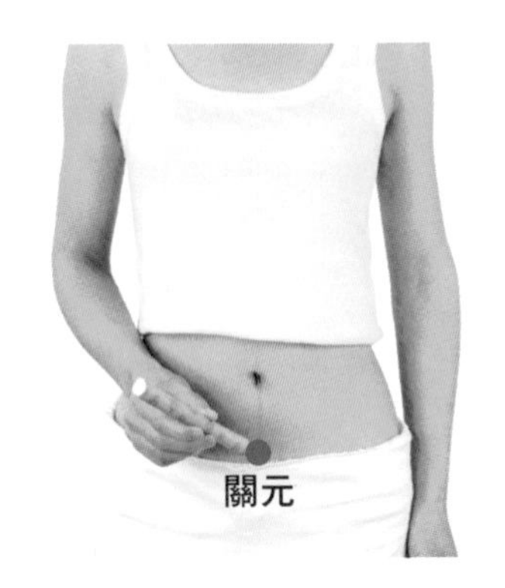

溫和灸關元穴可培補元氣。

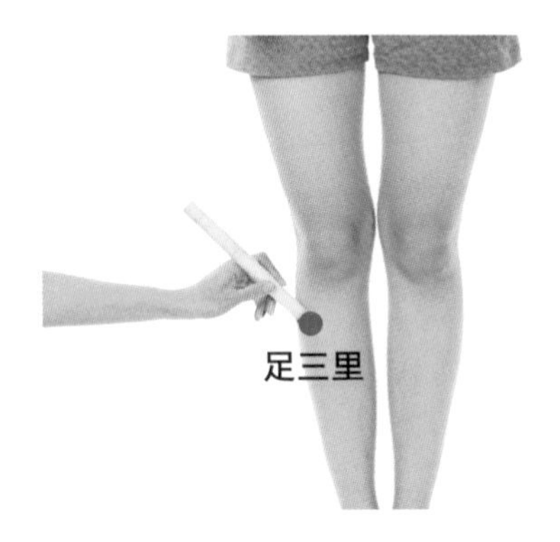

溫和灸足三里穴可健脾補濕。

六君子湯，健脾祛濕的良藥

陽虛導致脾胃虛弱，無力運化水濕，又間接阻礙了陽氣的昇發，所以中藥調理時可以選擇六君子湯來益氣健脾、燥濕化痰。六君子湯是由人蔘、白朮、茯苓、甘草、陳皮、半夏 6 種中藥煎熬製成。同時可用金匱腎氣丸來溫補腎陽、化氣行水。

多參加戶外運動，補充陽氣

陽虛兼痰濕體質的人在生活中要順時養生，注意四季怡養心神，還需進行適當的運動調養，因為動則升陽。可做一些振奮陽氣的鍛煉方法，例如跑步、跳繩、練武術等，練到微微出汗，體內濕氣就會從毛孔中跑出來，起到祛濕的效果。還要注意季節交替變化時，進行戶外運動要適當增添衣物。春冬季節天亮較晚，晨練不宜過早。

陰虛兼濕熱，需要滋陰清熱

陰虛，體內水少了就容易生熱，若體內再有濕氣，就會生成陰虛兼濕熱體質。頭暈、心煩多夢、食慾缺乏、面色油膩、口苦口臭、口乾咽燥、性情急躁、排便不利等都是這種混合體質表現出來的的症狀。此種混合體質的人往往身體體質比常人更差一些，因為新陳代謝較差，易造成身體內分泌紊亂。調理時要以滋陰清熱為優先。

常喝陳皮粥、藿香粥，可清熱除濕

陳皮、藿香都是理氣、健脾、祛濕的實用中藥，不僅可以和別的藥組成藥方來對症治病，還可以加入飲食中做成藥膳來進行日常調理。患者同時也要少碰煙酒，盡量不喝冷飲，適度飲水，避免引起痰濕。

陳皮粥

燥濕化痰

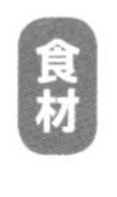

陳皮⋯⋯⋯⋯10 克
白米⋯⋯⋯⋯100 克
枸杞子適量

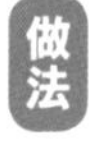

1 陳皮擇淨切小塊；白米淘洗乾淨。
2 將陳皮、白米和枸杞子一起放入鍋中加適量水，熬煮為稀粥即可。

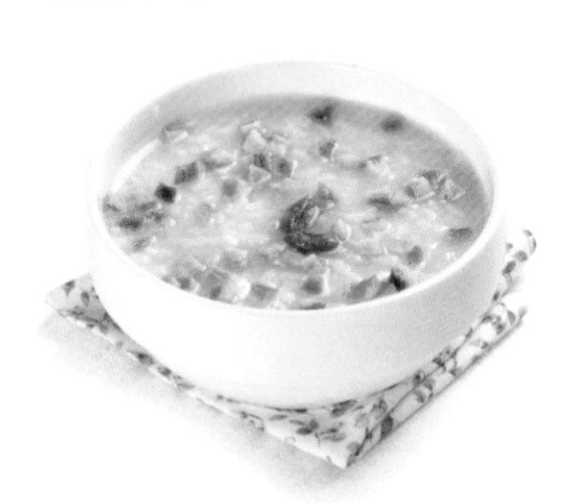

可以根據個人口味再加入些核桃等。

藿香粥

解表化濕

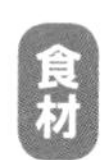

鮮藿香⋯⋯⋯30 克
白米⋯⋯⋯⋯100 克

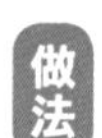

1 鮮藿香、白米分別洗淨。
2 將兩者一同放入鍋中，加適量水煮成粥即可。

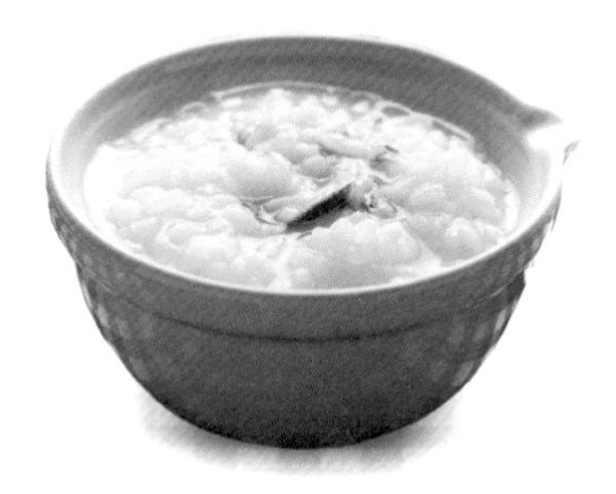

適合暑濕侵襲的人食用。

疏通脾經、三陰交穴，讓體內不再熱

脾的運化功能失調會引起脾經氣血失調，從而引發脾胃疾病，所以疏通脾經很重要。足太陰脾經的循行部位起於足大趾內側端的隱白穴，沿小腿內側正中線上行，進入腹部，屬脾，絡胃。刺激脾經的正確方向是自隱白穴起，沿脾經向上刺激。敲打脾經時，手握空拳，用掌指關節端由上至下一路拍下來，力度適中，大腿部位可稍用力。兩條腿都要敲，每側10 分鐘為宜，最佳敲打時間是上午 9~11 點，即氣血流注脾經之時。遇到比較酸痛或感到不舒服的結節部位，重點按揉一下。

三陰交穴歸屬足太陰脾經，意指足太陰脾經、足少陰腎經、足厥陰肝經三條經脈的氣血物質交匯於此，既可健脾益血，也可調肝補腎，亦有安神之效，還能調治脾胃虛弱、消化不良、腹脹、腹瀉等。

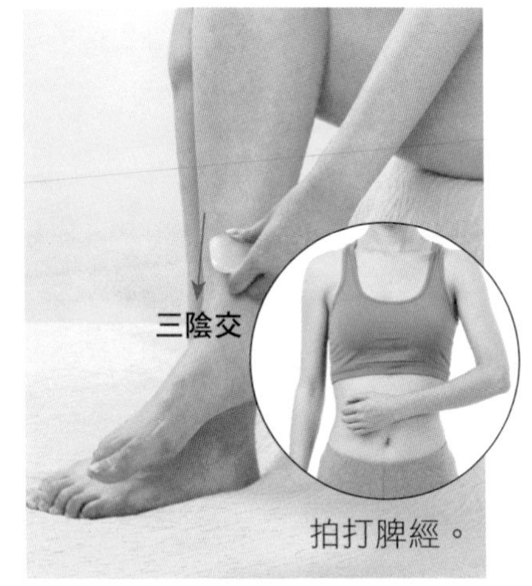

拍打脾經。

也可用刮痧方法刺激脾經。

舒緩運動，心平氣和，排濕熱

此種混合體質的人因為內分泌紊亂，所以臉上容易長痘痘，生活上要保持良好的習慣，早睡早起，室內經常通風換氣，避免濕氣外入。平時要多參加活動，多出汗，這樣既能疏通毛孔排濕排毒，還能健脾，幫助排濕。但不可以運動到大汗淋漓，否則會更加傷陰，導致陰虛加重。

情緒長期鬱結，也會促生內火，導致濕熱鬱積，所以應多注意靜心養神，保持心情舒暢，這樣有利於肝膽的排出，減少濕熱的產生，促進身體的恢復。工作和生活可以提前計畫，然後有條不紊地進行，以減少焦慮情緒的產生。工作壓力大時，要學會勞逸結合，適當放鬆身心。

大補陰丸，滋陰清熱

陰虛兼濕熱體質，體內又虛又有火，可以選擇滋陰降火的藥物進行治療，如大補陰丸。大補陰丸是由熟地黃、鹽知母、鹽黃柏、醋龜甲、豬脊髓、蜂蜜組成的深棕黑色的水蜜丸，或黑褐色的大蜜丸。方中熟地黃、龜甲補腎滋陰，陰復則火自降；黃柏、知母苦寒瀉火，火降則陰可保；豬脊髓與蜂蜜均屬血肉之品，能填精益髓，保陰生津。諸藥合用，共收滋陰降火之效。

氣虛兼血瘀，暢通氣血不瘀阻

氣虛血瘀屬虛中夾實，以氣虛與血瘀證候同時並見為特點。由於各種原因導致臟腑氣機衰減，氣虛運血無力，血行不暢而瘀滯。症狀有面色淡白、身倦乏力、少氣懶言、疼痛如刺、拒按不移、面色晦滯、形體消瘦等。調理時要以補氣活血為原則。

常食山藥、大棗、山楂等，健脾補氣可化瘀

氣虛血瘀者可以攝取一些補氣、活血化瘀的食物，補氣的食物有大棗、花生、魚肉、雞肉、牛肉、山藥、葡萄等；活血化瘀的食物有山楂、黑木耳、洋蔥、番茄、葡萄柚、紅糖、玫瑰花等。

山楂玫瑰花茶

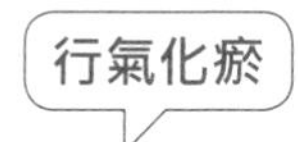

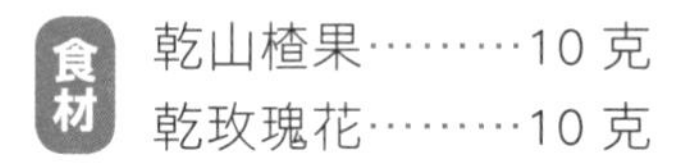

食材
乾山楂果………10 克
乾玫瑰花………10 克

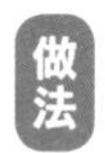

做法
將乾山楂果和乾玫瑰花放入杯中，用開水悶泡 5 分鐘即可飲用。

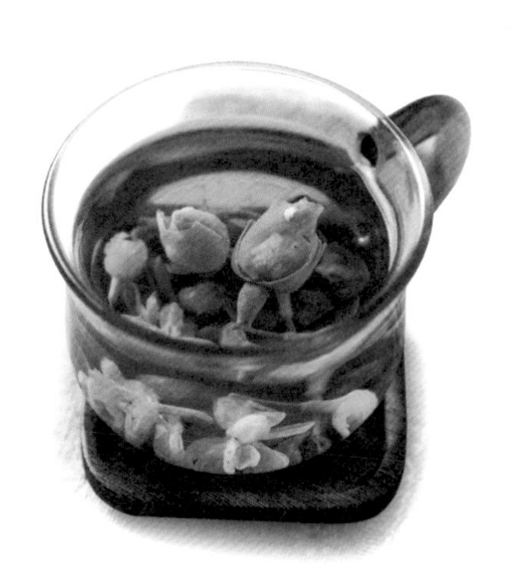

此茶還有促進消化、美容的功效。

刺激陽陵泉穴、神闕穴等，活血止痛氣通暢

陽陵泉穴在小腿外側，腓骨頭前下方凹陷中。它的主治範圍很廣，包括膽腑病證、筋的病證和經脈通絡上的病證，所以氣虛兼血瘀者可以刺激陽陵泉穴來通經活絡、疏肝解鬱，緩解血瘀帶來的各種疼痛。

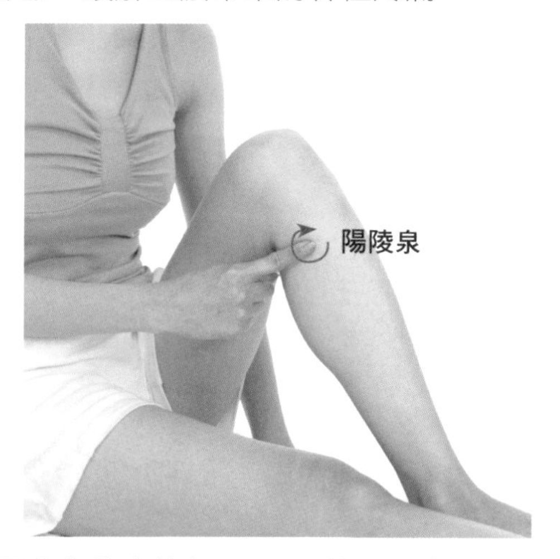

用食指指腹按揉 5~10 分鐘，至皮膚感到溫熱為宜。

神闕穴就是肚臍，處於人身陰陽相交的地方，諸氣會聚之處。古人有「臍為五臟六腑之本」、「元氣歸臟之根」的說法。刺激神闕穴可以起到益氣養血、調和脾胃、固本培元的作用，也是日常養生保健的常用穴位之一。刺激神闕穴的方法有按摩和艾灸，艾灸時身體平躺，採用隔薑灸。按摩時可把雙手手掌提前搓熱，然後在穴位上緩慢地朝一個方向按摩。

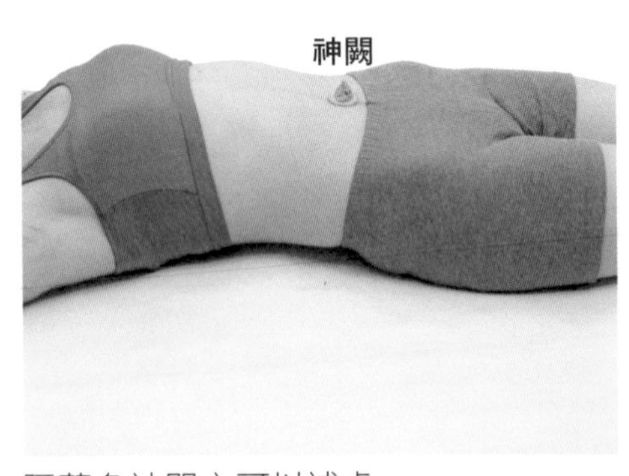

隔薑灸神闕穴可以補虛。

血府逐瘀湯，活血祛瘀、行氣止痛

氣虛兼血瘀者可以吃一些補氣、活血化瘀的藥物來調理身體。補氣的藥物主要有黃耆、黨參、西洋參、太子參、紅參、白朮、大棗等。活血化瘀的藥物有桃仁、紅花、當歸、川芎、三棱、莪朮等。把補氣和活血藥結合起來，就能夠對症調理這種混合體質。常用的中藥方劑有血府逐瘀湯，或補中益氣丸合桃紅四物湯，或黃耆桂枝五物湯。

全身運動，助氣運行

氣虛者一般無力做運動，因此不可以做劇烈運動，可以選擇早晨或傍晚天氣好時適當散步或做舒展運動，如八段錦、太極拳等，來暢通氣血，還有助於化瘀，一年四季要順時而為。

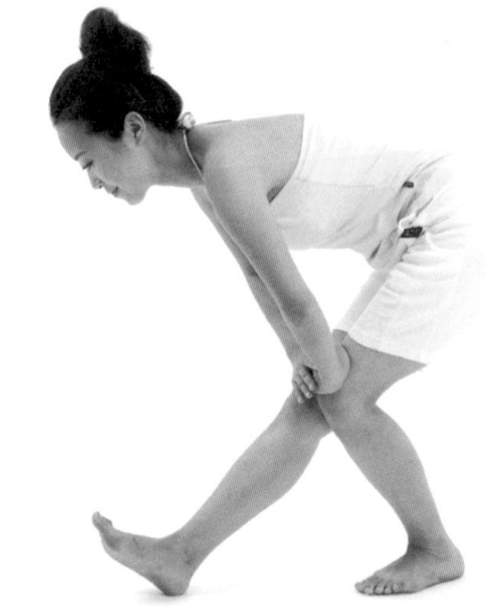
運動可以舒展肌肉，放鬆身心。

氣虛又血虛，氣血雙補是關鍵

氣血是生命的能源，氣血充足，生命才有活力。若氣血虧虛，則臟腑經絡、形體官竅失之滋養，身體的各種機能失之推動及調節，各種疾病就會隨之而來。氣血兩虛的症狀有頭暈、乏力、心悸、失眠、氣短、面色淡白或萎黃等。氣血兩虛，多因久病消耗，氣血兩傷所致；或先有失血，氣隨血耗；或先因氣虛，血化障礙而日漸衰少，從而形成氣血兩虛。

多吃大棗、龍眼肉等，補氣又補血

補養氣血，以食補為主。因為氣血生化的源頭是脾胃，脾胃透過消化食物為人體提供營養，再透過臟腑的作用化生為血液，以維持機體生長發育，補充身體活動所需，所以健脾養胃、補氣血成為食補的重點。補氣養血的食物有黑米、黑芝麻、櫻桃、大棗、龍眼肉、山藥、蓮藕、胡蘿蔔、烏骨雞、牛肉等。

黑米銀耳大棗粥

滋陰補血

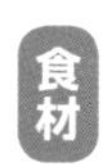

黑米…………100 克
銀耳…………10 克
大棗…………5 顆

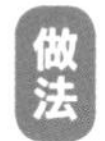

1 黑米洗淨；銀耳泡開撕小塊；大棗洗淨，去核，切小塊。
2 將三者一同放入鍋中，加水煮成粥即可。

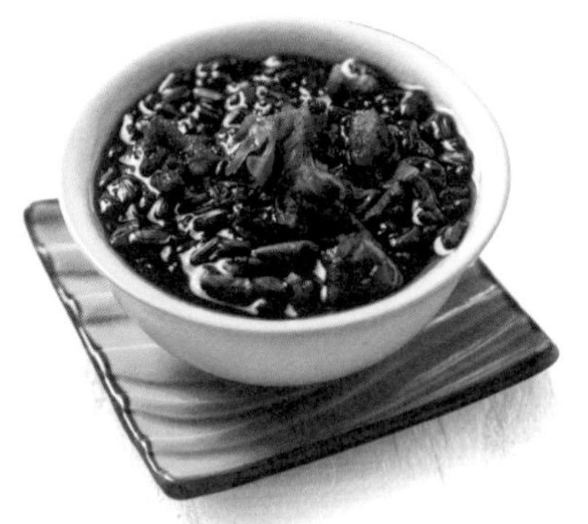

優質銀耳應為白色或淺米黃色，選擇時要注意辨別。

銀耳櫻桃粥

益氣健脾

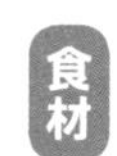

銀耳…………20 克
櫻桃…………30 克
白米…………80 克

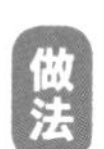

1 銀耳泡開，去蒂洗淨；櫻桃洗淨，去核；白米洗淨。
2 將白米放入鍋中，加水煮粥，待粥快熟時，放入銀耳和櫻桃，煮至熟爛即可。

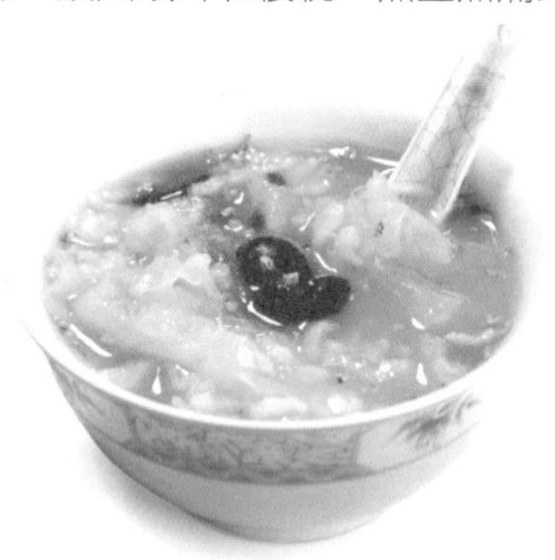

櫻桃味甘、酸，性微溫，能益脾胃、滋養肝腎。

按摩、艾灸三陰交穴、足三里穴，讓氣血活起來

足三里穴屬於足陽明胃經，主治脾胃疾病，經常按摩、艾灸刺激可以強健脾胃功能。三陰交穴，意指三條陰經中氣血物質在本穴交會，故刺激此穴可以起到很好的調理氣血的作用。此外，此穴還有「婦科三陰交」的別稱，對婦女疾病甚有療效。

艾灸足三里穴

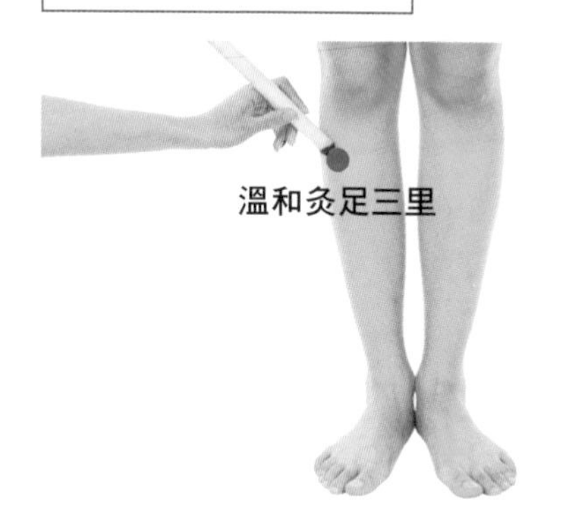

艾灸足三里穴有健脾和胃、扶正培元的作用。艾灸時用艾條溫和灸 10~15 分鐘，讓皮膚產生溫熱感為宜。

艾灸三陰交穴

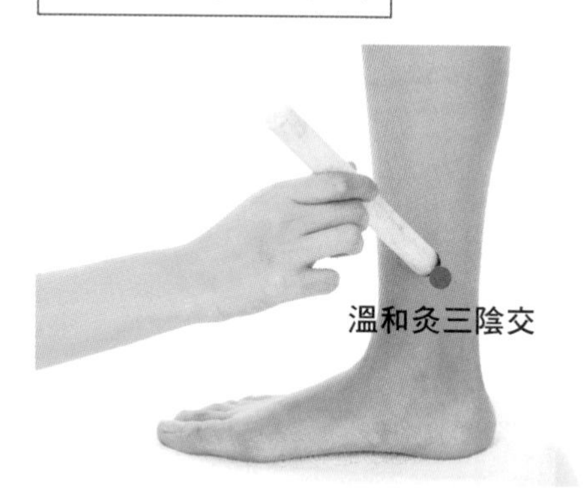

艾灸三陰交穴有補肝益腎、健脾益血、行氣活血等功效。艾灸時用艾條溫和灸 10~15 分鐘，讓局部有溫熱感為宜。

八珍湯，女人的補血湯

氣血兩虛者可以進食一些補氣補血的藥材，如大棗、蓮子、山藥、核桃、當歸、黨參、何首烏、枸杞子等中藥材，也可以把這些藥材添加在日常所喝的湯或粥中做成藥膳。中醫有治療氣血兩虛的方劑，如八珍湯、歸脾湯等，可以很好地補氣養血。

八珍湯別名八珍散，為補益劑，主治氣血兩虛證，是以人蔘、白朮、白茯苓、當歸、川芎、白芍藥、熟地黃、甘草為原料，加生薑、大棗同煮，去渣取汁製成。

注意生活起居的調養

氣血兩虛可能由不良飲食、生活習慣造成，例如熬夜、喜食寒涼食物、久坐不動等，或由於久病消耗，氣血兩傷造成。所以，在生活中要注意良好習慣的養成，早睡早起，保持每晚 11 點之前入睡；飲食均衡，少吃肥甘厚膩、燒烤、油炸等食品；還要多做運動，因為運動能讓氣血活起來，促進新陳代謝，可以選擇瑜伽、游泳、健身操等循序漸進地進行。

體質又虛又寒，補虛祛寒不生病

體寒分為內寒和外寒，和體虛有關的就是內寒了。體虛有陽虛、陰虛、氣虛、血虛等，而能導致寒氣內生的有陽虛、氣虛、血虛。陽虛就會使身體手腳冰涼，越來越怕冷。氣血兩虛會使體內氣血動力不足，運行不暢，不能滋養全身，人就會出現面色蒼白、反覆感冒、疲勞虛弱等症狀，無法抵抗外界的寒冷，身體也會受寒。

常食山藥大棗粥，健脾補虛又祛寒

調整飲食，多吃一些溫熱、軟和的食物，對於昇發陽氣，補充氣血，改善體寒是很有必要的。牛肉、羊肉、大棗、龍眼肉等溫熱性食物可以溫中助陽、補虛祛寒，軟和的食物有利於養護脾胃，促進氣血的化生。

山藥大棗粥

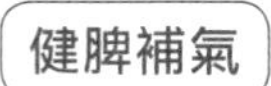

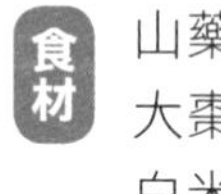

山藥…………30 克
大棗…………5 顆
白米…………60 克
冰糖適量

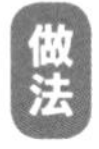

1 山藥去皮，洗淨，切塊；大棗洗淨，去核；白米淘洗乾淨。
2 將三者一同放入鍋中加適量水，大火燒開後轉小火煮20~30 分鐘，最後加冰糖略煮調味即可。

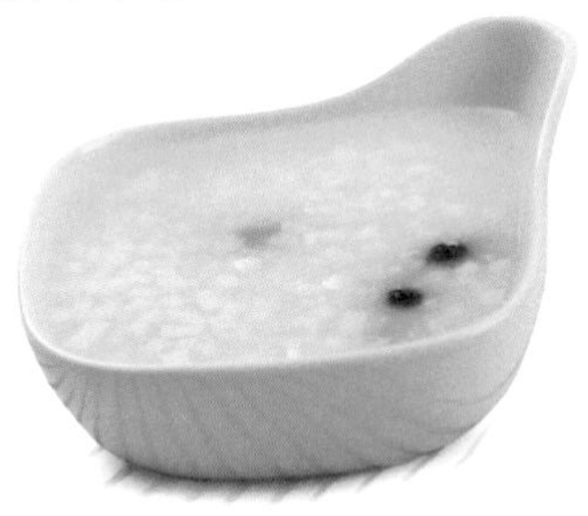

山藥有健脾和胃的功效，煮粥食用能緩解因脾虛而造成的腹瀉。

黃耆枳殼煲帶魚湯

和中開胃

食材

黃耆…………50 克
炒枳殼………15 克
帶魚…………500 克
薑、蔥、油、料酒、鹽各適量

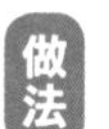

1 黃耆、炒枳殼切碎，放入紗袋綁緊袋口；帶魚洗淨切段；薑切片；蔥切段。
2 帶魚略煎，放入薑片、蔥段、料酒和適量清水，再放入紗袋，大火煮沸後轉小火煲 30 分鐘，加鹽調味即成。

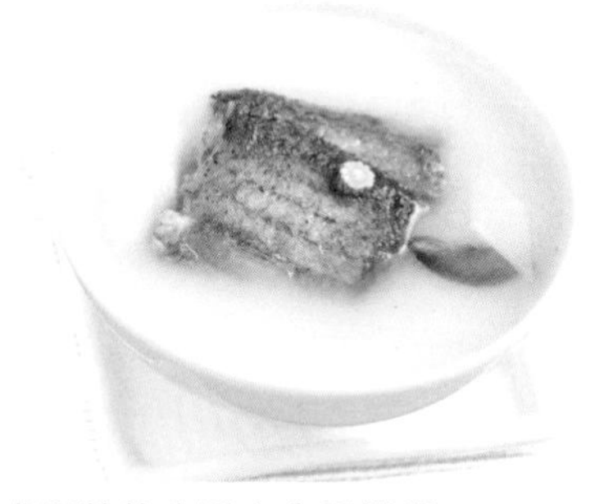

陰虛濕熱的人不宜食用黃耆。

艾灸大椎穴、合谷穴，可祛風散寒

刺激大椎穴能促生陽氣，通行全身。讓陽氣溫暖身體，就能壓制體內的陰寒。對各種虛寒證，例如肩頸僵硬、風寒感冒、鼻炎、咳嗽等都有很好的調理效果。

合谷穴屬手陽明大腸經原穴，手陽明大腸經與足陽明胃經相接，因此刺激合谷穴能調經氣，治療胃腑和胃腸道方面的疾病。合谷穴經氣旺盛，止痛效果好，是我們身體上的「止痛藥」，幾乎一切痛證都可以找合谷穴來解決，日常可艾灸或用大拇指掐按這個穴位來止痛。刺激合谷穴，還能通經活絡、暢通氣血。

艾灸大椎穴

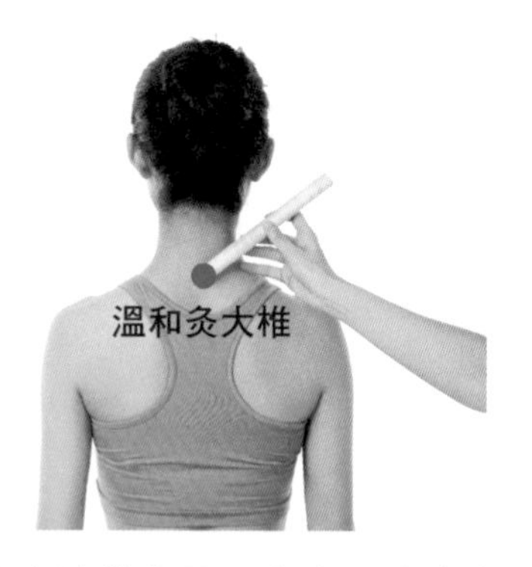

艾灸大椎穴有清熱息風、止咳平喘的功效。艾灸時用艾條溫和灸 10~15 分鐘，讓局部皮膚產生溫熱感為宜。

艾灸合谷穴

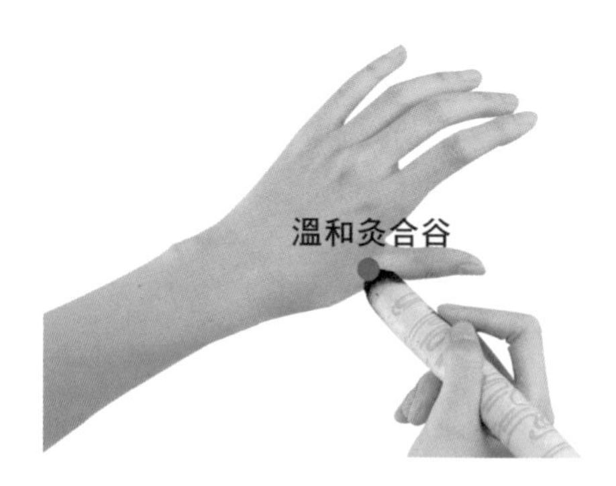

艾灸合谷穴，能貫通氣血，促使陽氣昇發，扶正祛邪，增強人體免疫力。用艾條溫和灸合谷穴 10~15 分鐘，讓局部皮膚產生溫熱感為宜。

四君子湯加乾薑、附子，補氣又祛寒

四君子湯具有益氣健脾之功效，主治脾胃氣虛證。由人蔘、白朮、茯苓各 9 克，甘草 6 克組成，一般水煎服用。若畏寒肢冷、脘腹疼痛者，加乾薑、附子（需先煎半小時以上）以溫中祛寒。

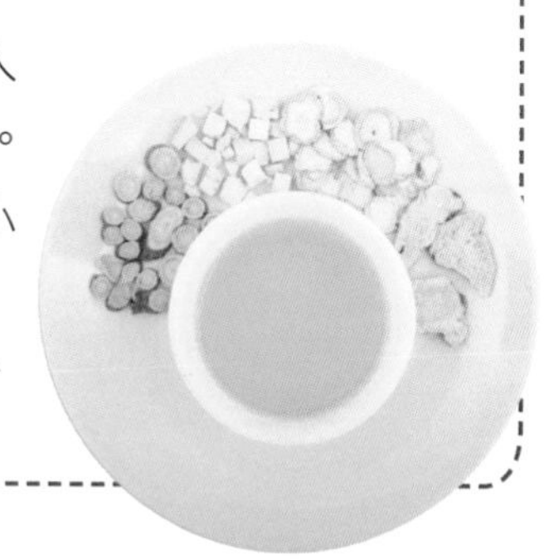

臨床常用此湯治療慢性胃炎、消化性潰瘍等疾病。

痰濕容易化熱，健脾化痰兼清熱

體內陽氣過盛，內環境偏熱，脾虛導致水濕聚集體內，久而久之「從陽化熱」，形成濕熱體質。身重體乏、容易焦躁、皮膚油膩、體味重、舌質紅、舌苔黃膩、口苦、口臭是濕熱體質的症狀表現。

常吃綠豆、薏仁、茯苓，化痰兼清熱

濕熱體質者要少吃甜食或辛辣刺激的食物，戒煙忌酒，少吃滋補藥食和油炸、煎烤、煙燻、醃製類食物。可以吃綠豆、赤小豆、薏仁、苦瓜、絲瓜、芹菜、海帶、瘦肉、魚肉、梨、西瓜、柿子等，不宜吃韭菜、辣椒、生薑、醃菜、肥肉、羊肉、燕窩、荔枝、龍眼肉、大棗等。

綠豆菜心粥

清熱除煩

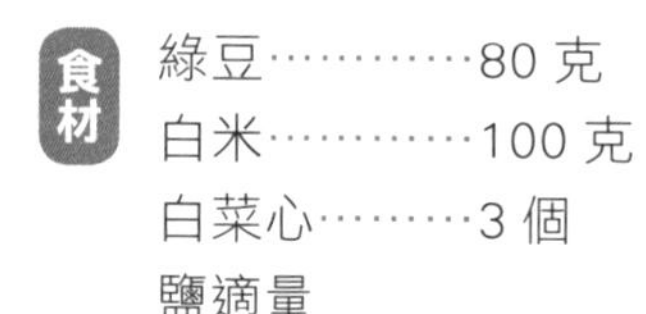

食材

綠豆…………80 克
白米…………100 克
白菜心………3 個
鹽適量

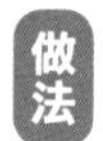

做法

1 綠豆洗淨，浸泡 6 小時；白米洗淨；白菜心洗淨，切段。
2 鍋中放入白米、綠豆和適量水，大火煮沸後改小火熬煮至熟，加白菜心、鹽略煮即可。

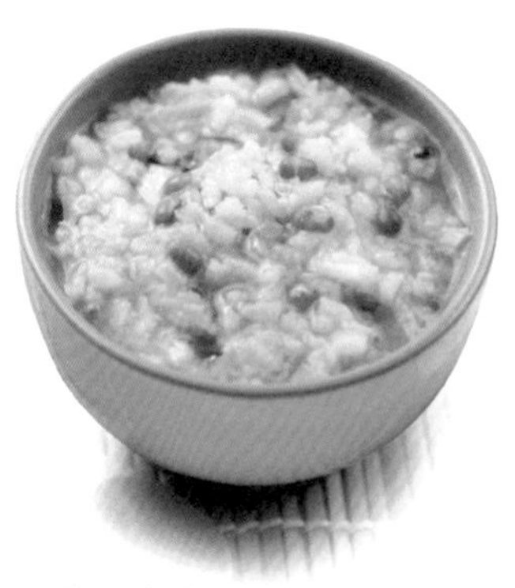

1 日分 2 次食，連吃 4 日。

草豆蔻陳皮鯽魚湯

化濕醒脾

食材

鯽魚…………1 條
草豆蔻………6 克
陳皮…………5 克
薑、料酒、鹽各適量

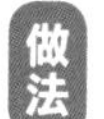

做法

1 鯽魚洗淨，切塊；草豆蔻、陳皮分別洗淨；薑洗淨，切片。
2 將上述材料放入砂鍋中，加入適量水和薑、料酒，大火煮沸轉小火煲 30 分鐘，加鹽調味即可。

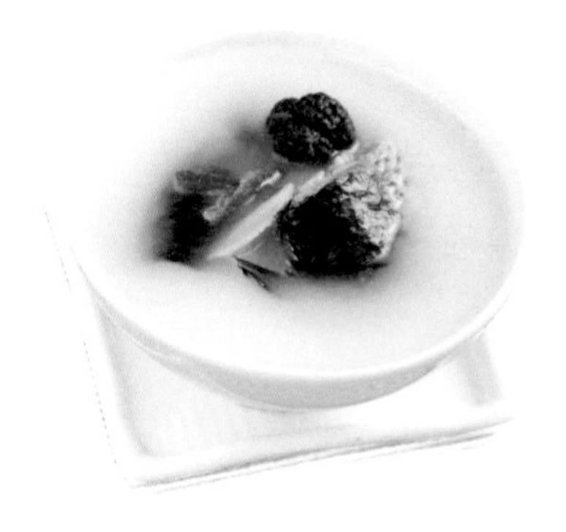

草豆蔻有燥濕行氣、溫中止嘔的作用。

刮痧曲池穴、拔罐陰陵泉穴，可清熱除濕

曲池穴屬於手陽明大腸經之合穴，大腸經與肺經相表裡，肺主皮毛。此穴位於肘部，乃經氣運行之大關，能通上達下，通裡達表，既可清外在之風熱，又能瀉內在之火邪，是表裡雙清之要穴。陰陵泉穴是脾經上管理身體水液的穴位，是人體重要的排濕大穴，經常刺激陰陵泉穴，能夠快速地祛除體內的脾濕，從而治療因體內濕氣過重所導致的諸多病症。

刮痧曲池穴

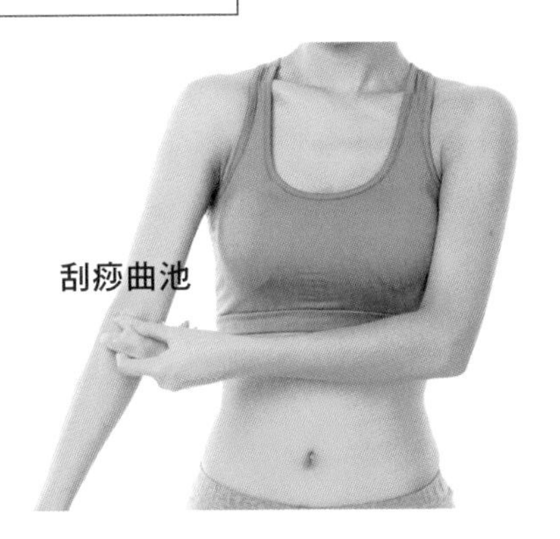

曲池穴有清熱和營、理氣和胃、降逆活絡的功效。刮痧時用面刮法刮拭 3~5 分鐘，以皮膚出痧為宜。

拔罐陰陵泉穴

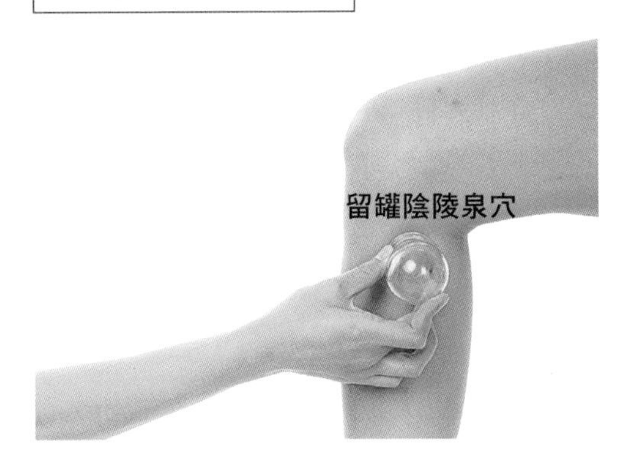

陰陵泉穴具有清利濕熱、健脾益腎的功效。拔罐時選擇大小合適的火罐留罐 10~15 分鐘，以皮膚出現潮紅為宜。

甘露消毒丹，利濕化濁

甘露消毒丹為祛濕劑，具有利濕化濁、清熱解毒之功效，由飛滑石 450 克，淡黃芩 300 克，茵蔯蒿 330 克，石菖蒲 180 克，川貝母、木通各 150 克，藿香、連翹、白蔻仁、薄荷、射干各 120 克組成，水煎服；也可製成散劑或丸劑服用。

臨床常用於治療腸傷寒、急性腸胃炎、膽囊炎等疾病。

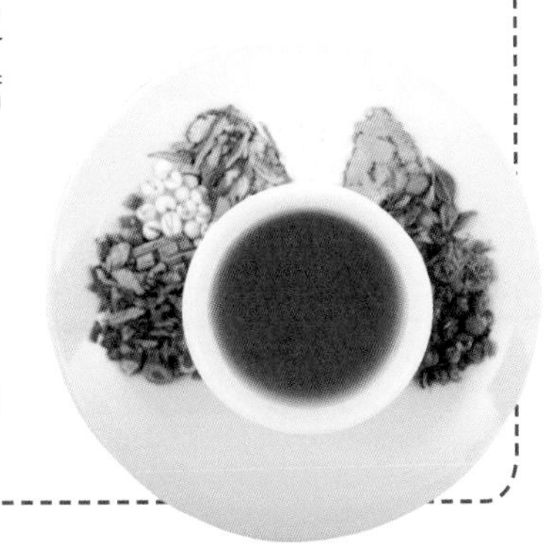

身體上熱下寒，需要引火下行

上熱下寒屬寒熱錯雜表現之一，簡單來說就是又上火又怕冷，具體的上熱表現為反覆發作口腔潰瘍、牙齦腫痛、喉嚨痛、青春痘、入睡困難、易失眠、虛不受補，一補就上火；下寒表現為小肚子涼、痛經、飲食耐溫不耐寒、下肢常感到發涼等。男性會有夜尿多的表現，女性則有宮寒、痛經的表現。那究竟是什麼原因呢？本質上是胃氣不降、脾氣不升、腎氣不藏，也就是脾腎陽虛，陽浮於上，不能溫煦下身。

少吃寒涼食物，多吃補腎益陽之品

調理上熱下寒最好的辦法就是引火下行、引水上移。水向上需要肝氣的昇發，所以人要保持心情舒暢、少熬夜，或多吃一些補肝疏肝的食物，這樣腎水才能上濟心火；火向下移需要借肺胃之氣的下降力量，因此飲食調理此種體質可以選擇一些健脾益胃、疏肝理氣、補腎壯陽之品。

山藥煲羊肉湯

行氣健脾

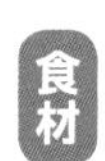

山藥…………50 克
羊肉…………500 克
胡椒粉、料酒、蔥白、薑、鹽各適量

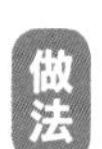

1 羊肉切片，用開水汆 3 分鐘，撈出洗淨；山藥去皮，切塊；蔥白切段；薑切片。
2 將羊肉片、蔥段和薑片放入砂鍋中，加適量水和料酒，大火煮沸轉小火煲 30 分鐘，再加山藥塊煮 20 分鐘，加鹽和胡椒粉調味即可。

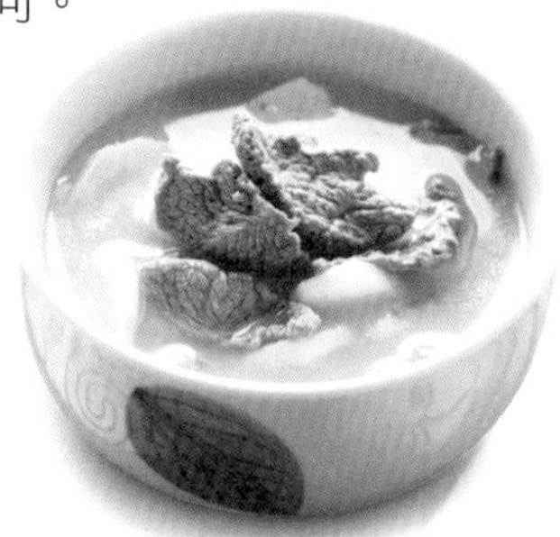

山藥是一種藥食同源的食材，有補虛益氣、滋腎益精的功效。

麻黃升麻湯，主治肺熱脾寒證

麻黃升麻湯，具有發越鬱陽，清上溫下之功效。此方原料有麻黃 7.5 克（去節），升麻、當歸各 3.5 克，知母、黃芩各 2.5 克，萎蕤（一作菖蒲）、石膏（碎，綿裹）各 3 克，芍藥、天冬（去心）、桂枝（去皮）、茯苓、甘草（炙）、白朮、乾薑各 2 克。用水 2L，先煮麻黃一二沸，去上沫，入餘藥，煮取 600cc，去渣，分 3 次溫服，每次相隔 1~2 小時。

艾灸湧泉穴、氣海穴等，補充陽氣

上熱下寒與陽虛有關，所以調理時需補陽，補陽比較好的辦法是艾灸，故選擇一些能夠補充陽氣的穴位進行艾灸，可以起到很好的效果。可以多灸下肢的脾經、腎經，把下肢的陽氣補足，再灸上邊；也可以先灸腹部的中脘穴、關元穴、氣海穴，讓氣下行，再灸下肢的三陰交穴、足三里穴、湧泉穴。

艾灸湧泉穴

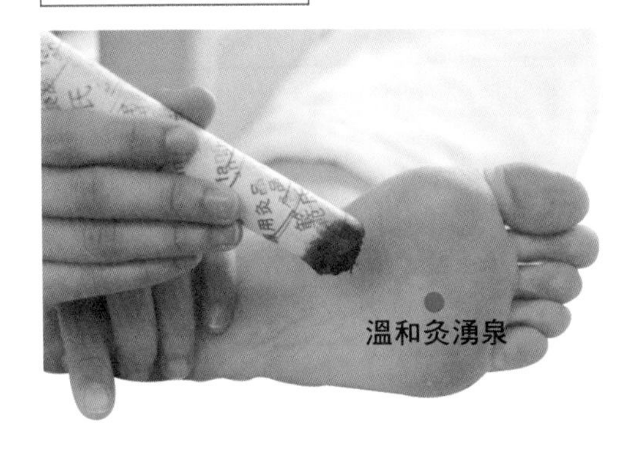

湧泉穴有補脾益氣、疏肝理氣的作用。艾灸時用艾條溫和灸 10~15 分鐘，讓局部皮膚產生溫熱感為宜。

艾灸氣海穴

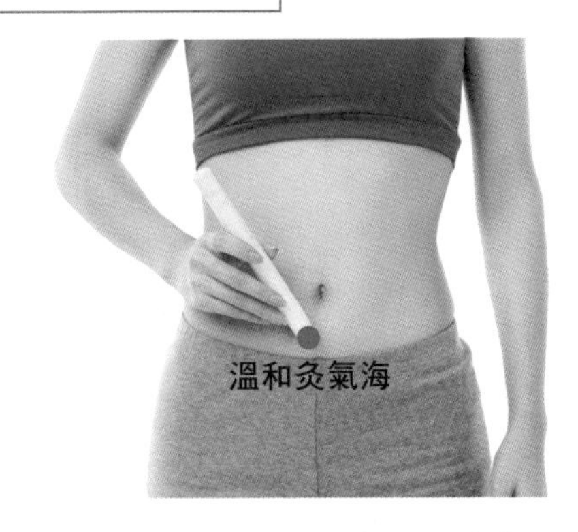

氣海穴有補中益氣、澀精止遺的作用。艾灸時用艾條溫和灸 10~15 分鐘，讓局部皮膚產生溫熱感為宜。

泡腳時加點艾葉，促進血液循環

對上熱下寒體質的調理第一要義是補陽，而且是補中焦、下肢的陽氣，所以可以睡前用艾葉泡腳，促進氣血循環，緩解手腳冰涼；也可以把艾絨貼貼在肚臍神闕穴上，讓艾灸的「純陽之火」溫暖中焦寒氣，溫補腎陽。

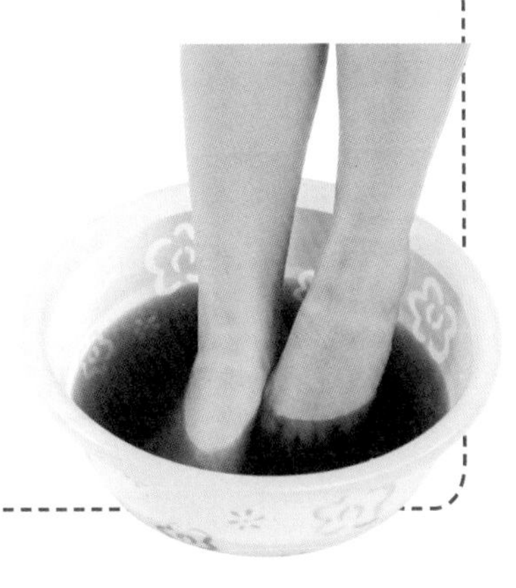

曬乾的艾葉可提前水煮 10~15 分鐘後再泡。

遠離身體裡的「虛・寒・濕・熱・瘀」

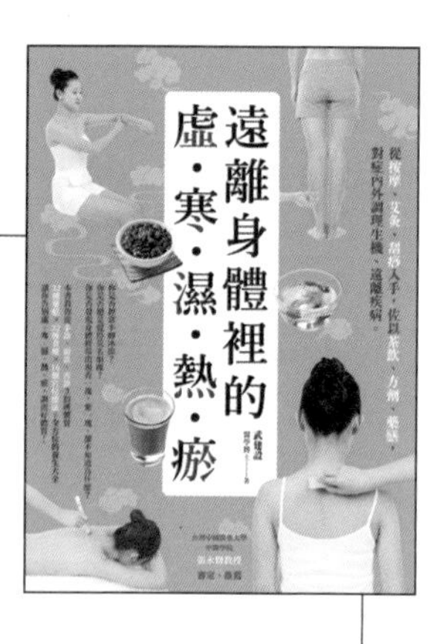

作　　者	武建設
發 行 人	林敬彬
主　　編	楊安瑜
編　　輯	高雅婷
內頁編排	方皓承
封面設計	走路花工作室
編輯協力	陳于雯、高家宏
出　　版	大都會文化事業有限公司
發　　行	大都會文化事業有限公司

11051 台北市信義區基隆路一段 432 號 4 樓之 9
讀者服務專線：（02）27235216
讀者服務傳真：（02）27235220
電子郵件信箱：metro@ms21.hinet.net
網　　址：www.metrobook.com.tw

郵政劃撥	14050529　大都會文化事業有限公司
出版日期	2022 年 10 月初版一刷
定　　價	420 元
I S B N	978-626-95156-4-6
書　　號	Health+180

Metropolitan Culture Enterprise Co., Ltd.
4F-9, Double Hero Bldg., 432, Keelung Rd., Sec. 1, Taipei 11051, Taiwan
Tel: +886-2-2723-5216　　Fax: +886-2-2723-5220
Web-site: www.metrobook.com.tw
E-mail: metro@ms21.hinet.net

國家圖書館出版品預行編目（CIP）資料

遠離身體裡的「虛・寒・濕・熱・瘀」/
武建設著 .-- 初版 -- 臺北市：大都會文化 ,2022.10,208 面；
17×23 公分 .-- (History-180)
ISBN 978-626-95156-4-6（平裝）

1. 中醫診斷學 2. 中醫治療學
413.2　　110022629

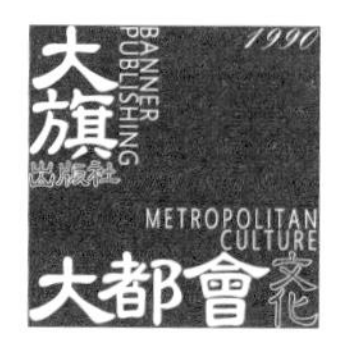